证候研究与疗效评价思路与实践

主　编◎李　杰

副主编◎吴　萍　连凤梅　刘炳林

编　者◎何庆勇　赵　婷　刘　萍　李海燕　许博文
高瑞珂　高含佳　曹璐畅　李　娟　吴　喆
田启航　吴静远　张潇潇　杨琳蔚　张　乙
李修洋　张颖慧　朱许丽　朱广辉　韩毅毅
桑毅婷　王贺平　赵维哲　李释心

人民卫生出版社
·北　京·

图书在版编目（CIP）数据

证候研究与疗效评价思路与实践 / 李杰主编．
北京 ：人民卫生出版社，2025. 7. -- ISBN 978-7-117-38291-5

Ⅰ. R241

中国国家版本馆 CIP 数据核字第 20256L84H1 号

人卫智网	www.ipmph.com	医学教育、学术、考试、健康，购书智慧智能综合服务平台
人卫官网	www.pmph.com	人卫官方资讯发布平台

证候研究与疗效评价思路与实践

Zhenghou Yanjiu yu Liaoxiao Pingjia Silu yu Shijian

主　　编：李　杰
出版发行：人民卫生出版社（中继线 010-59780011）
地　　址：北京市朝阳区潘家园南里 19 号
邮　　编：100021
E - mail：pmph @ pmph.com
购书热线：010-59787592　010-59787584　010-65264830
印　　刷：北京印刷集团有限责任公司
经　　销：新华书店
开　　本：710 × 1000　1/16　　**印张：**19
字　　数：311 千字
版　　次：2025 年 7 月第 1 版
印　　次：2025 年 9 月第 1 次印刷
标准书号：ISBN 978-7-117-38291-5
定　　价：65.00 元
打击盗版举报电话：010-59787491　E-mail：WQ @ pmph.com
质量问题联系电话：010-59787234　E-mail：zhiliang @ pmph.com
数字融合服务电话：4001118166　E-mail：zengzhi @ pmph.com

前言

辨证论治是中医学两大基本原则之一,也是个体化诊疗思维的重要体现。展现中医药治疗优势的关键在于正确运用辨证论治,但至今仍缺乏形象的、可视化的、可评价的手段解释证的本质,中医工作者需借助外在的四诊信息和体征,推测其内在本质,这就是辨证的过程。其中对中医四诊信息的概括归纳在中医理论中称为证候,反映了在疾病过程中机体的异常状态及疾病的时间和空间特性,概括了疾病发生发展过程中某一阶段的病理性特征。因此证候处于辨证论治的核心地位。准确地判断证候类型是辨证论治的基础,是提高临床疗效的关键,亦是证候类中药新药研发的核心环节。

证候为历代医家在临床实践中依靠个人思维构建而成,医者临证经验的多少和对中医理论领悟的深浅决定了其对中医证候类型的判断,从而不可避免地具有主观性,亦使中医药临床疗效的判断存在不确定性,在后续研究中难以进行研究之间的对比,降低了临床研究的效率,影响了中医药研究及新药研发的进程。针对证候研究中存在四诊信息的采集主观性强、中医证候命名和诊断标准不统一、中医证候疗效评价主观化、缺少临床证候演变规律研究等诸多问题,众多学者投入大量的精力开展中医证候研究,以期提高证候的辨识度及精准性,规范中医药的临床治疗及研究,提高中医药的治疗效果。

基于证候研究的现状及其问题,在"重大新药创制"国家科技重大专项平台建设的基础上,我们课题组撰写了《证候研究与疗效评价思路与实践》一书,系统地归纳和总结了当前中医临床及中药研发涉及的中医证候相关内容,即证候命名及诊断、疗效评价标准及临床研究方法;梳理了临床 11 种常见证候类型在疾病中的诊断标准、分布、演变规律及规范化研究设计思路;利用现代生物学技术前沿及典型研究实例展示,填补了中医缺乏微观还原分析的空白;规范了证候类中药新药的定义、临床研究模式和有效性评价方法;系统回顾了中药新药审评审批和注册中证候相关法规、技术要求和临床研究指导原则;多层次探讨了方证研究在证候及中药新药研发中的作用,并以胡希恕、叶橘泉两位方证名家研究思想及相关临床研究为例，探索方证的应用规律。

本书对现阶段中医证候的各方面研究进行了系统地梳理及总结，可用于指导证候类临床研究的开展，为数据质量保障与方法学提供参考，并使用现代医学的研究方法，赋予中医证候新的科学内涵，指导证候理论体系构建，促进中医证候理论的原始创新，也通过界定、规范、客观化证候及其诊断与评估标准，指导证候类中药新药研发，推动中医证候研究进展。

本书可供中医、中西医结合、中药新药研发等专业研究及临床人员借鉴应用，也可作为中医院校本科、研究生的学习参考书籍。

最后，特别感谢科技部对于本课题的资助，使本书得以顺利编写完成。在本书的编写出版过程中，得到了中国中医科学院、中国中医科学院广安门医院等单位各级领导及专家的关心与支持，也引用了很多相关专业书刊的资料，在此一并表示诚挚的感谢！

本书是在查阅大量国内有关证候研究资料的基础上，结合多年来的课题研究结果和国家相关政策资料编写而成。因所涉学科较广，编者水平有限，内容上难免存在疏漏之处，敬望广大读者和同道们在使用中提出宝贵意见与建议，以便修订完善，感谢大家的批评指正。

李杰

2024 年 9 月

目录

第一章

证候规范化研究

第一节 证候概述

辨证论治是中医学两大基本原则之一,是中医学认识疾病、治疗疾病的主要手段之一,是中医学术成果的集中体现,是中医学对疾病的一种特殊的研究和处理方法,也是中医学理论体系的核心要素之一。所谓辨证,就是在中医基础理论指导下,将四诊(望、闻、问、切)所收集的各种临床资料(症状和体征)通过综合分析,对疾病当前的病理本质如疾病的原因、部位、性质和邪正关系,概括、判断为具体某种性质证候的诊断过程。而论治,又称施治,是根据辨证的结果,确立相应的治疗原则和方法。

辨证是论治的前提,论治是辨证的目的,辨证与论治是临床诊治疾病过程中相互关联、不可分割的两个方面。获取临床四诊信息,据证方可辨治,故证候的确立是诊治疾病的先行环节和依据,论治则是辨证的目的和治疗疾病的具体举措,因此,辨证论治的过程就是认识疾病和治疗疾病的过程。

证候是辨证与论治的中心环节,作为中医学的核心概念之一,是中医学确定疾病治疗原则与方法的依据,简称"证",是对疾病发生发展过程中某一阶段的病理性概括,包括病因、病机、病性、病势等。证候能反映疾病某个阶段的本质变化,又曰"治病必求于本",论治的关键就在于对证候的辨别准确与否。认清证候的发生发展规律、临床特点等将有益于疾病的诊断、疗效水平的提高及中医药事业的蓬勃发展。

一、证候起源及特点

(一) 证候的来源及与病、证的区别

"病""症""证"是中医学描述病理和诊断的常用概念,对证候的研究首先需明确三者间的概念,认识其内涵与外延,故证候的研究首先是对这三个字在中医学中含义的约定开始。

古代医生限于当时的医疗条件,只能通过望、闻、问、切"四诊"感知患者的不适来认知疾病。认知是一个由简单到复杂、由低级到高级的过程,起初是从一个个简单的"症"开始,当这些突出的症状如发热、咳嗽、气短、便秘等经

治疗后消失，疾病就会中断发展或痊愈。在这种治而有效的认知过程中，人们就将这些症状称为“疾病”，如咳嗽病、哮病、胃痛等。但在医疗实践中，医家又看到某些病并非孤立的一个症状，而是几个症状的有机组合，如恶寒发热、无汗而喘之太阳伤寒证，脉微细、但欲寐之少阴病等。但无论是病或是症，同时出现的全身情况包括兼见的症状、体征、舌苔、脉象等还因人而异，这就需要进一步注意到病和症的差异，这种本质性的差异称为“证”。

《黄帝内经》早已认识到病、证、症三者不同，《素问·咳论》云“五脏六腑皆令人咳，非独肺也”，将咳分为肺咳、胃咳、肝咳、大肠咳等，已注意到病同证异、症同证异的问题。东汉张仲景著《伤寒杂病论》，篇名多以“辨……病脉证并治”命名，已将病、证、症三者做了一个简单的区分。《伤寒论》记载“但见一证便是，不必悉具”，此“证”是指某个疾病的表象。“观其脉证，知犯何逆，随证治之”，前者指疾病现象，后者指疾病本质。可见，“证”是历代中医用以表述疾病状态的规范字，既指疾病的表象，也指疾病的本质。随着中医的不断发展，“症”由“证”字演变而成，明末吴有性《温疫论·正名》曰：“如病证之‘證’，后人省文作‘証’，嗣后省‘言’加‘疒’为‘症’。”同期医学著作中也有症、证互用现象。清代医学家徐灵胎更是直截了当地说明了病证的关系：“病之总者为之病，而一病总有数证。”

1964 年国家颁布的《简化字总表》则将“証”简化为“证”，即由泛指疾病的表征与本质规范为专指疾病的本质，由此出现了症、证中医学含义的争论。1984 年 4 月召开的中医证候规范研究课题会议做了明确约定：“证”代表证候，“症”代表症状，“病”代表疾病。1990 年开始的全国范围内的证候规范研究对证候及其相关概念做了进一步界定和阐释。

2003 年 12 月 23 日国家科技基础性工作专项“中医药基本名词术语规范化研究”课题组在既往研究基础上，指出证是对疾病过程中一定阶段病位、病性、病势及机体抗病能力强弱的本质概括，证候是证的外候，表现为临床可被观察到的症状与体征。症是患者自身感到的不适及医者通过望、闻、问、切四诊获得的异常征象，是疾病和证候的外在表象，也可称为病状、病形、病候。病是人体在病因作用下，由于某部分阴阳失调产生特殊的本质变化，构成不同的病机及有规律的演变过程，具体表现为若干固定的症状及相应的证候。病代表了疾病过程的根本性矛盾，具有一定的发病和演变规律，在治疗上有常规方法可循。不同疾病可有专法、专方、专药治疗，如肠痈用清热利湿大法，少阳病用和解少阳之小柴胡汤，百合病用百合类方，截疟用青蒿、常山等。

至此关于“病”“症”“证”传统概念的界定已基本得到学术界的认同，为进一步探讨证候研究奠定了基础。

（二）证的有关名词的含义及应用意义

对证的理解，不仅要明确“病”“证”“症”三者的不同概念及其相互关系，还要熟悉“证”的有关名词的内涵及其应用意义。证候、证型、辨证、证名，是与证有关的一组常用词。这一组词，都是环绕着证，说明对证的观察、分析、判断、表述等方面的问题。

1. **证候** 即证的外候，是疾病在不同阶段的表现形式，是疾病演变过程各阶段的本质反映，是由证的四个构成要素即病因、病位、病性、病势决定的。临床上有时又将证称为“证候”，即证为证候的简称。但严格地说，证候应是指每个证所表现的、具有内在联系的症状及体征。

2. **证型** 是疾病在发展过程中必然出现、有固定表现形式的证候，是临床较为常见、典型、证名规范或约定俗成的证。病在各个阶段中因合并其他疾病或治疗失误，可产生与疾病本质无必然联系的其他证候。具体到每个病的每个阶段，都必须对这两个方面严加区别，才能掌握病的演变规律，并由此确定病在每个阶段的准确证型。所以证型是病在每个阶段必然出现的，不是偶然和或然的。证型的辨证标准，应包括证的统一辨证标准与因病而异的辨证要点。

3. **辨证** 是在中医学理论的指导下，通过望、闻、问、切四诊收集患者的全部资料之后，对患者的各种临床资料进行分析、综合，从而对疾病当前的病位与病性等本质作出判断，并概括为完整证名的诊断思维过程。临床所见证候，反映证候构成要素的症状比较明确，称为典型证候，这类证候是不难辨别的。证候所见症状，真假疑似，错综复杂，反映证候构成要素的症状不典型，称为不典型证候，这类证候，是由于病在某一阶段合并其他疾病，或证候处于动态变化情况下存在交叉复合状态，或证候的外在现象与内在本质不一致所致。对这类证候，尚须掌握疑难杂症的理论原则及其逻辑思维方法逐症进行甄别，在辨证上下功夫。证是客观存在的，辨证是主观分析，通过辨析过程，主客观能够相符，就达到了辨证的目的。

4. **证名** 辨证分析后，为表达辨证结论，必须给予名实相符的名称，称为证名。名实相符，就是说证名必须能反映出证候的内在构成要素。根据名实相符的原则对证名进行规范并提出相应的方药以资验证，不仅可以使异名同证得到统一，而且通过证方对应的医疗实践，还可以检验证名是否符合客观实际和能否指导治疗。

（三）证候的特征

证候是疾病发生发展过程中某一阶段的病理性概括，王永炎院士认为它是对疾病生理病理变化的整体反应状态的总结与凝练，可视为一个多维、多阶段、多变量的复杂系统，包括“证”与“候”两个方面。“证”，是指对疾病所处的一定阶段的病机概括，或非疾病机体的一定阶段机体状态的概括；“候”，是指这种病机或状态的可被观察到的外在表现。由“司外揣内”的诊断思维所决定，二者的关系是“以候为证”，即通过观察各种外在表现来确定内在的病机或机体状态，对诊断与处理措施的选择起决定作用的是“候”，一定的外在表现与一定的病机或机体状态相关。基于此项复杂系统，他提出证候的特征为“内实外虚”“动态时空”和“多维界面”。

1. **核心特征——内实外虚**　内实外虚，是证候的共性特征之一，存在于证候的演变之中。“内实”部分指寓于诸多个性之中的共性，具体集中在某一点，是疾病某一阶段的本质体现，是治疗的核心依据，称为“实”；“外虚”则是表现于外的一系列个体化症状信息的集合，是疾病所表现的所有个性化的内容，因其参差不齐，对证候的诊断意义较轻，容易受多种因素的影响而或有或无，这种外在表现具有“恒动性”。“候”随着病情的进退而时刻运动、变化着，显示疾病变化的连续性和相对的阶段性。在疾病演变过程中，“候”是最活跃、最复杂的因素，具有动态特征，故称“虚”。

对证候的诊断最具权重意义的内容属于“内实”，能反映病机的基本状态，是确定治疗的依据，属于“本”的范畴；对证候的诊断具有非特异性的内容属于“外虚”，因富含个性化内容，治疗上有一定的选择性，属于“标”的范畴，某一证候不同于其他证候的鉴别点在于“内实”而不在于“外虚”。

2. **证候的动态时空特性**　证候具有动态时空的特性，“时”指时间的连续、节奏、周期和进程；“空”指存在于空间范围的各种因素、现象、实体和关系；“动态”则指“时”和“空”的变动、演化、迁移和发展。动态时空是指证候的发展变化。证候是一定时点与一定状态的产物，随着时间的推移，状态也随之发生变化，因中医诊断的思维特征，在不同时间、不同空间，证候就有可能发生由此及彼的改变。证候的“动态时空”与其“内实外虚”的特征密不可分，这是基于功能相关性的预测和总结，具体体现于证候系统的“内实”和“外虚”的内容具有在“时”“空”两个方面的变动、演化、迁移和发展的规律。

“内实”方面，所体现的是证候核心要点的动态性，与疾病的发展变化息息相关，所涉及证候的部位、性质及状态的改变，显示出疾病发展的连续性和相对的阶段性。在疾病的发生发展过程中，不同的时间、空间，经不同的治疗方法，可以表现出不同的证候，证候“内实”的动态时空化，是中医同病异治的基础与依据。

“外虚”方面，个性化的内容更加具有渐变性，其所受影响因素众多，与个体综合特征及所处的自然或社会因素和现象密切相关，对证候的发生有一定的影响作用，并随着影响因素的性质和强弱程度的改变而波动、变化。

3. **证候构成的多维性** 由于临床采集四诊信息的复杂性及医生的经验性判断，造成证候的构成和相互关系具有多维界面的特征，其中“维”是构成证候演化过程的全部要素；“面”是证候演化过程中的某个侧面或界面，亦是证候可供医生观察的显现，即“候”；“界”则是证候与证候之间的界限。对“维”和“面”的把握相对容易，对于“界”的判断是截断扭转的关键。“多维界面”特指证候的构成及相互关系，是证候所处的一定的时空结构，且这种结构随着所处的时空环境的变迁可呈现不同的表现形式及治疗状态。具体表现为：第一，在不同的时间、地点，搜集患者四诊信息时，可能会得出不同的结论；第二，从不同角度、侧面出发采集病历资料，可能会呈现不同的现象和结果；第三，用不同的方法、手段采集症状及体征，其现象和结果会有所不同。证候构成的多维性所强调的是不同的时间、地点、角度、侧面、方法和手段，可以得到同一证候多方面的、互不相同的“内实”和“外虚”的资料。证候的“多维界面”与“内实外虚”“动态时空”的特征可分而不可离，贯穿于证候始终。

任何证候都由许多不同的因素构成，不同的因素按属性的异同构成证候的不同界面，每一界面中各因素按权重的大小构成该界面上的“内实”和“外虚”部分，各界面上的“内实”部分以某种特定的形式关联起来，形成整个证候的“内实”部分，从而使证候呈现立体网络结构。这一立体网络结构随着时间的推移而演化发展，表现出动态特征。

证候的“多维性”使证候具备动态变化的特点，这使得证候系统的演化长期不可预测，这种不可预测性又直接决定了干预原则和方法的难以预测性。证候系统的动态变化既不同于简单的有序运动（短期行为和长期行为均可预测），又不同于单纯的随机运动（短期行为和长期行为均不可预测），而是在绝对的时空演化和多维界面的特性条件下，其“内实”和“外虚”的内容在某一特定界面具有相对的稳定性，从而使证候系统的短期行为可以预测、长期行为不可预测，表现出既稳定又不恒定、既可预测又不可拘泥、既有共性又有个性的特征。

证候的上述三个特征相互依赖、不可分割，其中尤以“内实外虚”最为根本，它是临床制定干预原则和方法的内在依据，因此是辨证过程中的主要环节和目的。“动态时空”和“多维界面”是“内实外虚”的具体内容在演化过程中所表现出的基本特点，是辨证过程中需要加以考察和重视的因素，是需要调整干预原则和方法的内在原因。这三个特征均属于理论化的证候演化，真实世界中治疗干预的复杂性、个体差异等原因会加剧证候演化的不确定性，唯一的解决途径是回归到病证结合之后的病机剥离，也就是说，对“内实”的研究和总结至关重要，因此，对证候的研究是中医自身发展的前提，也是中医药现代化发展的需要。

二、证候研究的类型及现状

中医学是一门哲学性质的医学，每位医生对某一种疾病的认知深浅可能不一致。临床上常出现这样的情况，对于同一个患者，不同的医生可辨识为不同的证候类型，即使是教科书样的证候特征，不同的人也有可能辨识为不同的证。对证候特征的不理解，缺乏对“候”的掌握，故而对“证”的内在核心也就认识不清。正是“证候”的不确定性，导致临床选方用药多种多样，临床疗效也就参差不齐。故而在整个中医药理论体系中，证候问题始终处于核心的地位，证候是连接基础理论与临床实践的桥梁，是理、法、方、药的具体体现，因此，中医药现代化研究的核心之一是对证候的研究。目前中医证候现代化研究的内容主要包含证候本质研究和证候规范化研究。

（一）证候本质研究

证候本质研究是开展最早、规模最大的一项研究。自 20 世纪 60 年代初，有关证候本质的研究就已开始，最早是以对肾本质的研究为开端的，针对肾本质的研究发现，多种诊断为肾阳虚证的疾病有同一类客观指标的相同改变。与此同时，学术界又开展了八纲证的实质研究。

至20世纪70年代中期，证候本质研究进入了全面铺开、向纵深发展的时期。随着肾本质研究的继续进展，阴阳等八纲证也在寻找新的检测指标，脾本质和血瘀证本质的研究也相继启动。

在20世纪70年代末期，中医证候动物模型研究逐渐发展起来，中医界掀起了证候本质研究的热潮。但是众多的基础研究实践表明，中医证候涉及现代医学的多个系统的功能变化和指标改变，反映了机体整体生理平衡状态。如肾阳虚证涉及交感 - 副交感神经、能量代谢、下丘脑 - 垂体 - 靶腺轴、免疫等功能变化及指标改变；血瘀证涉及血液流变学、血流动力学、微循环、免疫等功能变化及指标改变；脾虚证涉及消化系统、自主神经系统、能量代谢、免疫、内分泌、造血等功能变化及指标改变。

20世纪80年代开展了证候微观指标客观化的研究，因之前涉及的功能系统及实验室指标改变均十分广泛，学术界认为开展对证候微观指标的研究有助于证候本质的研究，其研究目标是利用现代医学检测手段，寻找灵敏度和特异性指标，进而能指导证候的诊断，即通过辨证微观化最终实现微观辨证。但是微观指标研究发现的指标特异性不强、灵敏度不高，基于此的研究不足以完全证实证候的本质。

目前，学术界正在对一些认识比较清晰的证候进行病理生理的基础研究以探究证候的本质，尝试选用一些现代医学的微观指标使这些证候的诊断由定性转变为半定量或定量，可以在一定程度上提高其客观性，并且拓宽和加深传统“四诊”的视野。当前许多研究者从整体、细胞、分子水平，从理化、免疫、代谢、微量元素等方面探索发现了很多与证候相关的微观指标，但多数缺乏系统性、特异性和重复验证。即使这样，证候本质的研究工作也应该继续进行，应探索出一套符合中医本质的、更具有可行性和操作性的研究方法，从多层次、多角度来研究某证型的指标群，不宜再把寻求诊断某一证型的一个特异性指标作为研究重点。

因此，证候的本质研究需要寻求新的发展方向，有不少学者认为，证候的诊断不规范导致证候本质具有不确定性，应从证候的规范化上对证候的本质研究进行探索。

（二）证候规范化研究

由于证候本质研究的局限性，一些学者认为应先对证候进行规范化研究。因中国传统文化与地域分布的不同，再加上各医家的认知不同，故其对中医证候概念、命名、分类及诊断标准各抒己见。随着中医证候研究的进行，此问题越来越突出，学者们发现只有先规范上述问题，才能在此基础上进行证候本质的研究，因此，相关学者提出了中医证候规范化是证候本质研究的前提。

20 世纪 80 年代，学者们首先对证的概念进行了论证，继而提出证候的概念，或言二者相互平行是本质与现象的关系，或言证是证候的上位概念，或言证与证候概念相同，但未有一个统一的定论。在 1986 年“中医证候规范”研究第一次会议上，规定“证代表证候，症代表症状，病代表疾病”。在第二次会议上，初步对“证候”的概念做了界定：证候是疾病发生和演变过程中某阶段本质的反映，它以某些相关的脉症，不同程度地揭示病因、病机、病位、病势等，为治疗提供依据。21 世纪初，王永炎院士将证候阐释为“证候是对疾病病理生理变化的整体反应状态的概括，是一个多维多阶多变量的复杂系统”，并指出证候具有内实外虚、动态时空和多维界面的特征。2004 年全国科学技术名词审定委员会公布了《中医药学名词》，其中对“证”做出概念上的界定，证是“对疾病过程中一定阶段的病位、病因、病性、病势及机体抗病能力的强弱等本质的概括”，而证候则是“证的外候，即疾病过程中一定阶段的病位、病因、病性、病势及机体抗病能力的强弱等本质有机联系的反应状态，表现为临床可被观察到的症状与体征等”。至此方确定对证、证候概念的规范化，也为证候规范化的进一步研究打下了坚实的理论基础。

基于上述理论，证候的规范化研究迎来了发展的热潮。不少专家认为，对证候的规范化研究应从理论到实践。在理论上，针对症状名、证候名、疾病名等进行术语学研究并规范其用语，结合中医文献研究与专家问卷调查，明确其定义，协定其内涵与外延，据此出版了国家标准［《中医病证分类与代码》（GB/T 15657—2021）］和行业标准［《中医病证诊断疗效标准》（ZY/T 001.1~001.9—94）］。在实践中，规范望、闻、问、切四诊对病历资料的客观化采集，结合现代科学技术手段，引入微观检测指标对疾病的诊断。因应用辨证方法的不同如脏腑辨证、八纲辨证、三焦辨证、卫气营血辨证，得出的证候各不相同，其与证候的“多维界面”特征相关，给临床诊断与科研学习交流带来了障碍，不利于中医术语在不同领域的应用，所以也开展了一系列相关的现代辨证模式研究，如微观辨证、证素辨证及病证结合辨证模式等。此外，还涉及了对疾病诊断标准的探究，如诊断条目的确定、量化程度的方法等，在此方面也取得了一些成果，如国家标准《中医临床诊疗术语 第2部分：证候》(GB/T 16751.2—2021)、行业标准《中医病证诊断与疗效评价规范制修订通则》(ZY/T 10—2024)、国家标准制修订计划《中医药诊断词汇 第1部分：舌象》(20240312-T-468)。总之，自20世纪60年代至今，以证候研究为代表的中医现代化、科学化研究取得了阶段性成果，但标志性成果还有待进一步联合攻关。

如以探求特异性、灵敏性指标为特征的证候本质的研究未取得预期实验指标结果，目前分子生物学的发展加快了对中医证候中各客观指标的研究进展，随着进一步的研究深入，有望取得一些突破性的成果。

在证候动物模型的研究中，模型数量已多达200余种，为中医药现代化的研究理论奠定了坚实的基础，在中医现代化史上树立了新的里程碑。但还存在针对模型动物表征信息采集及动物证候属性评价不规范、证候动物模型稳定性及重复性差的问题。

针对证候的规范化研究，虽然已拟定各症状名、证候名及疾病名标准及其诊断标准，但相应标准数量多、适应范围不同，缺乏统一的标准。目前主要以临床流行病学调查方法为主，文献研究法与专家调研法为辅，探求临床普遍性规律以建立合适的、统一的诊断标准。多种方法的联合应用，可以用来规避因医生主观地采集望、闻、问、切四诊信息和经验判断得到的诊断内容。但是在证候诊断规范化研究中，仍然存在主证和主症关系的确定、诊断形式构建、数据处理与理论拟合等关键问题；在搜集四诊信息时如何做到客观化，如何加入现代医学手段作为微观辨证的一部分，仍是研究热点，进而在辨证方法的选择上，病证结合辨证模式将成为研究重点。

随着现代生物学技术的新兴与发展，代谢组学、蛋白质组学、表型组学、基因组学的应用会加快中医证候研究的进展，未来的证候规范化研究与证候本质研究也将更加深入，呈现新的局面。

（何庆勇　许博文）

第二节 证候规范化研究进展

辨证论治是中医认识和治疗疾病的基本原则,也是中医学的精华和特色。辨证是论治的前提和基础,只有辨证准确,方能收效良好,故证候是中医立法处方的关键和依据。

中医证候的确立是基于传统的望、闻、问、切四诊搜集临床信息资料,再由医生临证的经验而得出,不可避免地带有主观片面性,存在较大的经验性和偶然性,因而证候的标准化、规范化研究显得尤为重要。

中医证候的研究是中医药现代化研究的关键内容之一,涉及中医临床、科研和新药开发等多个领域。对于证候的研究一直是中医学研究的核心内容,主要体现在证候的本质研究与证候的规范化研究两个方面,而证候的本质研究离不开证候的规范化研究。因此,对证候开展规范化研究,有可能带动中医理论、疗效评价、证候本质等各项研究的进展。故证候的规范化研究在中医学的标准化、现代化研究中处于至关重要的地位,也是中医走向世界必不可少的重要基础。

规范化、标准化是科学研究的基础,也是学科成熟的特征性标志,因而中医学的规范化是中医迈向现代化和科学化的前提条件。证候是辨证的核心,也是发挥疗效的关键,因此,证候规范化是建立中医疗效评价体系的基石,也是证候本质研究的前提和基础。国务院于 2016 年制定的《中医药发展战略规划纲要(2016—2030 年)》提出"实施中医药标准化工程,重点开展中医临床诊疗指南、技术操作规范和疗效评价标准的制定、推广与应用"。国家中医药管理局印发的《中医药标准化行动计划(2024—2026 年)》中明确指出要"发挥中医药标准化组织体系统筹协调作用,明确中医药标准化功能定位,统筹国家标准、行业标准、地方标准、团体标准、国际标准及区域标准的协调发展,着力解决短板弱项,形成中医药标准化工作新格局"。由此可见,中医药的现代化、信息化离不开中医的规范化研究,其最终目的是建立统一、客观的证候诊断标准。虽然现阶段证候规范化的研究已经取得一些成果,但是尚未达到"统一标准"的基本目标,在目前其仍是一个临床研究的热点与难点。

一、证候规范化研究的源流

20 世纪 50 年代，任应秋、秦伯未、姜春华等先贤就辨证论治体系先后撰文，揭开了证候实质研究的序幕。随着研究的深入，学术界逐渐认识到证候的规范是研究的基础。20 世纪 80 年代，学术界提出“中医证候规范”的研究，卫生部中医司将中医病证规范化列入重点科研课题。自 20 世纪 80 年代至今，中医药学术界及卫生行政管理部门提出了“证候规范化研究是证本质研究的前提与基础，是中医学向现代化和科学化迈进的先决条件”的观点，证候规范化研究逐渐发展，而国家也相继出台了多项证候相关规范化标准，中医证候规范化的研究已成为中医界研究的重大课题。

（一）规范证、证候、症

为了做好对证候规范化的研究，首先探究了“证候”与“证”的概念。20 世纪 80 年代中期，对“证候”做出了初步的界定：证候是“疾病发生和演变过程中某阶段本质的反映，它以某些相关的脉症，不同程度地揭示病因、病位、病势等，为治疗提供依据”。但并未言明“证”的概念。相关学者就中医文献分析及专家调研，于 21 世纪初，得出了两者规范化、统一的定义：证是“对疾病过程中一定阶段的病位、病因、病性、病势及机体抗病能力的强弱等本质的概括”，而证候则是“证的外候，即疾病过程中一定阶段的病位、病因、病性、病势及机体抗病能力的强弱等本质有机联系的反应状态，表现为临床可被观察到的症状与体征等”。后续的规范化研究均以此为基础进行。

（二）规范术语学研究

证候是中医立法处方的依据，为了进行客观化的诊断，并且使诊断内容能在临床、科研、国际交流中相互流通，对相关症状、证候及疾病的术语学研究必不可少。目前，有关中医症状名、证候名、疾病名的概念、内涵与外延比较混乱，缺乏统一的标准，只有在明确规范证候名的基础上，才可以建立规范的诊断标准和疗效判定标准。在规范化术语研究成果中，已有国家标准《中医临床诊疗术语 第 2 部分：证候》(GB/T 16751.2—2021)、《中医症状鉴别诊断学(第 2 版)》(2004 年)、《中医药学主题词表》(1987 年)、《中国中医药学主题词表》(2008 年)、《中医药学名词》(2005 年，中医药基本名词术语规范化研究的成果)，以上研究成果相互比较，仍有不同之处，仍需寻找更合理的研究方法进一步研究和规范。

（三）规范诊断研究

在规范化术语研究的基础上，中医药学术界对证候的诊断标准进行了积极的探索与研究。国家专门机构对中医证候标准进行了规范，出台了一系列的国家标准、行业标准及各类教材等，如《中医病证分类与代码》（GB/T 15657—2021）、中医药行业标准《中医病证诊断疗效标准》（ZY/T 001.1~001.9—94）、高等院校教材《中医诊断学》（1984年）等。这些专著的问世、诊断标准与相关研究的颁布，对推动中医证候规范化作出了突出的贡献，使证候的标准化迈上了一个新台阶。但上述各标准内容繁杂，研究应用的方法学手段不一，所得的命名规范均不一致，著者各抒己见，就此内推的诊断标准也难以统一，故对证候的诊断研究仍在持续进行。如何协定好已有标准之间的共识，统一临床诊断标准，仍需进一步商榷。

（四）量化诊断研究

为了使诊断更具有客观性，一些专家学者进行了量化诊断研究，从对症状和体征的量化权值，到诊断内容条目的量化赋值；从最初单纯地依靠专家经验，到逐步运用半定量方法制定诊断量表，再发展到将临床流行病学调查、数理统计、计算机等多学科方法融入证候量化诊断研究过程中，取得了一定的成果，出版了《中医证候规范》（1990年）、《中医证候病理学》（1995年）、《现代中医临床诊断学》（2006年）、《中医证候学》（2008年）等学术专著及诸版中医诊断学教材。多学科对中医证候量化诊断标准的研究属于现今的研究热点，但是在具体方法学的应用上还不完全成熟，如赋值不明确，有五分法、十分法、100mm刻度法及程度分级法，主观性较强，临床可操作性和精确、准确性较差，将其运用到每个症状的评估较为烦琐，患者的配合程度受到一定的限制。再加上中医学是一门经验医学，善于从疾病表征中挖掘辨证要点，完全凭借量表可能难以达到诊断的标准，故对于量化诊断研究的方法应结合中医学辨证论治个体化的特征及中医临床实践的实际需要，开展具有个性化的证候诊断。

（五）疗效评价研究

为了避免反馈中医疗效时存在的主观性应答，以及增加从疗效评价途径上证明辨证论治的准确性，除了对症状的消失或减轻采用的加权积分之分级赋分法和量表评价法之外，国家中医药管理局为此颁布了中医药行业标准《中医病证诊断疗效标准》(ZY/T 001.1~001.9—94)，卫生部颁布了《中药新药临床研究指导原则(试行)》(2002 年)，国家食品药品监督管理总局发布了《中药新药临床研究一般原则》(2015 年)，还结合一些流行病学调查进行了疗效诊断标准的准确性验证，故而从病症诊断到疗效评价，两者相互影响，相互证明，推动彼此标准的发展。但是目前疗效评价标准缺乏大样本的临床流行病学研究，也缺少符合中医理论特点、学术界认可的证候诊断评价指标体系与评价方法，应寻求更好的方法学指导来完善评价标准体系。

(六)“病、证、方”研究

基于上述证候规范化研究，在 21 世纪初，学术界认为证候与疾病和方剂的相关性理论是中医基础理论建立的最根本问题，因此提出了开展“病、证、方”的物质基础纵深研究，并将其列为 973 计划、国家自然科学基金等的研究范畴。目前也紧密围绕“病、证、方”开展了一系列研究，如证候的生物标志物、疾病 - 证候结合动物模型、“病证结合”模式下的疗效评价标准等，但仍处于探索阶段。

以上各项研究对推动中医证候规范化作出了突出的贡献，对整个中医学的发展也起到了推动作用。但是，中医证候规范化工作在理论、方法以及具体实施上还存在一定的困难，使得研究进展仍较缓慢。

为了实现“统一标准”的目标——探索和制定中医证候的客观检测指标，定量表达证候，并对疾病作出定量的证候诊断，以客观检测指标为桥梁，加速中西两种医学本质上的交流与融合，将证候规范化研究所要解决的问题分为以下三类。

1. **中医四诊的客观化和全面化**　包括客观地采集来自患者的信息资料，规避主观因素带来的干扰；有效利用现代医学技术所得的客观化的实验室指标或其他依据；就目前复杂病情及现代医学介入后的微观检查指标的影响而合理地、一致地辨证，如利用现代技术(如人工智能、图像识别、脉诊仪等)量化四诊信息，减少人为误差；整合多源数据(如舌象、问诊量表等)，避免信息遗漏，提高辨证准确性。

2. **中医术语的规范**　中医的症状名、证候名、疾病名等中医术语，内涵与外延含糊不清，缺乏统一的术语学标准，需推动构建标准体系。

3. **疾病与证候诊断标准的统一** 疾病与证候诊断缺乏适当的标准，在临床中难以统一。应制定证候诊断量化指标（如实验室数据、症状权重评分等）；构建病证结合模型，探索疾病分期与证候动态演变的对应关系，并探索证候动态性演变与个体化差异的规律。

二、证候规范化研究的必要性

辨证论治是中医理论体系的特色和精华，在长期的医疗实践中，证候是中医立法处方的依据。随着对证候的认识不断深化发展，目前已形成相对成熟的辨证论治体系，也建立了一些公认度较高的证候标准，现在临床常用的有国家标准、行业标准、教材标准、著名学者的经验标准以及各个临床研究制定的标准。由于证候的复杂性、模糊性，中医学对证候的认识仍有不足之处，目前各标准仍未达成共识。这不仅给中医药教学、临床研究、疗效评价体系的建立带来很大困难，也使得中医药现代化、信息化的发展受到限制。

规范中医证候是为了实现中医证候诊断和疗效评价的标准化和客观化，最终在科研、医疗及教学工作中制定统一执行标准，这也是辨证论治的前提和基础。尽管对于证候实质的研究已经开展多年，但随着研究的发现，需要突破的瓶颈仍在于证候的规范化研究，其实质是为了探究证候的本质。

为了保证研究的客观性、科学性，对于证候的规范化研究必须在中医理论指导下，立足临床实践，依托现代科技手段和方法学，以诊断明确的现代医学疾病为切入点（如肿瘤、心血管疾病及内分泌疾病），以高质量的文献、专家调查数据和临床研究数据为基础，优化组合多种数理统计手段，挖掘构建符合中医辩证思维的数理诊断模型，以证候量表的模式和结构建立疾病常见证候的定性或量化诊断标准，以专家辨证为标准、以方测证为评价手段，以多渠道多途径的应用、推广为目标，方能科学地进行证候规范化的研究。

我们清楚地认识到证候的规范化研究存在诸多困难，即使证候规范化研究已有 30 余年的历程，但是统一标准的目标尚未完全达到，主要原因在于无论是证候的概念、分类、命名还是诊断均没有达成统一。标准是共识的前提，标准不统一造成推广应用的障碍，以至于学界内出现了对证候规范化的质疑之声。但是中医药要走向世界前沿，标准化是不可回避的关键环节。证候的规范化研究，不但能促进中医药理论的发展，而且对临床实践和中药开发起着指导和促进作用。因此，建立规范统一的证候标准是当前的迫切需要。总的来看，中医证候规范化的研究不仅是近几年中医学界研究的热点，也是研究的重点和难点。

三、证候规范化研究的难点

在中医证候规范化研究中，中医术语概念的不确定性、模糊性导致界定症状、体征、证候名的内涵与外延出现分歧；对证候的分类、诊断标准及疗效评价也未获得一致的结论，并且在采集病史资料时，望、闻、问、切四诊的规范化也与证候研究密切相关，理论研究与实际临床应用的差距导致证候研究的进展并不顺利。如何进行术语学研究、实施标准的统一、建立有效的诊断与评价疗效体系，将病、证、方有效地结合成为目前的研究重点与难点。

由于中医学自身的复杂性和特殊性，目前中医证候规范的基础还很薄弱，远未成熟与完善，加上现代医学在国内的快速发展，使中西两种医学体系随着各自研究的不断深入而相互渗透与矛盾。中医证候规范化研究目前虽取得了一定进展，但是跟临床实际结合起来，目前的研究工作远远不能满足临床实践的需要，并且存在不少问题，给研究带来不少困难。

（一）缺乏标准的规范

自研究开始，主要针对症状名、证候名、疾病名及其诊断标准，发布了一系列国家标准、行业标准，也编写了各类教材等。但从各标准和教材来看，有关症状名、证候名及疾病名的内涵与外延互不一致，相互重合率低，由此内推的各类诊断标准也难以统一。加之制定标准的主体不同，专业认识角度不同，故其制定的标准、原则或教材、专著中的具体内容有很大的出入。

历来对于临床证候的判断都是依据专家经验模糊判定，缺乏对证候的全面认识，诊断依据随意，诊断标准多样，各标准之间差异较大，很难全面认识证候的量变和质变状态，忽视症状与体征对证候诊断的不同价值，同时也存在辨证依据不全面的缺陷，因而基于此的相关研究的可信度较差，影响科研的可重复性。这为证候的规范化研究带来了困难。对于如何避免来自主观判断的风险，怎样做好统一、客观的量化诊断标准，应遵循什么标准，选择哪一项标准进行临床实践，要在广泛征求相关领域和地域的专家意见的基础上，重视参与证候规范化研究标准审定的方法学专家的指导，此外，标准的推广、应用和完善还需要相关政府部门的大力支持和指导。

(二) 各家认识的差异

中医学历史悠久,历代各家学术思想丰富,加上当今医家的不同经验认识、不同应用习惯,以及对病、症、证的不同表述方式,对患者所表达的某一症状,不同的医家用于表述的概念各不相同,如同样是“纳差”,可有“饮食不香”“食少”“无食欲”“食欲不振”“纳呆”“不思饮食”等表述。证候名与疾病名同样如此,不同的医家所参照的疾病诊断标准均不统一,加之临床医家多以个人经验去认识疾病、证候,再自拟标准进行相关研究,即具体的症状名、证候名、疾病名的概念混乱模糊,缺乏精确概念名称的内涵与外延。各家之言的盛行致使临床和科研过程中有更多的不规范,加大了中医事业推广的难度。

“统一核心,包容差异”是术语规范化的创新路径,是在尊重中医各家学说多样性的基础上,对核心术语进行系统性规范。具体方法包括:梳理同义术语,即通过整理文献,汇总症状、体征的多种表述,明确异名关系;科学定义与命名,即结合现代医学术语规范及中医特色,选定最准确、临床常用的词汇作为规范名,其余列为异名,如纳呆可以作为规范名,而与其同义的食欲不振、饮食不香、不思饮食、食少、不知饥、无食欲、纳差等作为它的异名;构建结构化术语库,即形成“1 个规范名 + 多异名”的术语单元,既保障临床统一性,又保留学术多样性,便于古籍研究与数据检索。这种模式既体现中医理论的灵活性,又推动关键术语的标准化,为学术交流与现代化研究奠定基础。而证候名与疾病名的统一需要依赖标准的制定,随着目前科学技术的发展,需借助细胞生物学、分子免疫学、生物化学与分子生物学等技术,结合各学科中的相关方法和成果,进行全方位的证候或疾病的研究,以助标准的完善。

(三) 中、西医学的结合

目前西医学有着具体的疾病诊断标准,故而在实际研究中,为了使研究的整体思路与框架看起来更加明确而主张直接采用西医疾病名,从而出现许多具体研究思路和专业内容,主要是微观指标的应用,但尚需取得广泛共识和应用。以胃炎为例,西医学的疾病诊断标准已明确,中医采集临床四诊信息,结合胃镜下检查结果与检验指标进行辨证论治,或是患者无自觉不适,但是理化检查呈阳性结果,临床可依据阳性指征与中医“见微知著”“司外揣内”的思维进行辨证论治。将古人积累的中医证候特征和现代医学实验室指标及物理仪器检查有机结合，建立具有现代化、客观化的宏观辨证与微观辨证相结合的辨证体系，对扩大和延伸中医辨证论治的诊断方法有一定的裨益，中、西医学如何更有效地结合来推动证候的规范化研究是目前的一个研究热点。

（四）方法学选择应用

目前有些规范化研究的标准当中，多种疾病的中医症状及证候的诊断标准的建立仍以历代文献资料和专家经验为主要参考意见，虽不乏深厚的实践积累，但终究带有一定程度的主观偏倚，缺乏现代科学研究方法、技术和数理统计学的支持。即证候诊断标准建立的方法学的应用有待进一步提高，一些方法在运用的合理性上还有待商榷。

此外，很多相关研究应用逐步回归的分析方法筛选相关证候，这种方法实际上是建立在只有一种证候组合状态（即最佳的证候组合状态）的假设基础上，而临床上某一证候则往往表现为多种的证候组合状态，因而分析的结果就可能导致相关证候的少选或漏选。

再者，在中医证候的量化诊断标准方面，如何进行科学的量化赋值以及赋值能否客观地反映临床实际内容，与所采取的研究方法密切相关。研究方法中对关联的临床资料进行量化的结果与临床实际辨证结果之间的符合程度越高，该研究方法的量化标准就越具有临床应用价值。

（五）辨证方法的实施

由于疾病的复杂性和临床实践的多样性，中医形成了多种辨证模式，临床常用的有八纲辨证、气血津液辨证、脏腑辨证、经络辨证等，各种辨证方法都曾在特定时期作为规范指导临床实践，但任意一种辨证模式都不能包括当前疾病证候的全部内容。然而，不同辨证体系对同一病理状态的表述可能存在差异（如“脾阳虚”与“太阴虚寒”），导致证候名称不统一。这种术语的碎片化不仅增加了研究整合的难度，也阻碍了学术交流与临床标准的建立。目前，中医证候命名与分类尚未形成统一标准，存在分类依据不统一、专科适用性不足的问题。如现有辨证方法主要适用于内科、妇科、儿科疾病，而眼、耳鼻喉、口腔、骨伤、肛肠等专科的证候特异性未能充分体现，难以满足临床精准辨证的需求。这一现状制约了中医专科化发展，亟需构建既能兼容传统辨证框架，又能体现专科特色的证候分类新体系。

四、证候规范化研究的分类

在具体的实践应用上，证候规范化研究主要包含以下几类，研究所面对的难点主要有如下几点。

（一）症状的规范化

在中医学中，广义的“症”是指包括症状、体征在内的所有临床表现，既是诊病、辨证的主要依据，又是证的构成基础。其规范化对诊断标准的完善、临床疗效的评价以及推断预后等具有重大意义。目前关于症状的规范化研究包括症状术语的规范、症状量化分级的规范、证-症对应关系的规范等内容。

1. **症状术语的规范**　中医药历史悠久，因其兼容性，融合了多个学科内容，还易受传统文化、地域方言、时代背景、医者文化水平等影响，历来医学文献对某个症状的描述不尽相同，这样繁杂的术语加大了研究的复杂性与难度。

2. **症状量化分级的规范**　任何一个症状，其临床表现都有轻重程度的差异，可直接影响对证候的轻重判定。症状程度的规范化研究是证候研究的重要基础。

3. **证-症对应关系的规范**　证候的诊断标准与构成证候的元素结构密切相关，目前的证-症研究中多以“主症、次症、兼症、舌脉”为元素结构，未考虑疾病的影响，即在不同疾病中，证-症对应关系的主次地位是可变的，由证候“多维界面”的特性可知，构成证候的基本元素模糊不清，并非证候诊断的简单叠加，由此推论的结果容易受到质疑，是目前的一个研究难题。

（二）证候的规范化

目前对证候概念已经基本达成共识，但对证候名称、证候分类的规范还存在一定争议，不同的标准有不同的描述。

1. **证候名称的规范**　证候名称的不规范很大程度上是由于证候分类的不规范。由于疾病的复杂性，不可能用一种辨证方法概括临床中的所有疾病，因此存在多种辨证体系；而在不同的辨证体系中，同一证候就可能有不同的称谓，这也是一证多名现象存在的主要原因。

2. **证候分类的规范**　中医证候的分类形成于不同的辨证方法体系，辨证方法体系的多元化造成了证候分类的多样化。近年来颁布了很多证候分类标准,但从所颁行的证候规范来看,证候分类标准还处于不完全统一的状态,目前也还没有被普遍接受的统一分类方法。

(三) 辨证模式的规范化

中医临床辨证模式多样,每一种都有所适应的病证,尽管证候的本质一样,应用各辨证方法得出的证候名却不一致。随着现代医学的发展,新增有微观辨证、证素辨证、方证辨证及病证结合辨证模式。在目前中医证候研究尚未形成统一辨证模式的前提下,病证结合辨证模式是比较公认的行之有效的方法,在现代临床与科研中占主导地位。

(四) 诊断标准的规范

由前可知,目前证候的名称、分类尚不统一,辨证模式复杂,相应规范化的证候诊断标准亦无从谈起,但众多学者提出了有益于完善证候诊断标准的见解:以概率诊断、量表诊断、辨证元计量诊断等进行量化诊断赋值研究,或者运用多元统计法如聚类分析、判别分析、回归分析、主成分和因子分析、贝叶斯网络、信息熵等进行分类提炼条目研究,但均未获得一致认可,仍须对诊断标准的规范进行进一步研究。

(五) 疗效评价的规范

证候的三大特性使临床实践获得的证候带有主观性和不确定性,加之证候的诊断标准尚未统一,证候的模糊性较强,导致临床疗效评价难以统一。目前临床证候疗效评价方法主要有三种类型:分级赋分法、标准评定量表评价法、循证医学。临床应用优缺点各不相同,暂未形成完全统一规范的疗效评价体系。

虽然中医证候的客观化、规范化、标准化研究仍有很多问题有待解决,但其是促使中医走向世界、提高中医临床疗效的必要举措。对于证候研究需要注重以下方面:海量文献研究、四诊信息采集和症状 / 体征量化处理、临床调研、专家问卷调查、分子生物学特别是系统生物学技术、生物信息统计分析方法、动物证候模型和以方测证、方证结合运用等。此外,尚存在四诊信息的采集主观性强、中医临床数据不均衡、缺少临床证候传变规律研究、缺少对证基础的药物安全性评价、缺乏可供参考的获得业内认同的证候诊断标准等诸多问题。

未来应围绕提高中医证候辨识度这个研究核心，与信息科学、生物统计学、生物医学工程等多学科进一步交叉融合，筛选最恰当的分析方法，以确保研究方法的正确性，进而指导临床研究。此外，医学研究终究是为了临床运用，如何将证候研究成果恰当地运用于临床实践，提高诊疗效果，是证候研究需要关注的关键问题。

（许博文　王贺平）

第三节　证候规范化研究方法及实例举隅

研究方法是指在研究中发现新现象、新事物，或提出新理论、新观点，揭示事物内在规律的工具和手段，对于学术规范的形成和完善有很重要的意义。研究方法的多寡优劣及其应用水平，直接影响着科学研究的效果、效率、效能。尤其对中医学来说，中医师对同一种疾病的辨证存在或多或少的差异，如何精准地把握某一种疾病的特征性证候成为当前中医研究的瓶颈。因此，对证候进行深入地研究，具有十分重要的理论意义和临床实用价值。在现有的证候规范化研究中，依据临床科研的客观需要，主要应用以下研究方法。

一、文献研究方法及实例举隅

在各种搜集资料的方法中，最基础和用途最广泛的方法是文献研究法（literature research method）。文献研究法就是以过去资料为中心的探究，它通过对已存在资料的深入研究，寻找规律，得出结论。只要是追根求源，追溯事物发展的轨迹，探究发展轨迹中某些规律性的东西，就不可避免地需要采用文献研究法。

文献研究法主要指搜集、鉴别、整理文献，并通过对文献的研究形成对事实的科学认识的方法。文献研究法最早是人文社科的研究方法之一，现已被广泛用于各种学科的研究中，文献研究法超越了时间、空间限制，通过对古今中外文献进行调查可以研究某种疾病或某类证候特征的情况。通过对文献的收集、整理，筛选出关注要点，综合而得出结论。

因此文献研究法是指通过收集文献证据来推论研究结果，它不同于文献法与文献综述。

（一）文献法与文献研究法

在国内，文献法（literature method）最早由姚计海教授提出，他提出的文献法是指撰写文献综述时，对收集和整理的一些以往相关研究文献进行传统意义上描述性的分析与概括，并以此作为提出研究问题的基础。而后，有专家将文献法定义为对文献进行解读、分析和整理，以确定材料本质属性的一种方法。这个概念其实很含糊，准确来说，文献法是对学科内的著作或文章进行分析和研究，进而形成自己观点的一种方法。此处的文献法并不是文献研究法，而是指撰写文献综述时对文献进行系统整理的方法（或者直接理解为文献综述法）以及利用别人的专著或期刊文章进行二次研究的方法。

结合目前的研究背景来看，很多文章中出现的文献法，不能算是一种独立的研究方法，其大多数仅是分析总结了大量的期刊文献，并没有用到大量的零次文献，仅为对别人观点的重复。而文献研究法要对前人的文章进行分析研究，不能照搬结论，还要创新性地提出新观点等。

相对于文献法而言，那些使用了大量原始文献的研究所采用的方法才能称为文献研究法。若是通篇基于期刊文献进行研究的方法不能算作文献研究法，只能称为“基于文献研究法”。但是有一种特殊情况，研究人员广泛地分析一些重要的文件、学术文章、期刊和书籍出版物，以补充使用采访、观察或问卷等数据收集工具所产生的结果，这种作为佐证测量结果或验证结果的文献法属于文献分析，可以算作文献研究法。

（二）文献综述与文献研究法

文献综述（literature review）一般要对研究现状进行客观地叙述和评论，以便预测发展、研究的趋势或寻求新的研究突破点。读者在阅读了研究的文献综述后会对研究主题有一个大概的了解，知道研究的空白点在哪里。而作者通过综述来表明自己的研究就是要填补这种研究空白，或者只是对研究主题的相关研究有一个整体的了解。

但是，文献综述并不是一种研究方法。研究方法是研究者用来回答研究问题所使用的工具，所谓研究工具是用来收集数据、资料并达到研究目的。而相关的文献综述只是对研究进行的铺垫，并不是用来收集数据并提供研究问题的答案的。文献研究法则侧重于方法学上的概念，是通过收集文献证据来推论研究结果，不同于文献综述的“自述”，文献研究法带有“主观”推论性质，除了对事实的陈述，还需要提出相应观点，并且是基于事实的观点。

（三）文献的分类

在进行规范化的研究时，选择合理、高质量、具有代表性的文献越多，研究所得出的结论真实性就越高，研究的外部或内部真实性也就越强。因此在收集资料时应根据研究的特性和涉及范围去寻找相应的原始资料，这依赖于对文献的分类研究。

文献的分类多种多样，风笑天教授按照文献具体形式和来源将文献分为个人文献、官方文献、大众传播媒介三大类；也可以分为原始文献和二手文献。原始文献是那些由亲身经历某件事或行为的当事人所撰写的资料；二手文献是指那些不在现场的人通过当事人的陈述或记录撰写的资料。

更为具体的有将文献分为以下4类。①零次文献：曾经历过特别事件或行为的人撰写的目击描述或使用其他方式的实况记录，是未经发表和有意识处理的最原始的资料，属于原始文献；②一次文献：直接记录事件经过、研究成果、新知识、新技术的专著，论文，调查报告等文献；③二次文献：检索性文献；④三次文献：在利用二次文献检索的基础上，对一次文献进行系统地整理并概括论述的文献。除去零次文献外，其他文献都是属于非接触性文献，属于二手文献。图书、期刊论文、研究报告或科技报告、会议文献、专利文献、技术标准以及部分学位论文等都属于一次文献。知晓了文献的种类，在选择文献时应倾向于零次文献，其为对原始资料的整理、分析、结论推导，真实性更高。

在收集研究对象的文献资料时，因文献的类别不同，其所需的搜集方式也不尽相同，如通过图书馆、档案馆、博物馆、社会科学及教育事业单位或机构、学术会议、个人交往和计算机互联网等方式进行搜集。

搜集医学研究文献的主要方式有检索工具查找和参考文献查找。检索工具查找指利用现成的检索工具查找文献资料。现成的工具可以分为手工检索工具（如已出版的图书影音资料）和计算机检索引擎工具（如中国知网、万方数据库、维普资讯网等)。参考文献查找又称追溯查找,是根据作者文章或书后所列的参考文献目录去查找有关文献,这些文献资料必须经过筛选方能采纳进行对比研究。

例如,采集某种疾病的发病率时,可以查看国家流行病学研究报告;计算人口出生率、死亡率、患病率时,可以参考国家人口普查数据;调查某医院的优势病种时,可收集医院门诊病历系统的疾病名项,知晓就诊频次最高的疾病;收集中医证候在某种疾病中的分布趋势时,可以在搜索引擎内通过输入关键字,依据某种既定的标准筛选文献,获得相应的结论。

(四)文献的质量评估

即使选择了官方的文献来源,获取了一次文献,若是在选择文献时,没有一个严苛的纳排标准,组成研究的文献质量参差不齐,将影响研究结果的真实性。故在使用文献研究法时最重要的考量就是文献的质量,这也是文献作为证据是否有说服力的关键。

与调查问卷以及访谈不同,文献一般是为研究以外的目的而撰写或编制的,所以在使用之前必须对其价值进行彻底评估,特别是一次文献。一般可根据以下 4 个标准来评估文献的质量:真实性、可信度、代表性和意义。

1. **真实性** 其标准包括评估文献的可靠性和作者身份。可靠性是指文献是否完整,是否为原件或副本。作者身份是指要确定作者是否伪造或者作者是独立作者还是多人合作,可通过作者的词汇与文体等的内部证据来判定。

2. **可信度** 其标准关系到文献的准确性。一份文献可能是真实的,但其可信度却不同。因为所有的文献都是有选择性的,都可能带有作者的主观建构。这时就要考量作者的写作动机,以及作者和这份文献的关系。

3. **代表性** 指对有关文献的保留程度和可用性的评估。在使用文献时要了解所使用的文献是否有代表性。可用性是指文献是否能够获取,很多官方文件受到保密限制而难以获取。

4. **意义** 文献的意义涉及两个层次:第一个层次是对文献的字面理解,这意味着它的物理可读性,即文献是否保存完好,上面的语言是否可以识别;第二个层次就是对文献内容的深层理解,即结合文献中的社会文化背景和语篇形式来达到理解的目的,这里会涉及文本分析和内容分析的方法。通过严苛的筛选程序,文献的质量就更有实证说服力。

(五) 文献的整理与采用

文献研究法是以存在的数据资料即文献为基础的,这些数据资料不是凭空想象出来的,而是实实在在的证据。至于这些证据是否有力,能否论证问题,一方面取决于严苛的纳排标准,另一方面就是如何整理、统计文献资料,以恰当的语言表述结论。

对文献常用的研究法包含内容分析法、二次分析法、现存统计资料分析法3种类型。内容分析法包含定量和定性2种:现代应用文献计量方法对文献进行的分析属于定量研究;而定性分析主要由研究者通过阅读、收听或观看,然后依照主观的感受、理解、体会和分析来解读、判断、挖掘文献中蕴含的本质内容。二次分析法和现存统计分析法大都属于定量研究。定性研究容易获得一些新奇的点子,能够挖掘文献作者想要表达的含义以及提出对某个研究问题进一步的假设或认识;若是定量研究,以统计学的方法进行评估,能得到相应研究数据资料之间的共性,能提出一个基于数据的结论,相对而言,其说服力更强。

(六) 文献研究法的利弊

1. 如果搜集的文献是真实有效的,那么它就能够获得比调查访谈更准确、更可靠的信息,从而避免了调查访谈可能出现的种种记录误差。

2. 文献研究法是一种间接的、非介入性调查,它只对各种文献进行调查和研究,而不与被调查者接触,不介入被调查者的任何反应。这就避免了直接调查中经常发生的调查者与被调查者互动过程中主观因素的干扰,防止选择性偏移的发生。

3. 文献研究法可以使研究者接触到不可接触到的人或场景,借鉴其政策、理念及实践,可以扩大研究者的研究目标、研究内容,或者深化其研究目的、重铸其研究方法。

4. 在纵向研究或趋势研究中,可以论述某一种疾病是如何随时间变化发展的。一些文献包含着大量的样本,这些样本包含着重要信息(如出生、婚姻、死亡、人口普查信息等)。

5. 文献研究过程简便易行,研究效率高,费用低,研究结果可靠性大。获取文献的方式有很多，比如图书馆里的图书、报刊，档案馆里的档案资料，很多在线资源如中国知网，获取外文文献也比之前更为容易，可以在相对较短的时间内收集到大量的文献。相比于问卷、访谈等方法，文献研究法可以大大提高研究效率，而且相对保险。因为如果实验或者访谈设计得不理想，重做会浪费更多的时间和经费，但文献研究重新来过的消耗就小得多。

6. 文献本身可能存在诸多的不完善性，如可能为了得出阳性结果，夸大或隐藏了部分事实；文献收集较为困难，每篇文献的表述方式不一，整理和统计的难度较大。

（七）应用模式

现如今是大数据的时代，只依靠个人的经验效案很难具备说服性，中医药的发展应与现代高新技术相结合，用技术手段去支撑中医药的疗效，去证明中医学的特色疗法，以数据、循证医学所搜集到的事实资料，来证明中医学的有效性、科学性。现代中医学的发展需要通过文献研究法对既往病历资料进行总结，提出某种疾病或某种证候的诊断标准和主要症状组成，以及治疗的疗效评价指标等。

因此，对于中医学证候的研究，文献研究法是必不可少的一个研究方法。通过文献研究：①能了解有关疾病与证候临床特征的研究历史和现状，帮助分析该疾病的中医证候分布规律；②能得到某种疾病常见证候的诊断标准；③能获得某种疾病常见证候的疗效评价标准（或量表）；④能得到临床资料的比较资料，可提供解决临床证候的研究资料；⑤可作为参考文献选择的依据。

如何在中医证候学研究中正确科学地实施文献研究法，对获得正确、有效、科学的结果显得十分重要。在此提出一个简洁有效的研究思路，供大家临床参考。

文献研究法的应用是指依据现有的理论、事实和临床需要，对既往相关的文献进行分析整理或重新归类。在临床应用过程中可分为4个基本环节：发现临床问题、研究设计、查找与整理文献、归纳总结得出结论。临床问题的提出在于兴趣和观察，其研究设计首先应建立一个合适的、具有临床意义的研究目标，研究目标的实施要具有可操作性，在既往的中医文献中应有一定的比例或具有一定数量的研究，选定检索工具，确定检索途径，然后将所要探索的临床问题设计成具体的、有可操作性的、可重复性的查找文献与整理文献研究的过程,必须设置严格的纳排标准,使搜集的文献具有解决设计目标的意义。在中医病证结合学的研究中,首先必须符合西医学疾病的诊断标准,再探究此条件下的中医证候学研究,如证候的分布规律。如图 1-1 所示。

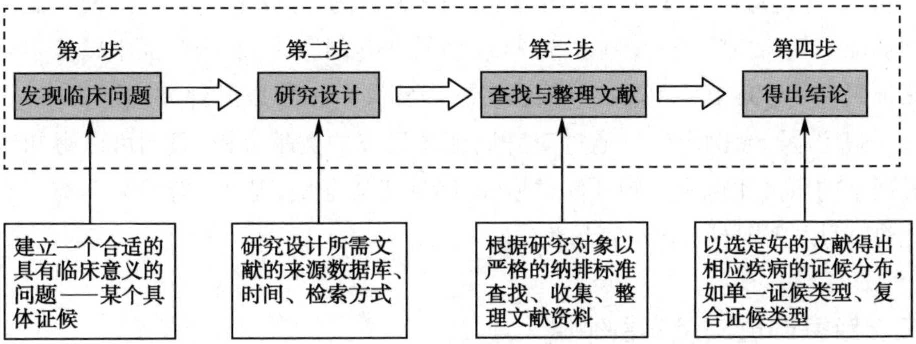

图 1-1 文献研究法设计思路

(八)实例举隅

实例:关于肝癌中医证候研究的文献分析法。

研究设计:①文献来源:中国生物医学文献光盘数据库(CBMdisc);②摘选时间:1981 年 1 月至 2000 年 12 月;③检索方式:关键词索引,检索式为"肝癌 AND 辨证"。

文献选择:①入选文献标准:符合肝癌诊断标准、临床研究、各辨证分型中有确切的数据;②排除文献标准:动物实验研究、各辨证分型中有不确切的数据、个案报道。

统计处理:将引用临床资料相同的文献予以合并,对各证型在文献中出现的频次、病例数按基础证型和复合证型分别进行统计,符合上述标准的共有 36 篇文献。

结果:从文献采用的证型模式特征来看,以复合证型为主。另外,在同篇文献中少见基础证型和复合证型混见的情况。部分文献没有提供病例的证型分布情况,有关病例数只统计了有明确证型归属的资料。

基础证型主要涉及血瘀、气滞、湿热、阴虚、脾虚 5 类。气滞类证出现频次最高,共 14 篇,占文献总数的 38.9%;湿热和阴虚类证各 9 篇,分别占文献总数的 25.0%;血瘀和脾虚类证各 6 篇,分别占文献总数的 16.7%。从病例数来看，气滞类证患者 192 例，脾虚类证患者 111 例，湿热类证患者 105 例，阴虚类证患者 85 例，血瘀类证患者 79 例。复合证型主要涉及 10 个相关证型。各证型的文献出现频次和病例数排序较为一致。虚证中肝肾阴虚最多（占 30.6%），涉及 161 例患者；其次为气阴两虚证（占 8.3%），涉及 38 例患者。实证气血阴阳辨证中气滞血瘀证最多（占 52.8%），涉及 280 例患者；脏腑辨证中以肝胆湿热证最多（占 36.1%），涉及 90 例患者。虚实夹杂证中以肝郁脾虚证最多（占 19.4%），涉及 88 例患者。通过对肝癌证候研究的文献分析，我们可以得知每类证型的所占比例及高频证候类型，对筛选优势证型，提高治疗疗效等有一定优势，可用于指导临床诊疗活动。

二、专家调查法及实例举隅

调查法（survey method）是科学研究中最常用的方法之一。它是有目的、有计划、系统地搜集有关研究对象历史状况或现实状况的材料的方法。它综合运用历史法、观察法等方法以及谈话、问卷、个案研究、测验等科学方式，对现有现象进行有计划地、周密地和系统地了解，并对调查搜集到的大量资料进行分析、综合、比较、归纳，从而为人们提供规律性的知识。专家调查法是调查法中的重要一项。

（一）应用条件

在下列 3 种典型情况下，利用专家的知识和经验是有效且唯一可选用的调查方法。

1. **文献缺乏**　文献资料是各类型研究的基础与起始。然而，在对某证候进行研究时，可能出现因为相关文献资料缺乏，或文献真实性受到质疑，或所收集文献资料年代久远不能反映真实情况，或第一次研究某种证候类型等情况而使用文献研究法无法实现研究目的，此时采用专家问卷调查法往往可以解决这一缺陷。

2. **新技术评估**　对于一些崭新的科学技术，在没有或缺乏历史文献的条件下，专家的判断往往是唯一的评价依据。

3. **非技术因素起主要作用**　当决策的问题超出了技术和经济范围而涉及生态环境、公众舆论以及政治因素时，这些非技术因素的重要性往往超过技术本身的发展因素，因而过去的文献资料和技术因素就处于次要地位，在这种情况下，只有依靠专家才能做出判断。

此外，由于原始信息量极大，决策涉及的相关因素（技术、政治、经济、环境、心理、传统文化等）过多，计算机处理这样大的信息量，费用很高。这时，从费用方面考虑，也应采用专家调查法。

（二）专家调查法内涵

专家调查法又称“德尔菲法”（Delphi method），是围绕某一主题或问题，征询有关专家或权威人士的意见和看法的调查方法，这种调查的对象只限于专家这一层次，是以专家作为索取信息的对象，依靠专家的知识和经验，由专家通过调查研究对问题做出判断、评估和预测的一种方法，故又称专家评估法。该方法采取匿名的方式广泛征求专家的意见，调查是多轮次的，一般为3~5次，每次都请调查对象回答内容基本一致的问卷，并要求他们简要陈述自己看法的理由和根据。每轮次调查的结果经过整理后，都在下一轮调查时向所有被调查者公布，以便他们了解其他专家的意见，以及自己的看法与大多数专家意见的异同，经过反复多次的信息交流和反馈修正，使专家的意见逐步趋向一致，最后根据专家的综合意见，对评价对象做出评价的一种定量与定性相结合的预测、评价方法。

中医学理论体系是在长期的临床实践中逐步建立和发展起来的，随着科技日新月异的发展，构建完善的中医病证诊断体系已逐渐成为提高中医临床疗效的关键。德尔菲法在量化中医证型的诊断指标中可以提供参考，也可以对无法适应目前临床实践的旧的诊疗标准进行修订和补充。它是在专家个人判断和专家会议方法的基础上发展起来的一种直观预测方法，特别适用于客观资料或数据缺乏、未知因素多、主要靠主观判断和粗略估计来确定的问题，是一种较多地用于长期预测和动态预测或其他方法难以进行时的技术预测。这种方法比较简单、节省费用、应用广泛，能把有理论知识和实践经验的各方面专家对同一问题的意见集中起来。对于每种疾病中医四诊合参得出的证候类型因人而异，但却有一定的规律性，应寻求专家的意见与建议，整合证候类型。

（三）专家调查法设计思路

其工作程序主要包括以下几步。

1. **确定研究小组** 选择专家以权威性为主。

2. **拟定调查提纲** 所提问题要明确具体，选择得当，数量不宜过多，并提供必要的背景材料。

3. **选择调查对象** 所选专家要有广泛的代表性，他们要熟悉业务，要有特长，有一定的声望、较强的判断和洞察能力。选定的专家人数不宜太少也不宜太多，一般以10~30人为宜。

4. **轮番征询意见** 通常要经过三轮：第一轮是提出问题，要求专家们在规定的时间内填完并寄回调查表格；第二轮是修改问题，请专家根据所整理的不同意见修改自己所提问题，即让调查对象了解其他见解后，再一次征求他本人的意见；第三轮是最后判定，把专家们最后重新考虑的意见收集上来，加以整理。有时根据实际需要，还可进行更多轮的征询活动。

5. **整理调查结果，提出调查报告** 对征询所得的意见进行统计处理，一般采用中位数法，把处于中位数的专家意见作为调查结论，并进行文字归纳，写成报告。

从上述工作程序可以看出，专家调查法能否取得理想的结果，关键在于调查对象的人选及其对所调查问题掌握的资料和熟悉程度。如图1-2所示。

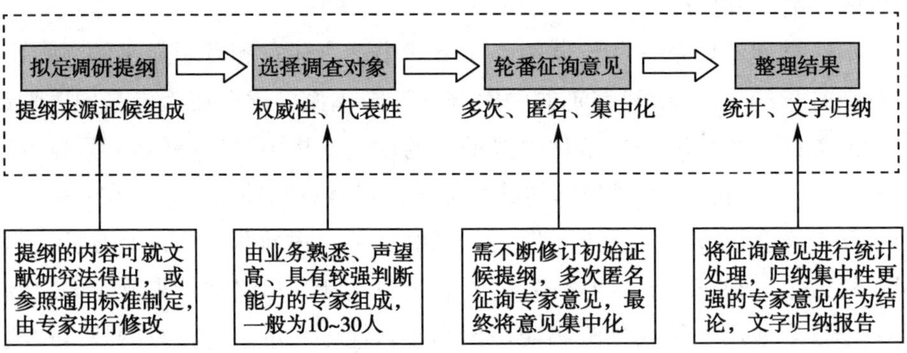

图1-2 专家调查法设计思路

(四) 专家调查法的特点

1. **函询** 用通信的方式反复征求专家意见，调查组织者与调查对象之间的联系是通过书信来实现的。

2. **多向** 调查对象分布于不同的专业领域，在同一个问题上能了解到各方面专家的意见。

3. **匿名** 调查对象通过调查组织者的整理,可以了解到其他专家的意见,运用了盲法,这有助于他们发表独立的见解。

4. **反复** 有控制地进行反馈的迭代,使分散的意见逐步趋向一致,以发挥集体智慧。

5. **集中** 用统计方法集中所有调查对象的意见,把每个专家的个人判断尽可能反映在最后归纳的集体意见中。

从上述特点可知专家调查法是以专家作为索取信息的对象,依靠其知识和经验,通过调查研究,对问题做出判断和评估。其最大的优点是简便直观,特别适用于缺少信息资料和历史数据,而又较多地受到社会、政治、人为因素影响的信息分析与最终结果,具有相对不确定性。它广泛应用于对某一方案做出评价,或对若干个备选方案评价得出相应名次并选出最优者,以及对达到某一目标的条件、途径、手段及它们的相对重要程度做出估计等情况。

(五) 实例举隅

例如:运用专家调查法对阳虚证的四诊比重及证候诊断指标的权重进行调查分析。

人员组成:研究人员由 5 名主任医师及 7 名研究人员构成。专家组成员为在临床一线的中医专业或中西医结合专业的专家,包括主任医师 13 人、副主任医师 6 人,其中硕士研究生导师 12 人、博士研究生导师 6 人、陕西省名中医 5 人、研究员 1 人,所在的临床科室包括针灸科、老年病科、肺病科、肾病科、心血管科、脾胃病科、肝病科等。

研究方法:第一轮调查是在整理古今文献结合临床经验的基础上,提出了阳虚证的 73 个症状及体征,经过专家咨询,剔除不重要的条目 27 条,筛选出 46 条中医证候,重新向 19 位专家发放调查问卷,对于专家意见波动性较大的 24 个症状给予剔除,完成了第二轮专家调查。通过两轮的专家问卷调查,将专家对阳虚证证候的认识进行归纳、整理,筛选出 10 个阳虚证证候指标,编制阳虚证入选指标专家咨询问卷,向 19 位专家发送。其中涉及专家权威程度评估、对证候间的对比采用指标比较赋值法量化其标准,回收的资料用统计学方法计算其权重,同时分析四诊在诊断中的优先顺序。

结果:回收问卷 19 份,专家积极系数为 100%,平均权威系数为 89%。阳虚证四诊的优先顺序依次是问诊、望诊、切诊、闻诊。证候诊断的优先顺序为：畏寒肢冷、脉沉迟无力、痰白清稀、倦怠乏力、小便清长、喜热饮、大便溏薄、舌淡白湿润、语声低怯、颜面浮肿。

三、临床流行病学调查方法及实例举隅

临床流行病学（clinical epidemiology）是将流行病学、生物统计学与卫生统计学等原理和方法与临床相结合，把群体作为研究对象，运用调查、统计、分析的方法，取得可信的资料，再开展前瞻性实验研究。临床科研设计、衡量和评价（design，measurement，evaluation in clinical research，DME）所确定的一系列准则，能够减少研究过程中因偏倚而导致的结论的不真实性。如能正确运用 DME 的原则、程序和方法对中医证候进行研究，将会提高证候规范化研究的科学性和客观性，提高研究结论的可靠性和真实性。

（一）临床流行病学研究方法是中医证候研究的重要方法

临床流行病学研究的对象为患病个体及患病群体，在中医思维下，临床医学引入群体视角时，其整体观本质上是对患者个体多维度的整合性认知。临床流行病学则指出应当将所患同一疾病的个体聚集起来当作一个整体，探究其中的共性与个性，保留其个性，推广其共性。其结论是建立在对大样本临床数据的分析与综合评价上，从个体研究出发扩大到群体，最终用来指导个体的研究过程。

临床流行病学的研究方法为设计方案，核心内容为 DME，通过逐步完成设计方案来实现研究目的。该方法强调在临床医学研究中，应用科学的方法学，强化科研设计，排除各种偏倚和干扰因素的影响，确保研究结果的真实性、研究结论的可靠性及提供最佳成果和最佳证据，从而指导临床诊治的决策。因此，证候规范化研究需借助此研究方法，多角度、多方位提升证候研究的真实性与有效性，最终评价临床疾病 / 证候的流行病学特征、临床实践的证据质量以及临床诊疗方案的有效性，提升临床诊疗规范的标准化水平、临床决策的科学性以及医疗资源的利用效率，其具体设计步骤如下。

1. **设计**（design）

（1）根据研究目的，选择恰当的受试对象。

（2）设置合理的对照。

(3)分组和抽样均应当尽可能随机化。

(4)试验因素要明确、标准化与量化。

(5)选定恰当的设计方案。

(6)评定指标与标准要求客观、可靠、量化。

(7)科学估计合适的样本数量。

(8)选择正确的收集、整理与分析数据的方法。

(9)注意防止机遇、偏倚、混杂与交互作用所造成的误差。

2. **测量**(measurement) 指用定量的方法来衡量临床和科研工作中所发生的各种问题与现象,主要包括以下几点。

(1)疾病发生频数与分布的测量,即各种率和比。

(2)症状和体征的分布规律及其变化。

(3)疾病带来的肉体、精神、经济及社会影响。

(4)费用及经济学成本。

根据所研究的对象不同,测量的方式方法也不一样。

(1)个体水平:如体格检查、基线特征、调查问卷等。

(2)群体水平:如红细胞值参考范围。

(3)效应大小:如药物治疗效果、证候改善评价等。

(4)随访结局:如实验结局、终点结局等。

3. **评价**(evaluation) 需要强调的是,在评价时要做到真实和实用,做到"从临床中来,到临床中去"。

(1)针对已经完成的研究评价:文献评价。

(2)针对研究方案的评价。

(3)病因研究的评价。

(4)筛查/诊断性试验的评价。

(5)防治措施效果研究的评价。

(6)预后研究的评价。

(7)卫生经济学(临床经济学)评价。

在临床医学中应用的流行病学,可以用于研究疾病的流行因素和病因、预防和疾病监测、考核疾病防治的效果、评价诊断性试验与方法、研究疾病自然史与评价生活质量和健康状态、临床经济学研究,最终为政策制定与管理部门提供资料信息,用于临床决策,更具体的是用于制定针对某种疾病的防治措施等。在对有关证候规范化研究的文献中，应用较为广泛的临床流行病学调查方法为：横断面研究、病例 - 对照研究、系统综述、Meta 分析、随机对照试验、队列研究等。临床应用以上方法，能为证候的科学规范化研究提供更好的解决方法，还能用以探讨疾病的病因、诊断、治疗、预防和预后等临床问题，进一步规范化诊治过程，提高临床疗效，推行防治建议等。

临床流行病学调查是指用流行病学的方法进行临床调查研究，是将理论用于临床实践，收集实际资料数据并进行统计、整理、归纳的过程，用以反向证明原始理论资料的准确性。临床流行病学的调查方法，是中医证候学和病机学研究的有效实践方法，用此对疾病证候、病机进行研究，具有客观、规范和真实的优点，近年来多用于进行证候的规范化研究。

朱克俭认为将中医辨证理论方法与流行病学调查方法以及统计学中多因素分析、相关分析等方法有机结合，确定多地域、多层次随机选择的调研现场，统一诊断标准和调研、资料处理方法，对常见病的中医证候临床流行病研究方案进行调研，在探讨各种常见病的中医证候及其中医理论实质的研究方面将有很大突破与创新。

（二）临床流行病学的调查方法

临床流行病学可采用多种不同分类方法进行研究，如按临床研究类型分为观察性研究、实验研究及数学模型研究。如图 1-3 所示。

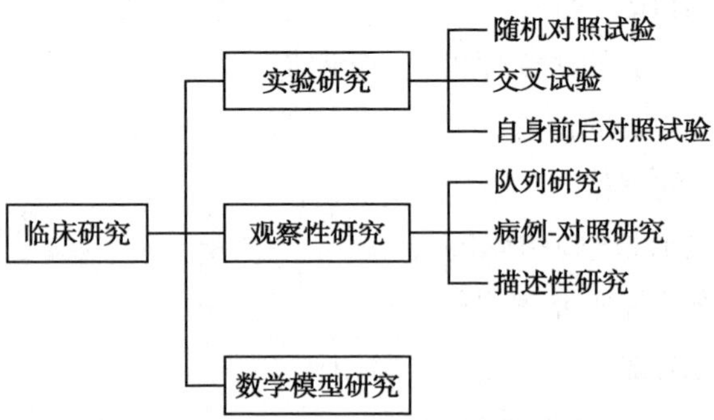

图 1-3　按临床研究类型分类

实验研究（experimental study）：实验研究是指在人为的实验条件下进行，对研究对象施加或消除某种因素或措施，以观察此因素或措施对研究对象的影响，用于证实假设。实验研究主要包括随机对照试验、交叉试验和自身前后对照试验三种方式。

观察性研究（observational study）：观察性研究是指研究者不对被观察者的暴露情况加以限制，通过现场调查分析的方法，进行流行病学研究。在概念上与实验研究相对立，是在自然条件下进行，不能人为控制实验条件，自然形成分组，尽可能控制非研究因素对结果的影响。根据是否有事先设立的对照组，观察性研究又可进一步分为描述性研究和分析性研究。描述性研究可以通过揭示疾病现象，描述疾病和健康状态的分布，为病因研究提供线索，即提出假设；而分析性研究主要是检验或验证科研的假设。观察性研究主要包括队列研究、病例 - 对照研究和描述性研究三种方法。

数学模型研究（mathematical model study）：又称理论流行病学研究（theoretical epidemiological study），即通过数学模型的方法来模拟疾病流行的过程，以探讨疾病流行的动力学，从而为疾病的预防和控制、卫生策略的制定服务。例如人们通过模拟 AIDS/HIV（艾滋病 / 人类免疫缺陷病毒）在不同人群中和社会经济状况下的流行规律来预测 AIDS/HIV 对人类的威胁并比较不同干预策略预防和控制 AIDS/HIV 的效果。

近年来临床流行病学调查方法在中医证候研究中的应用较为广泛，尤其是在对如何进行证候规范化研究的文献中，大多数是以中医辨证理论方法为核心，对特定人群进行横断面或纵向研究，收集特定时间内所研究疾病的中医证候及脉证的描述性资料，用现代统计学方法结合中医理论进行分析，得出循证依据更高的结论，为疾病的病因学、证候诊断标准、证候量化研究提供依据。

流行病学调查是临床流行病学中一种重要的研究方法，它是一种根据已有的文献资料分析并制定关于某疾病、某证候的临床信息采集表，采用自填式问卷或结构式访问的方法，系统、直接地从特定群体中收集数据，并通过对数据的统计分析来认识或证实某种现象及其规律的研究，可用于描述性、解释性或探索性研究，受访者或数据的直接提供者必须以个体为单位，多采取普查、抽样调查或筛检的方法。该方法来自社会研究领域，也是社会研究的主要方法，分为横向（横断面）研究和纵向研究。如图 1-4 所示。

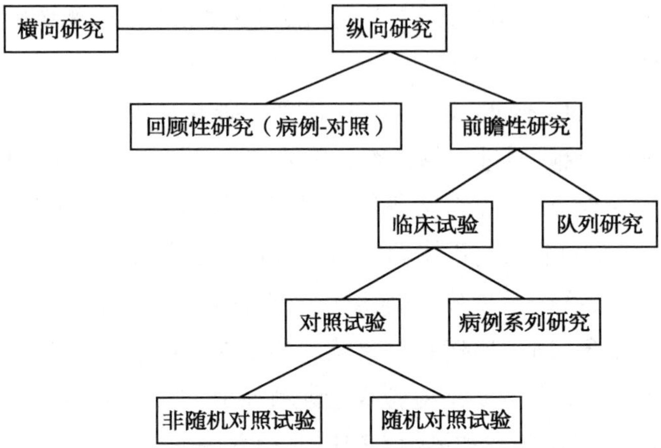

图 1-4　流行病学调查分类

1. **横向(横断面)研究**

(1)定义：横向研究(cross-sectional study)又称横断面研究，是通过对特定时点和特定范围内人群的疾病或健康状况及有关因素的分布状况的资料收集、描述，为进一步的研究提供病因线索，由于所收集的资料是调查当时所得到的现况资料，故又称现况研究(prevalence survey)。它是疾病防治研究设计的常用方法，也是流行病学调查的基础方法。

(2)优缺点：优点是能兼顾到描述和解释两种目的，如果方法得当，描述和概括事物的精确性较高；能迅速、高效地提供有关某一总体的丰富的资料和详细的信息；可定量，通过样本推断总体。缺点是为了信息的完整性，调查表内容繁多，加之临床上证候之间本来就存在交错难分的情况，证候的典型性不够，因此需加强针对性，更加细致地收集主要临床资料，而对于不重要的指标可以剔除；流行病学调查方法突出病例间的共性，而对特殊病例则无法表现；不能做因果推断，可以做相关分析；对事物理解和解释的深入性较差，资料比较表面化、简单化；真正的随机抽样有一定操作和执行难度；“自我报告”的结果容易受到调查本身及周围事物影响而失真。

(3)系统综述：系统综述(systemic review)是横向研究的一种，是针对某一具体的临床问题系统、全面地收集全世界所有已发表或未发表的相关的临床研究文章，用统一、科学的评价标准筛选出合格的研究，进行质量评价，用统计学方法进行定量分析，或用描述性方法进行定性分析，得出最可靠的结论，并随着新的临床研究结果的出现及时做出更新。

(4) Meta 分析：也称荟萃分析，是对具备特定条件的、同课题的诸多研究结果进行综合的一类统计方法。广义的 Meta 分析指的是一个科学的临床研究活动，指全面收集所有相关研究并逐个进行严格评价和分析，再用定量合成的方法对资料进行统计学处理得出综合结论的整个过程；狭义的 Meta 分析指的是一种单纯的定量合成的统计学方法。

Meta 分析能对多项研究结果的一致性和系统性做出评价和总结，在已有研究的基础上提出新的研究问题，可以为进一步研究指明方向。因此，设计合理、严密的 Meta 分析能对证据进行更客观的评价(与传统的描述性的综述相比)，对效应指标进行更准确、更客观的评估，并能解释不同研究结果之间的异质性。Meta 分析的应用将会对证候规范化研究的权威性做出示范。

2. 纵向研究

(1) 定义：纵向研究(longitudinal study)也叫追踪研究，是指在一段相对长的时间内对同一个或同一批试验对象进行重复的研究。通过连续多次的调查，可以观察到动态的病情发展情况，也是采取普查、抽样调查或筛检的方法。

(2) 优缺点：优点是往往能看到比较完整的发展过程和发展过程中的一些关键转折点；特别适用于研究发展的稳定性问题和早期影响的作用问题，也适用于个案研究。缺点是比较花费时间、经费和人力；时效性比较差，有时候需要等待很久才能得到研究结果，有时候研究课题的意义随着时间的推移而逐渐减弱，或研究手段逐渐变得落后；由于纵向研究耗时较长，可能发生试验对象流失的情况，这就会影响试验对象的代表性和研究结果的概括性；由于纵向研究需要对同一批试验对象重复进行研究，有时可能出现练习效应或疲劳效应。

(3) 病例 - 对照研究：病例 - 对照研究(case-control study，CCS)，又称回顾性研究(retrospective study)，在对证候规范化的研究文献中，应用较为广泛。是选择患有特定疾病的人群作为病例组，未患这种疾病的人群作为对照组，调查两组人群过去暴露于某种(些)可能危险因素的比例，判断暴露危险因素是否与疾病有关联及其关联程度大小的一种观察性研究。故可以将病例 - 对照研究用于探索疾病的可疑致病因素或危险因素，探索药物对疾病的作用、积极或抑制效应，探讨影响疾病的预后因素。可按照“线索—假设—检验”以进一步进行前瞻性研究。

以上研究方案在现在的证候研究中占多数，在临床流行病学研究中还有其他一些方案，本书不做详述，感兴趣的读者可参阅其他书籍。

（三）临床流行病学的研究设计方法

基础的统计分析方法如 t 检验、方差分析，定性资料统计推断如卡方检验、诊断试验与 ROC 曲线分析、缺失值分析及非参数检验，其使用范围广泛，贯穿于整个临床研究数据分析之中，本书对此不再赘述，具体可查阅《医学统计学》。现主要介绍在证候规范化研究中运用较多的几种设计方法。

1. **可靠性分析**（reliability analysis） 在证候的临床流行病学研究中，横断面调查最为广泛，作为其研究基础的调查问卷十分重要，设计的问卷能否较好地反映某事物或现象的真实情况、调查的结果是否可靠、是否便于操作等，均是横断面调查实际资料采集中非常关键的问题。调查问卷的优劣，直接关系到收集数据的真实性与可靠性，由问卷提供中医四诊资料信息是进行辨证的前提，也是证候规范化研究的初始工作。一份调查问卷的可靠性如何衡量？临床流行病学研究中用可靠性分析来评价问卷的可靠性或真实性，它可检测用某问卷对同一事物进行重复测量后所得结果的一致性。

信度反映的是测量结果的一致性或稳定性的指标，测量的信度越高表示测量的结果越可信。当然，信度是任何一种测量的必要条件，但不是唯一条件，因为信度与测量结果的正确与否无关。

一致性是指某一组（性质、题型、目的相同）调查问卷一致性高，则用该组调查问卷对某同质人群进行测验后，所得结果具有较强的正相关性。即一致性侧重反映不同问卷反映同一现象的相似程度。所谓稳定性是指在不同的时间点用相同的问卷对相同的研究对象进行测验，所得结果的相似程度。若所得结果的差异很小，则说明其稳定性高。由于影响测量结果的因素众多，两次测量结果很难完全相同。一般而言，如果信度系数达到 0.9 以上，就说明该问卷的信度很理想。

可靠性分析的结果可按照评价对象的不同分为内在信度和外在信度。

（1）内在信度：衡量调查问卷中某一组项目（问题）测量的是否为同一概念。常用信度系数为 Cronbach α 系数和分半信度，信度系数越高反映量表的内在一致性越高。

（2）外在信度：衡量同一调查问卷在不同时间点对同一被检者进行重复测

量所得结果的一致性程度。

调查问卷的可信度越强，用其收集的数据越具有真实性，由此得出的结论也就更有说服力。因此，在进行现代化的证候规范化研究中，评估所收集资料的真实性，有助于结果真实性的研究。

2. **回归分析**（regression analysis） 回归是研究变量与变量间关系的一种手段，通过回归方程表达变量与变量在数量上的依存关系。在分析所收集的数据时，回归模型的建立有助于研究一个变量是如何随另一个变量变化，以达到预测的目的。最简单的是线性回归，研究的是一个因变量与一个自变量之间的回归问题，要求因变量为连续型变量且符合正态分布和方差齐性等条件。然而，在实际资料分析中，有一些因变量是分类变量，这样的资料就不能使用简单的线性回归模型进行分析，而要采用 Logistic 回归模型对数据进行分析；若是一个因变量与多个自变量之间的关系，则应选择多元线性回归模型分析；若只考虑自变量之间的关系时，宜选择路径分析。

（1）Logistic 回归（logistic regression）

1）二项分类 Logistic 回归（binomial classification logistic regression）：指因变量为二分变量时的回归分析。如采用了某种治疗方案后，患者的治疗结局是有效或无效、生存或死亡，肿瘤患者治疗后生存质量是否满意；再如对某肿瘤预测其危险因素，可选定一组是胃癌组，一组是非胃癌组，从其生活饮食方式等多方面探究，这些例子中的“是”或“否”即为二分变量。在临床实践中，若所设计的目标为此，应选择此类研究方法。

2）条件 Logistic 回归（conditional logistic regression）：同样为二分变量的研究，好的研究设计应进行混杂因素的控制，一是在研究设计时加以控制，二是在统计分析时对其进行调整。在设计阶段控制混杂因素的方法就是配对或配比设计，对于配对设计的二分变量资料，应采用条件 Logistic 回归。即对每一个符合入组条件的病例，按配比因素寻找一个或几个非病例作为对照，再比较病例与对照各自以往的暴露经历，以达到分析的目的。

3）有序 Logistic 回归（ordered logistic regression）：前两者的回归分析的因变量为二分类变量，服从二项分布，但当变量水平数大于 2，并且为有序变量时，如治疗结局为无效、好转、康复三个水平，病情为轻、中、重三个等级，诸如此类资料需采用有序 Logistic 回归。

4）多项分类 Logistic 回归（multinomial logistic regression）：多个因变量的

取值有时无大小顺序，如因变量为职业（学生、教师、工人、农民、商人等）或是居住地（东北、西北、西南、华南、华中等）等，这样的变量类型称为多项无序分类变量，当探究某疾病与这些变量之间的关系时，所建立的模型应选择多项分类 Logistic 回归。

（2）多元线性回归（multiple linear regression）：在临床医学研究中，会发现一个证候的确立常受到多个因素的影响，如风、寒、暑、湿、燥、火六淫侵袭、饮食不节及情志失调，以及患者性别、年龄、体质、心态、治疗环境、所处时节等，因此当影响因变量的自变量不止一个而是多个时，就需要用线性方程表达一个因变量与多个自变量间的数量关系，这时就需要用到多元线性回归。其能够筛选疾病的危险因素、分析交互效应、控制混杂因素、预测等，是简单线性回归的扩展，但不同于二项分类 Logistic 回归。

（3）路径分析（path analysis）：多元线性回归常用于对影响因素的分析，但只考察自变量与因变量之间的相互作用，而实际上自变量之间的相关关系往往是一个复杂的传递过程，因此需要一种可以全面地考察自变量间的相互作用，包括直接作用和间接作用的方法，即路径分析，主要用来分析自变量间的因果关系。如图 1-5 所示。

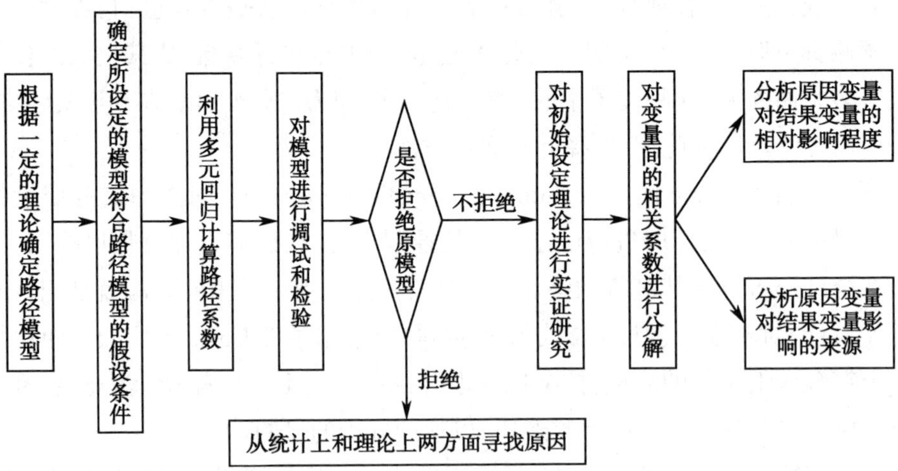

图 1-5　路径分析流程图

3. 生存分析与比例风险模型　在观察性研究中，评价不同方法治疗某疾病的疗效是否有差异，主要是看不同方法对某疾病的治愈率是否有差别，但容易忽略的是时间窗的问题，这时候应选择生存分析。

生存分析（survival analysis）是一种将生存时间和生存结果综合起来对数据进行分析的统计方法。例如，有甲、乙两种方法治疗某疾病，其治疗有效率分别为 75% 和 90%，卡方检验后差异有统计学意义，但甲方法治疗时间为 2 个月，乙方法治疗时间为 2 年，试问哪种治疗方法更有益？若是用别的方法很难得到满意的结论，但应用生存分析方法，就能得到一个较为综合并合理的结论。

以上仅为单因素的生存分析，若同时分析多个影响因素的生存分析，则需要使用比例风险模型。比例风险模型在假定因素对死亡风险作用强度在所有时间上都保持一致的前提下进行，是建立生存时间与危险因素之间依存关系的模型。对于不满足此前提条件者，则考虑时间依存变量比例风险模型。

4. **聚类分析和判别分析** 聚类分析和判别分析都是研究将样本或变量分类的方法，不同的是聚类分析事先并不知道研究对象的类别，它是根据研究对象本身提供的信息，通过统计手段，做出分类决策，有一定的探索性；而判别分析是事先已知研究对象的类别，根据有关类别的信息建立判别函数，再利用判别函数判断未知类别个体属于何种类别。在实际分析当中，当对样本的分类不清楚时，可以先聚类分析，然后进行判别分析。

(1) 聚类分析：聚类分析（cluster analysis）是根据某些数量特征将观察对象进行分类的一种数理统计方法。聚类分析属于分类学，通过分类可将研究事物划分为不同类别，并探索产生这种类别的原因，进而提出合理、有效的处理该类事物的方法。比如，生物学家根据生物的特点，将它们按照界、门、纲、目、科、属、种进行分类；卫生部门根据医疗水平、工作效率等众多指标，将若干医院分为几个等级类别等。另外，在多元统计分析中，通过聚类分析可以将众多的观测变量分类，确定各类中的典型变量以达到降维的目的。在证候的规范化研究中，也通过此方法，达到有效筛查数据的目的，从而得出具有临床代表意义的证候的规范化组成特征。

根据聚类的对象不同，可以分为对样品聚类（Q 型聚类）和对变量聚类（R 型聚类）；根据聚类方法的不同，大致可以分为以下几种。

1) 层次聚类：首先将 n 个样品看成 n 类，然后将性质最接近的两类合并为一类，得到 $n-1$ 类，然后再从这些类中找出性质最接近的两个类合并为 $n-2$ 类，重复上述步骤，一直到所有样品聚为一类。整个过程可以绘成聚类图或树状图,按图做出适当的分类。

2)加入法:假设已经存在一个分类系统,将所有样品依次加入已有的聚类图,得到一个新的聚类图。

3)分解法:首先将所有样本分为一类,然后根据某种最优准则将它分为两类,再用同样的方法把这两类各自分为两类,从中选一个使目标函数较好者,这样两类变成了三类,如此下去,一直到每类只有一个样品为止,将分类过程画成图,根据图示做出分类。

4)动态分类法:首先将样品粗糙地分为 n 类,然后根据某种最优准则进行调整至不能调整为止。

此外,还有有序样品聚类法、条件系数聚类法、聚类预报法、模糊聚类法、最优化方法等聚类方法。

(2)判别分析:判别分析(discriminant analysis)是已知一个分类样本,根据这个样本所提供的信息建立判别函数,然后用这个判别函数去判别相同性质但未知分类的个体应归属于哪一类。例如,临床上常根据就诊者的症状、体格检查、化验结果等判断患者的身体健康状况。

判别分析是一种对观察对象进行分类的统计学方法,它与聚类分析不同,它在分析之前就非常明确地将观察对象分为几个类别,该分析方法的目的就是从现有已知类型的观察对象中建立一个判别函数,用此去判别同质的未知类别的观察对象。比如医生可以根据胃炎的不同类型建立判别函数,就可以在患者入院时快速判定其为何种类型,进而采取适宜的处理措施。

判别分析的应用应注意以下几点:

1)样本量应尽可能大。

2)对已知分类或分组(即因变量)的标准要尽可能客观、准确和可靠,使建立起来的判别函数能起到准确的判别效果。

3)自变量(即观察指标)和因变量之间要有重要的影响关系,选择自变量时应挑选既有区别性又有重要性的指标,这样可以用较少的变量达到较高的判别能力。

4)各观察指标变量应是连续型变量,判断类别或组别变量应是分类变量。

5)所选择的各观察指标变量之间的相关性应较弱,也就是相关性检验不能达到显著水平,并且两个变量之间的相关性在不同的类别或组别中应一致。

判别分析的方法很多，常用的有 Fisher 判别分析、Bayes 判别分析、距离判别分析、最大似然判别分析和逐步判别分析等，均有其应用条件与范畴。

5. **主成分分析与因子分析**　在实际的科学研究中，为了更好地、全面地、完整地把握和认识问题，往往需要对反映问题的多个变量进行大量观测，尽可能多地收集关于分析对象的数据信息。在大多数情况下，这些变量之间可能存在着相关性，从而增加了数据分析的复杂性。为了能更充分有效地利用数据，通常希望用较少的指标来代替原先较多的变量，同时又要求这些较少的指标尽可能多地反映原始变量的信息，而这些指标之间又互不相关，主成分分析和因子分析就是解决这类问题的方法。

(1) 主成分分析（principal component analysis）

1) 定义：主成分分析是考察多个变量间相关性的一种多元统计方法，其主要目的是用较少的变量去解释原始数据中的大部分变异。它通常是用来寻找判断某种事物或现象的综合指标，并且给综合指标所包含的信息以适当的解释，从而更好地揭示事物内在的规律。但在实际的应用中，主成分分析只是一种为了达到目的的中间手段，并不是最终目的，还需要结合其他的统计方法来处理问题。

主成分分析是利用降维思想，将多个互相关联的数值变量转化成少数几个互不相关的综合指标的统计方法。这些综合指标就是原来多个变量的主成分，每个主成分都是原始变量的线性组合，并且各个主成分之间互不相关。

2) 应用类型：有两种常用的方法。①主成分评价：在进行多指标综合评价时，由于要求结果客观、全面，就需要从各方面用多个指标进行测量，但这样就会使得各观测指标间存在信息重叠，同时还存在量纲、累加时如何确定权重系数等问题，因此使用主成分分析方法进行信息的浓缩，并解决权重的确定等问题。②主成分回归法：在线性模型中，常用最小二乘法求回归系数的估计，但由于共线性的存在，最小二乘法的估计结果并不是很理想，这时可以考虑主成分回归法求回归系数的估计。所谓主成分回归法是使用原始自变量的主成分代替原始自变量做回归分析。多重共线性是由于自变量之间关系复杂、相关性大引起的，而主成分既保留了原始指标的绝大部分信息，又有主成分之间互不相关的优点，故借用主成分替代原始指标后，再用最小二乘法建立主成分与目标变量之间的回归方程，所得的回归系数估计能克服“估计不稳定”的缺点。

(2)因子分析(factor analysis)

1)定义:许多实际问题不仅涉及的变量众多,而且各变量之间可能存在着错综复杂的相关关系,这时最好能从中提取少数的综合变量,使其能够包含原变量提供的大部分信息,还要求这些综合变量尽可能地彼此不相关。因子分析就是解决这一问题而提出的统计分析方法。

因子分析能把多个观测变量转换为少数几个不相关的综合指标,这些综合指标往往是不能直接观测到的,但有时却更能反映事物的特点和本质。因此,因子分析在医学、生物学、经济学等诸多领域都得到了广泛的应用。

因子分析是一种通过显在变量测评潜在变量,通过具体指标测评抽象因子的分析方法,其基本目的是用少数几个因子去描述多个变量之间的关系,被描述的变量一般都是能实际观测到的随机变量,而那些因子是不可观测的潜在变量。其基本方法是根据相关性的大小把变量分组,使得同组内的变量相关性较高,而不同组内的变量相关性较低,每组变量代表一个基本结构,这些基本结构成为一个公共因子。对于所研究的问题,可以试图用最少数的不可观测的公共因子的线性函数与特殊因子之和来描述原来观测的每一个变量。

2)应用类型:因子分析可以分为两类,一类为探索性因素分析(exploratory factor analysis),另一类为验证性因素分析(confirmatory factor analysis)。

探索性因素分析通常称为因子分析,应用在数据分析的初期阶段,主要目的是探讨可观测变量的特征、性质及内部的关联性,并揭示有哪些主要的潜在因子可能影响这些观测变量,它要求所找出的潜在因子之间相互独立且有实际意义,并且这些潜在因子应尽可能多地表达原可观测变量的信息。

验证性因素分析是在探索性因素分析的基础上进行的。当已经发现可观测变量可能被哪些潜在因子影响,而需要进一步明确每个潜在因子对可观测变量的影响程度,以及这些潜在因子之间的关联程度时,则可进行验证性因素分析。该分析不要求所找出的这些潜在因子之间相互独立,它是将多个指标之间的关联性研究简化为对较少几个潜在因子之间的关联性研究,其目的是明确潜在因子之间的关联性。

(3)主成分分析与因子分析的区别与联系

1)两者都是在多个原始变量中通过它们实际的内部相关性来获取新变量(主成分变量或因子变量),达到既能减少分析指标个数,又能概括原始指标主要信息的目的。它们各有特点:主成分分析从 m 个原始变量中提取 $k(k \leqslant m)$

个互不相关的主成分；因子分析是提取 $k(k \leq m)$ 个支配原始变量的公共因子和 1 个特殊因子，各公共因子之间可以互不相关或相关。

2) 提取公共因子主要有主成分分析法和公共因子法，若采用主成分分析法，则主成分分析和因子分析基本等价，该法主要从解释变量的总方差角度，尽量使变量的方差被主成分解释，即主成分分析倾向于得到更大的共性方差；而因子分析主要从解释变量的相关性入手，尽量使变量的相关程度被公共因子解释，当因子分析的目的为确定结构时会用到该法。

3) 因子分析提取的公共因子比主成分分析提取的主成分更具解释性。主成分分析不考虑观测变量的度量误差，直接用观测变量的某种线性组合来表示一个综合指标；而因子分析的潜在变量则校正了观测变量的度量误差，而且它还进行因子旋转，使潜在因子的实际意义更明确，分析结论更真实。

6. **对应分析**(correspondence analysis) 应用因子分析的方法，可以用较少的几个公共因子去提取对象的绝大部分信息，既可减少因子的数目，又可把握研究对象之间的相互关系。因子分析根据研究对象的不同又分为 R 型因子分析和 Q 型因子分析，即对指标（变量）作因子分析和对样本作因子分析是分开进行的，这样做往往会漏掉一些指标和样本之间有关的信息，另外在处理实际问题中，样品的个数往往远大于变量个数，统计软件处理时，一般计算机难以胜任。若再用因子分析法，反而会降低结论的可信度，此时宜选用对应分析。

所谓对应分析，也称关联分析、相应分析、R-Q 型因子分析，是近年新发展起来的一种多元相依变量统计分析技术，通过分析由定性变量构成的交互汇总表来揭示变量间的联系。

对应分析就是揭示同一变量的各个类别之间的差异，以及不同变量各个类别之间的对应关系，即将 R 型因子分析与 Q 型因子分析结合起来进行统计分析，它是从 R 型因子分析出发，而直接获得 Q 型因子分析的结果。另外根据 R 型和 Q 型分析的内在联系，可将指标（变量）和样品同时反映到相同坐标轴（因子轴）的一张图形上，便于对问题进行分析。因此，对应分析概括起来可提供三方面的信息，即指标之间的关系、样品之间的关系，以及指标与样品之间的关系。由于 R 型因子分析和 Q 型因子分析都是反映一个整体的不同侧面，因此它们之间一定存在内在的联系，对应分析就是通过一个过渡矩阵将二者有机地结合起来。

对应分析的特点：是多维图示分析技术之一，结果直观、简单；与因子分析有关；是对分类资料的典型相关分析；可用于展示两个或多个分类变量各类间的关系；研究较多分类变量间关系时较佳；各个变量的类别较多时较佳。

对应分析的局限性：不能进行变量间相关关系的检验，仍然只是一种统计描述方法；对极端值敏感，对于小样本不推荐使用。

7. **时间序列分析**（time series analysis） 时间序列是系统中某一变量的观测值按时间顺序（时间间隔相同）排列成的一个数值序列，展示研究对象在一定时期内的动态的变化过程。通过处理预测目标本身的时间序列数据，获得事物随时间过程的演变特性与规律，进而预测事物的未来发展。时间序列分析就是从中寻找和分析事物的变化特征、发展趋势和规律，它是系统中某一变量受其他各种因素影响的总结果。时间序列数据区别于普通资料的本质特征是相邻观测值之间的依赖性或称自相关性。

通过时间序列分析模式，可以推测数据的趋势性、某种疾病或证候的季节性和周期性。

(1)趋势性：某个变量随着时间进展或自变量变化，呈现一种比较缓慢而长期的持续上升、下降、停留的同性质变动趋向，但变动幅度可能不等。例如，疾病发生率可随着时间推移而逐步下降；症状缓解率随辨证准确及规范化诊疗过程，会出现长期向下的趋势。

(2)季节性：一般是按时间变动，呈现重复性行为的序列。季节性变动通常与日期、气候或年周期有关。例如，秋燥及冬温病，在秋冬季节多，春夏季少；风寒表实证，在冬季偏多，夏季偏少；再如湿热蕴蒸证，在长夏偏多，其余季节偏少。

(3)周期性：某因素由于外部影响随着自然季节的交替出现高峰与低谷的规律。如肾阳虚证，每年在冬季加重，而夏季会减轻。

对时间序列数据分析最常用的方法有：指数平滑法、自回归模型、差分自回归移动平均模型（ARIMA 模型）及季节分解法等。

8. **中介效应**（mediation effect） 对于存在的除待分析的自变量与因变量之外的第三者变量，首先要确定其在研究关系中的定位与所代表意义。如果第三者变量是协变量，我们可以通过协变量的方差分析或回归分析加以控制；如果第三者变量经过排查不是协变量，可能是因果之间的间接变量和 / 或调节变量，对这类的问题的研究，中介效应分析是可行的解决之道。

中介效应是指变量间的影响关系（$X \to Y$）不是直接的因果链关系，而是通过一个或一个以上变量（M）的间接影响产生的，此时称 M 为中介变量，而 X 通过 M 对 Y 产生的间接影响称为中介效应。中介效应是间接效应的一种，模型在只有一个中介变量的情况下，中介效应等于间接效应；在不止一个中介变量的情况下，中介效应不等于间接效应，此时间接效应可以是部分中介效应和/或所有中介效应的总和。

在实际的证候规范化研究中，探究证候与症状、舌脉等中医四诊信息之间的关系时，其相互之间的关系很少是直接的，或许是通过一个或多个"间接"关系发挥作用，若是如此，可通过此临床流行病学研究方法，探究自变量与因变量之间的关系。

总之，临床流行病学调查方法是针对具体"问题"开始研究的基础方法，证候是中医临床诊断与治疗的关键环节，临床流行病学调查方法已经在证候病因学、证候诊断标准、证候宏观指标量化等方面广泛应用，而合理设计调查方法、体现中医学的特点及建立一整套切实可操作的流程是保证研究质量的关键。大样本的调查数据是基础，多种数理模型的建立和探索性分析更能够使研究客观合理并体现科学价值。

因此，中医证候规范化的研究工作应严格遵循 DME 的原则，力求本底资料的科学性、可靠性、准确性，以病为主体，采取病证相结合的方法，在文献调研、专家咨询和病例回顾的基础上，开展多中心、大样本、前瞻性的临床研究，对获取的证候资料进行数理统计分析，使研究结论具有普遍性和可重复性，提高证候规范化研究的论证强度。因此，临床流行病学调查方法在中医证候规范化研究中发挥着重要作用。

四、证候研究方法的统一

从方法论的角度来看，方法是有层次性的，不同层次的方法有其特定的应用范围和应用对象。在从事具体的科学研究时，研究人员首先要了解所在学科及研究内容的特点、性质和研究对象，然后有针对性地选择相应的研究方法。

研究方法是人们从大量的认识和实践活动中形成的，特别是直接在实践基础上的认识活动中所获得的结果。因此，研究方法通常是要与一定的研究内容相适应的，也就是与研究内容有一致性的问题。研究方法与研究内容的关系可以比拟成主观与客观的关系，研究方法是人们在实践的基础上形成的主观意识，而研究内容是客观存在的。在一种具体方法的使用过程中，研究者既要对研究方法的“功能”有充分的认识，也要对研究内容的“劣势”有所把握，以避免因研究方法与研究内容不一致，影响研究结果的真实性和可行性。

各种不同的方法既有其优点，也有不足之处，只有使用多种研究方法，才能从多个角度对问题进行全面的研究，得到科学的结论。如文献研究法是把客观对象的整体分解为一定部分、单元、环节、要素并加以认识的思维方法。它的优点是可以深入事物的内部，从不同的侧面研究各个细节，为从整体上认识事物积累材料。但文献研究法有一定的局限性，由于它割裂事物的联系而局限于要素或部分的研究，其结果往往使人们形成一种孤立、静止、片面看问题的习惯，缺乏对事物整体的认识。并且它往往是一种先行的调查方法，一般只能作为调查的先导，而不能作为调查结论的现实依据。

（许博文　赵维哲）

第四节 证候规范化研究及实例举隅

一、症状和体征规范化研究及实例举隅

传统中医学所定义的“症”的概念是比较全面的，既包括患者主观的症状，也包括医生检查出来的客观体征，即疾病呈现出来的所有临床表现，又被称为广义的症状。中医症状与体征是中医诊疗疾病、辨识证候的主要依据，都属于症状规范化的对象，是证候规范化的前提，做好症状的规范化将为证候的规范化研究提供一大助力。

目前中医症状的规范化研究的问题主要表现在症状术语的不统一、症状的内涵与外延模糊、复合症状随意组合、症状量化方法不成熟等方面。针对中医症状规范化研究中存在的问题，应加强症状术语的规范，明确症状的内涵与外延，合理对症状进行拆分与量化等。随着中医证候规范化研究的不断深入和探索，开展对中医症状相关的规范化研究，不仅对中医药研究起到了促进作

用，而且对中医辨证、诊病和学术交流具有重大意义。针对症状与体征的规范化研究方法有如下几种。

（一）术语学研究

症状与体征是构成临床诊疗体系的最基本元素，是医生临床诊察疾病、判断证候的重要线索和依据。在中医现代化的过程中，概念清晰、表述统一的症状与体征术语至关重要，其准确性和规范性关系到诊断、治疗、疗效评价等诸多关键环节，涉及医疗、教学、科研等各方面，统一的标准有利于医疗活动的相互交流、教学的严谨及科研的真实性和客观性。

症状术语的规范最重要的是进行中医古籍文献的整理研究，通过比较症状词汇在各个不同时期的含义和使用频率，客观地展示其内涵和使用状况，在此基础上，提出规范的方案，按照一定的原则来规范中医的症状术语。对一些混乱、模糊的症状名，应在文献研究的基础上，广泛地进行专家咨询，用现代语言进行描述，使症状名能够通俗易懂且意义明确，容易被大家所理解和接受，有益于证候规范化研究的进一步实现。

1. **名异实同推正名** 中国传统文化博大精深，尤其在语言命名方面，同一词在不同语境中有不同的意思或是命名不同却表达的含义相同。中医在进行临床诊疗时，多依据患者所表达的痛苦来记录症状，这个症状多是富含情感、形象生动的，故而在记录症状时掺杂了大量的习语，因此在中医症状学研究中，多存在一词多义、一义多词的现象，即存在很多名词类似的症状描述，如“嗜睡”这一症状，在以往经典文献中多称为“好卧”“嗜卧”“善眠”“安卧”“欲寐”“多眠睡”“欲卧”“欲眠”，均指不分昼夜，时时欲睡，呼之能醒，醒后复睡的症状；再如胸闷与胸满，“胸闷”是指自觉胸中痞塞不畅，满闷不舒，又称“胸满”。每位临床医生根据其临床体会及经验，对同一症状所表达的症状名不尽相同，给临床规范化研究带来了困难。

为解决这一问题，中医症状名的规范化研究需建立统一的术语标准和科学的分类体系。首先，可通过借鉴现代术语学，结合中医理论特点，对历代文献中的症状描述进行系统梳理，通过文献考证、语义分析与临床验证，明确核心症状的概念内涵与外延。例如，对“嗜睡”类症状，可确定“嗜卧”为标准术语，其余表述作为同义词纳入注释。其次，应构建症状间的层级关系，区分主症与次症、特异性症状与一般性症状，如将“胸闷”与“胸满”归为同一症状条目，注明其异同点。此外，可借助自然语言处理技术，建立中医症状语料库，开发智能标准化工具，辅助临床医生准确选择规范术语。同时，需开展多中心临床调研，验证术语的适用性和可操作性，通过专家共识形成行业标准。这一过程既要保持中医症状描述的契合性与特色，又要兼顾现代科研的精确性要求，从而为中医临床诊疗、科研数据整合及国际交流奠定坚实基础。

2. **明确内涵及外延** 中医学中有许多症状名词表面意思类似，但实质内涵却大相径庭，如“心烦”和“烦躁”，姚乃礼主编的《中医症状鉴别诊断学》中“心烦”是指心中烦热郁闷之状，又名“烦心”，而“烦躁”是指心中烦热不安、急躁易怒、手足动作或行为举止躁动不宁，这两个症状的区别在于烦躁除烦热不舒外，还有手足躁扰不宁的他觉症状。再如“疼痛”一词，若不进行深入探究其内涵及外延，仅停留在表层，往往无临床意义，因疼痛性质有隐痛、刺痛、绞痛、胀痛、冷痛、灼痛、掣痛等之分；疼痛部位有头痛（前额痛、偏头痛、颠顶痛、颈项痛）、胸痛（前胸痛、后胸痛、胁痛）、腹痛（胁腹痛、少腹痛、大腹痛、脐腹痛、小腹痛）等不同；诱发加重因素有遇寒、暴饮暴食、情志不舒等区别；缓解因素为按压、得温、叹气等区分。因此要得到对临床有意义的症状，必须与疼痛的病变部位、性质、诱发加重及缓解因素相结合，才能准确理解其内涵与外延，使其具备临床辨证意义，从而更有益于证候学研究。再如“疲乏”和“神倦”，两者经常被合称为“神疲乏力”，两者有相似之处，但是在具体内容上却不同，“疲乏”是指身体上的体倦乏力，而“神倦”多指精神上的萎靡不振。

为了使症状或体征规范名能准确地反映疾病的外在表现，就必须对症状的内涵和外延做出明确、严格的界定。将易混淆的类似症状或似是而非的症状，结合《中医药常用名词术语辞典》《简明中医病证辞典》《中医药学名词》《中医症状鉴别诊断学》《中医临证备要》及国家标准《中医病证分类与代码》（GB/T 15657—2021）等做出明确定义，明确症状的内涵及外延，形成规范。因此，要在规范处理的基础上，以症状内涵为依据，界定症状的外延，并进行定义性或说明性注释，表达应严谨且易于掌握，从而避免因症状名称自身的不规范，导致症状内涵定义过广、外延界定不清。

3. **合理拆合复合症状** 局限于中医学的历史背景，缺乏解剖的精确性，抑或是为使行语流畅，众多经典多为四字词语，其对症状的描述多由几个部位而成，如口舌生疮；或是由两个或两个以上的症状组合而成，如口咽干燥、胸脘痞闷、身目发黄等。但在实际临床中，并非同时出现，有时只现一症，若是合为一体,把并非存在的症状加入辨证论治中,一方面不能有效反映病情,另一方面辨证论治的证候学研究的真实性受到质疑,治疗的有效性也受到了影响。

因此,对于一些由两个或几个症状构成的复合症状,容易出现内容错杂、意义不明、理解歧义等问题,需要我们将包含多个属性或同一属性的临床描述的症状或体征名拆合,使每一症状或体征名反映的临床现象仅具有一种属性。症状或体征名的各自独立,使得症状更加单一、细化,有助于提高辨证论治的准确性,并且在对症状的统计分析时,能提供可靠、准确的病史资料,降低主观信息带来的干扰。

例如,“口舌生疮”可拆分为“口中生疮”和“舌疮”,“腰膝酸软”可拆分“腰酸软”和“膝酸软”,“呕吐”可拆分为“呕”(定义为“无物有声”)和“吐”(定义为“有物无声”);再如需要合成为一个症状的,虽然由两个部位、症状组成,但表述实为一个症状,如“口咽干燥”即为“咽干”。

可结合张启明等总结的复合症状的拆分原则作为参考。

(1)复合症状含有两种及以上的属性混杂在一起,拆分时应遵循症状属性单一性原则。如“脉弦滑数”,应拆分为“脉弦”“脉滑”和“脉数”三个症状,“呕恶”可拆分为“恶心”和“呕吐”两个症状。

(2)复合症状的拆分应遵循变量的独立性原则,必须保证各变量之间相互独立,不得相互包含。如“全身浮肿”这一症状就包含了“眼睑浮肿”“下肢浮肿”等变量,不符合变量的独立性原则,建议统一为“浮肿”。

(3)拆分后,每种属性的临床现象能在临床单独出现,即该症状的命名具有临床基础。比如“项强”这一症状名,其临床表现有项部拘急牵引不舒和强直不能前俯两种,与临床表现相对应的临床意义,具有外感和内伤的不同,建议将其拆分为“颈项酸楚”和“颈项强直”。而有些定性的表述如“动则尤甚”“甚则胸痛彻背”“不能平卧”等,可以作为症状轻重程度的表述方式,但其本身不应作为独立症状存在。

(4)并不是所有复合症状都适合拆分,那些对辨病、辨证、辨症具有特定临床意义的复合症状不应随意拆分,如“全目赤肿”虽为复合症状,但其综合描述有利于临床医生识别“肝经风热”的证候,此时应灵活变通,不宜拆分。总之,复合症状拆分与否以及如何拆分取决于是否有利于临床诊病、辨证。

4. **客观仪器检测** 中医四诊方法中的舌诊和脉诊是中医在诊法方面的两大特色,也是主观性最强和最难规范的地方,即使存在脉诊仪,其有效性和精确性仍然受到一定的质疑。一般来说,借助现代化仪器收集的体征及实验室检测指标的客观性更强、精确性更高,合理地运用现代化技术手段来获取症状及体征,将为症状与体征的规范化研究获得更广阔的应用面,同时证候的规范化研究适用性也更强。

中医临床诊病辨证时,可根据不同病证的特点及临床需要,适宜地采用一些体格检查及实验室指标,如肺部呼吸音、啰音、心音、肠鸣音、血常规、血液流变学、尿常规等,能够在一定程度上提高诊断的准确性。由于中医的诊断思维模式与西医有较大差别,中医强调功能态势,西医注重组织结构。因此,所选择的客观体征及实验室检测指标,必须是在大量流行病学调查的基础上,已明确其与病证之间存在关联性的、符合中医诊断模式的、在临床上具有实用价值的、有明确辨证意义的,才能作为四诊资料的延伸,否则对于中医辨证时的参考价值不大。

(二) 赋值量化法

受传统思维影响,在描述症状时,中医学习惯用比较模糊的语言,如"尿少""痰多""四肢不温"等术语。与现代医学相比,中医症状在描述量的具体多少时并没有客观标准,何为"多",何为"少",多少度为"不温"。临床上因病情轻重不同,同一症状或体征的程度会表现出较大差异,这种差异在不同的临床医师看来区分度不一样,从而得出的证候特征也稍有差异。对此,在进行症状和体征的规范化研究中,对其进行量化研究是必不可少的。量化标准的不统一也是目前存在的主要问题之一,不同的症状在不同的研究中量化的标准也不尽相同,这是症状与体征规范化研究中的难点与热点。本书主要介绍目前常用的症状或体征量化分级方法,以作参考。

1. 用数字 0、1、2、3 分别代表症状的无、轻、中、重等分级。如神疲计量为: 0 无; 1 精神不振; 2 精神疲倦,能坚持日常活动; 3 精神萎靡,不能坚持日常活动。再如自汗: 0 无; 1 偶尔; 2 经常; 3 持续。

2. 用 5 分法或 10 分法,让患者依据自己的感受打分。

3. 国外对于症状严重程度多用 100mm 刻度法,研究者告诉患者症状严重程度由左至右逐渐加重,范围为 0~100mm,患者可根据自己治疗前后感受在适当的点上选择,单位为毫米(mm)。

4. 采用国际上通用的一些量表,应用于中医的临床研究中,并初步开始一些与中医症状、证候有关的量表制定工作，以期对某种症状、证候的诊断与严重程度做出评定。这些工作对于中医药研究中证与症的规范化、标准化起到了积极的促进作用。

5. 可参考李联社等制定的中医症状计分法的诊断评分标准，较现行的定性及定量化方法更具客观性。

6. 可参考王天芳等制定的中医症状计分法的诊断评分标准。

7. 中医的诊法研究，尤其是四诊方法的计量化诊断近年来也取得了一定的成绩。

舌诊研究：日本学者岛田丰等提出舌苔计分法，根据评分方法，先分别给舌尖、舌中、舌根的舌苔厚度和颜色评分，然后分别计算舌苔厚度、颜色的总分。对舌苔的变化进行评价，其具体评分方法如下。厚度：镜面舌 0、少苔 1 分、正常舌 2 分、略厚 3 分、较厚 4 分、非常厚 5 分，总分 0 为镜面舌、2~3 分为少苔、4~7 分为正常、8~10 分为轻度、11~13 分为中度、14 分及以上为重度；颜色：无色 0、白色 1 分、略黄 2 分、较黄 3 分、非常黄 4 分、焦黄 5 分，总分 0~3 分为正常、4~5 分为轻度、6~8 分为中度、9 分及以上为重度。

闻诊、问诊研究：董玲英对《黄帝内经》五味诊法的理论做了系统整理与分析，并结合临床观察认为，五味诊法对于诊断与鉴别疾病，确定病因、病位、判断疾病进退吉凶具有重要价值。刘莺应用气相色谱仪对患者和健康人的口腔气味成分和含量进行了定性定量测试，并且证实它可以为中医嗅诊提供客观依据。

脉诊研究：利用统计方法对脉图数据进行分析，对于弦、滑、细、紧、浮、沉、迟、数、洪等脉象进行了计量诊断研究。李冰星采用统计方法对脉图参数与脉象对照分析，提取了浮、沉、迟、数等脉的特征值，为脉诊的计量诊断提供了有意义的研究。

由此可见，中医症状的量化诊断标准需要进一步地调整和完善。究竟用何种方法合适，必须根据症状的特殊性而加以选择，分法过细过详未必适合临床需要。所需要做到的核心是减少主观随意性，增强症状的客观性，这样才能更好地指导临床治疗和对临床研究进行科学、合理地评价。

科学合理地确定症状赋分权重，不仅有利于临床医生准确地判断病情，进而采用针对性方法进行临床施治，也有利于评价疾病疗效。为了得到较为准确合理的量化标准，可从以下几方面进行探究。

1. 症状与体征的量化必须建立在对症状与体征的规范名、症状与体征的内涵及外延都明确的基础上。

2. 从具体的症状入手，把握症状自身的特点和规律，对一些自觉症状如失眠、健忘等需要考虑患者的主观影响，而对一些体征如小便量少、经量过多等就要有具体的数值标准。

3. 通过大量古今医学文献资料进行整理研究，运用数学统计方法，对已知病例进行回归分析。

4. 采用临床流行病学方法进行的全国多中心大样本的临床研究，为确立特异性症状、主要症状和次要症状等在证候诊断中的赋分比例提供强有力的数据支持和实践依据。目前，临床流行病学、模糊数学等多学科的发展与引入，为中医症状与体征量化标准的研究以及建立客观规范的证候标准的研究打开了新局面。

5. 结合专家咨询。

6. 在广泛收集临床医师的实践经验的基础上拟定量化分级标准，再进行临床验证，通过不断地调整和修改使其逐步完善。

7. 重视同一症状对不同病证诊断的贡献度及同一病证中主要症状和次要症状的权重的研究，能更有效地为症状与体征的量化研究提供明确的思路。

（三）专家调查法

调查一定数量的长期从事中医学或者中西医结合研究的专家或临床医师，广泛收集意见，采用舍弃他词或者设立异名等方法，统一症状名称、内涵及外延、复合症状的拆合及赋值量化。所选用的术语名称应当科学、简洁、被普遍承认，能体现中医症状的特点，尽量采用界定清晰、无交叉或断裂的计量语言，以客观、准确地表述症状或体征的含义，其主要基于症状与体征名的规范、内涵与外延、复合症状与体征的拆合以及如何进行赋值量化，从临床医生的角度去认识、规范症状与体征名，有益于临床名称的应用与流行。

（四）临床流行病学法

主要是针对临床研究的方法而言，必须进行全国多中心协作的、大样本的、应用临床流行病学 DME 方法的临床研究，才能为理论研究的工作提供强有力的资料基础和实践依据，与此同时，其与理论研究的有效结合，使中医症状的规范化工作既实现了规范化、标准化，又能充分保持中医理论本身诊治疾病的特色优势。这一方法学主要为术语学研究及量化研究提供依据。

(五) 结语

中医辨病辨证论治首先需要广泛且全面地收集症状资料，并且所采集症状资料的客观性、真实性、可信性是精准辨病、辨证的基础，也是进行疗效评价的重要依据。若能研究出统一症状与体征的规范标准，那么在临床实践中，医生对症状的理解和把握有可以参考的标准，有利于全面客观地还原症状的原貌，提升所采集信息的真实性和可信性。

因此，规范症状是规范辨证的基础和前提，是实现规范化证候研究的重要一环。在临床研究中，运用术语学的原则与方法，统一症状名、明确内涵与外延以及对症状进行合理拆合和量化赋权，再结合专家咨询论证和临床研究调研，能够在一定程度上纠正中医症状的主观性及模糊性，有助于医生在临床诊疗中对疾病的准确把握。

二、证候命名规范化研究及实例举隅

目前对证候的概念已经基本达成共识，即证候是疾病发生和演变过程中某阶段本质的反映，是对疾病发展过程中某一阶段的病因、病性、病位的概括。但对证候名称、证候分类的规范还存在很大争议，不同的标准有不同的描述。证候名称的不规范很大程度上是由于证候分类的不规范。因为疾病具有复杂性，不可能用一种辨证方法概括临床中所有的疾病，因而导致多种辨证体系的存在，而在不同的辨证体系中，同一证候就可能有不同的称谓，这也是一证多名的现象存在的主要原因。如何进行中医证候命名及分类的规范化研究，是当前亟待解决的基础问题之一。

(一) 研究背景

自 20 世纪 90 年代开始，在国家中医药管理局的组织下，不少学者开展了中医证候名术语的标准化研究工作，获得了一系列的证候规范化研究成果，中医证候名术语标准从无到有，与以前完全不规范的状况相比，证候的命名有了较大的改善。

如 1994 年，中医药行业标准《中医病证诊断疗效标准》(ZY/T 001.1~

001.9—94）提出了947个证候名称。2020年颁布的中医证候术语标准《中医临床诊疗术语 第2部分：证候》（GB/T 16751.2—2021）与2021年发布的《中医病证分类与代码》（GB/T 15657—2021）提出证候名称2 060个。除国家标准、行业标准外，还有一些医学百科全书及知名学者所编著的与中医证候相关的书籍，如吴兰成主编的《中国中医药学主题词表》提出了471个证候名词，除去分类名词、方证名词及重复的名词等，提出198个证候；2001年由人民卫生出版社出版的《邓铁涛医学文集》中由邓铁涛主编的《中医证候规范》收入证候178种；欧阳锜主编、1998年由人民卫生出版社出版的《中医症证病三联诊疗》收入证候100种；朱文锋主编、1995年由上海科学技术出版社出版的普通高等教育中医药类规划教材《中医诊断学》收入证候约119种；赵恩俭主编、1984年由天津科学技术出版社出版的《中医证候诊断治疗学》收入证候约130种；赵金铎主编、1987年由人民卫生出版社出版的《中医证候鉴别诊断学》收入证候311种；冷方南主编、1989年由人民卫生出版社出版的《中医证候辨治轨范》收入证候308种；程绍恩和夏洪生主编、1993年由北京科学技术出版社出版的《中医证候诊断治疗学》收入证候381种。

虽然有关证候的标准成果不少，但是以上各种著作提出的证候名称，相互重合率很低，说明目前学术界对于规范证候名称的看法很不一致，在规范证候名称方面还有待深入研究。

（二）证候分类是证候命名的前提

证候是中医学的核心关键问题，证候命名研究是中医临床研究及实验研究的基础。证候命名的不同实际上是由证候分类的不同形成的，证候的分类很大程度上取决于辨证方法的研究，做好证候分类的研究是规范证候命名的前提。

目前证候分类缺乏一个统一的标准，是按传统的八纲辨证、六经辨证等分类，还是按现代学科分为内科证候、外科证候等，或是按脏腑组织部位分类，存在较大争议。而且现有的辨证方法与内容主要是针对和适用于内科、妇科、儿科疾病，而对眼耳口鼻、骨伤、肛肠等专科辨证的特异性反映不够。

我们认为，证候的分类应根据目前临床实际和疗效评价的需要，结合现代医学的科学分类方法及逻辑方法，建立既能突出中医特色、服务于中医临床，又能与现代医学紧密接轨的证候分类模式，才能更好地为证候的命名提供基础和借鉴。

（三）传统证候命名方法

证候命名是证候规范的一个重要内容。由于科学本身的发展存在着历史悠远、文献繁多、见解庞杂等客观事实，因而中医证候的命名也就显得十分复杂，造成临床上证名交叉重叠的现象。传统的中医证候命名方式共有以下10种。

1. 以病因命名的证候，如风证、暑证、虫证等。
2. 以病变性质命名的证候，如寒证、虚证等。
3. 以病位命名的证候，如上焦证、表证、卫分证等。
4. 以症状命名的证候，如痛证、消渴等。
5. 以病理产物命名的证候，如痰证、饮证、血瘀证等。
6. 以病因合病性命名的证候，如中暑、伤暑等。
7. 以病因合病位及病性命名的证候，如寒滞肝脉证、痰火扰心等。
8. 以病位合病性命名的证候，如肠虚滑泄证、胃寒证等。
9. 以病位合病机命名的证候，如肝胃不和证、肝脾失调证等。
10. 以主治方剂命名的证候，如麻黄汤证、桂枝汤证等。

（四）当前证候命名方法

规范证候名称的重要手段是在文献整理的基础上，筛选出科学合理而又被临床沿用的证名作为规范的通用名，废弃那些不尽科学或生僻难见的证名，逐步淘汰别名的使用。证名用词应采用科学的命名原则，具有较强的概括力和准确性，尽可能地包含证候概念的内涵，如病位、病因病机、病性等，避免重复、模糊，如一证多义、多证一义等现象。

在当前的证候命名研究中，共有如下几类证候命名方法：“复合证候”命名法、“证候要素（证素）”命名法、“单证”命名法、综合命名法、证候要素提取命名法、临床流行病学方法、专家意见与共识。

1. **“复合证候”命名法**　复合证候是指一个证候名称中包含多个病位或多个病性的情况。如肝肾阴虚包含了肝、肾两个病位，而气血两虚包含了气虚和血虚两个病性，这都属于复合证候。一般认为传统证候就是复合证候，其实不然。实际上中医的传统证候既有复合证候的形式，如肝肾阴虚；也有单证的形式,如肝阴虚;有时也有证候要素的形式,如寒湿证。复合证候只是传统证候中使用频率最高的一类,为了与“单证”“证候要素”进行区分,我们单独提出传统证候中的复合证候作为一类进行探讨。

2. **“单证”命名法** 单证是指证候名称中只包含一个病性和一个病位。系统的单证概念由侯风刚等最早提出,其认为在原发性肝癌辨证分型的研究中,采用复证为主的模式造成证名纷繁杂乱,难于统一,故提出采用单证模式,可以弥补这些缺陷;明确原发性肝癌的单证证型,可以为建立统一的辨证分型标准奠定良好的基础。然而其尚未完全厘清单证的概念,观其证候分型中所述证候如血瘀、湿阻、阳虚等,应当属于证候要素的范畴。之后方肇勤指出,单证的确立,有赖于 3 个要素,即:辨病邪,辨病性,辨病位。赵晖等更指出单证是介于证素和证型之间的研究单元,是病位证素与病性证素的有机组合形式。单证命名法的提出和完善对证候研究有积极的意义。

单证是单个病性证候要素和病位证候要素的组合,能够形成一个完整的但又是最基本的证候名称,能够反映患者的基本病情。以“单证”作为主要研究单位,有利于证候分类的明晰,既可以避免传统证候分类混乱、证候交叉重叠等问题,也可以避免证候要素所带来的割裂证候的问题。而且以单证为研究单位制定相应的诊断标准符合中医临床灵活性的需求,不会造成临床研究分类的僵化和以症套证等问题。

3. **“证候要素(证素)”命名法** 田代华认为,体质、病因、病位是形成证候的三大要素,辨证应重点分析确定患者的体质要素、病因要素和病位要素,即辨证要素。王永炎指出,任一证候都是由若干证候要素和证候要素靶位组合而成,任一证候要素或证候要素靶位都具有不同于其他证候要素或证候要素靶位的特异性症状、体征。朱文锋等指出,证素是证候的病理本质。任何复杂的证,都是由病位、病性等证素组合而成。

以文献研究为基础,以本体研究为方法,通过分析证候名的组成要素和术语的命名原则,从语义的角度,将证候名的组成解析为证候要素和关系要素。证候要素的基本概念有病因、病位、病性等;关系要素主要是用以说明证候要素组成,通常用作连接、描述及限定,即本体表达的语义关系。如“风寒犯肺证”,按照语义解析为证候要素和关系要素两类,则“风”“寒”为证候要素中的病因类,“肺”为证候要素中的病位类,“犯”为关系要素中的关系词。

证候术语的命名规则一般是证候要素(病因、病性、病位等)中的一个或多个添加关系词，最后在末尾添加“证”构成。证候名的命名规则按照其组成要素的数量，大致可以分为单一证候要素组成模式和复合证候要素组成模式两类。

(1) 单一证候要素组成模式：指证候名的组成由单一的证候要素构成。在该模式中，证候名基本由病因、病性、病位等证候要素中的一种构成，同时兼（或不兼）有关系要素。

1) 不带关系词的单要素命名模式：单病因模式，如“惊恐证”“寒湿证”“痰浊证”“食滞证”等；单病性模式，如“气虚证”“气滞血瘀证”等；单病位模式，如“上焦证”等。

2) 带关系词的单要素命名模式：“病因 / 病性 / 病位 + 关系词”模式，如“风火上炎证”“肝火炽盛证”“肝肾亏虚证”等；“病因（病性、病位）+ 关系词 + 病因（病性、病位）”模式，如“风热夹湿证”“湿热酿痰证”“肝气犯胃”等。

(2) 复合证候要素组成模式：指证候名的组成由病因、病性、病位等多个不同的证候要素构成，如“病因 + 关系词 + 病位”命名模式，同样分为带关系词和不带关系词两类，其中带关系词的复合证候要素组成模式占证候术语的多数。

1) 不带关系词的复合证候要素命名模式：“病因 / 病位 / 病性 + 病位 / 病性 / 病因”模式，如“肺经风热证”“肺脾气虚证”等。

2) 带关系词的复合证候要素命名模式：“病因 / 病位 / 病性 + 关系词 + 病位 / 病性 / 病因”模式，该模式是指在证候的命名中，关系词连接前后的病因术语和病位术语，构成一个完整的证候术语，其中，病因术语和病位术语可以是一个，也可以是多个叠加。如“寒邪犯胃证”“肝火犯胃证”“外感风寒证”“阳虚感寒证”等；还有“病因 / 病位 / 病性 + 病位 / 病性 / 病因 + 关系词”模式，如“湿热蕴结中焦证”等。

(3) 其他：证候命名有极少部分是无明显规律的，证候名的构成也不一定都含有病因、病位、病性等术语，如“气化不及证”“风痰上扰证”“火不生土证”“木火刑金证”等。

4. **综合命名法**　岳振松等通过对“复合证候”“证候要素”及“单证”三种证候命名分类体系的优缺点进行分析，认为“复合证候”存在组合形式不规范、内容相互交错重叠、分型僵化、相应诊断标准数量庞大等缺点；而“证候要素”存在割裂证候、模糊证候特异性以及病性证素和病位证素难以分开等缺点;“单证”则存在难以反映靶病位与本病位差异性以及证候间联系与演变规律的缺点。从而提出在中医证候命名研究中采用以“单证”为基础兼顾“复合证候”和“证候要素”的证候命名分类新系统,其可以综合三者的优缺点,使中医临床和证候命名研究既能更加灵活,又能保持规范性,而且还简便明晰,为中医临床及证候研究提出一种新的证候命名分类体系。

5. **证候要素提取命名法** 根据张志斌、王永炎等对国家标准、行业标准、医学百科全书及知名学者所编著的与中医证候相关的书籍中近 1 700 个常用证候名称进行统计,结果发现各书中使用统一表述的证候名术语不到 10%。不仅如此,目前常用的证候命名体系也各有利弊,为了找到更加客观的方法,应结合现代数理统计学进行归纳、分析,使所得结果更有事实依据,有益于临床推广。

如申春悌运用探索性因子分析、证实性因子分析研究高血压的中医证候类型,然后对每个证候分类进行二阶证实性因子分析,探讨每一种证候类型中的证候要素的构成与其对应的相关症状或体征的相关性或紧密程度,再以传统的中医辨证理论为基础,根据证候要素所反映的病位、病性的意义对原来的因子分类进行命名,这个过程实际上是将证候要素升阶,并对原来的因子给予证候的专业命名。

高血压主要的因子可以分为五类,根据高血压各证候分类中证候要素的病性和病位的内涵,通过专家以中医辨证理论和临床经验为依据的研讨,可将五个因子分别暂时命名为:因子 1——肝阳上亢,因子 2——肝肾阴虚,因子 3——痰湿夹瘀,因子 4——心肾两虚,因子 5——肝郁伤神。此种先分解、后合成,实现证候要素的升阶的方法,能为建立新的辨证方法体系、证候命名方式及提高临床诊治水平提供依据。

6. **临床流行病学方法** 邱瑞瑾提出应结合系统评价、病例回顾性研究、现况研究等多种研究各自的优势,全面地获得特定疾病的证候在人群中的分布,并提取这些证候的证候要素,将相同或相似的证候要素归为一类,制成调查问卷,采用德尔菲法和共识会议,对特定疾病的常见证候名称达成共识。

7. **专家意见与共识** 对于如何进行证候命名规范,学者们也提出了各自的观点和主张。

王庆其认为证候的命名应该从病情的实际情况出发,用简明、确切、规范的文字,概括病变的病因、病性、病位、病机这四项基本内容。而大多数命名都是从病因、病位、病性、病理、病势等方面入手，并将这些内容进行了不同的组合而已。

程丑夫认为，实证的命名以“病因 + 病理”为妥，如“风寒束肺证”，其病因是风寒，病位在肺，病理是“束”，从这个证名中亦可体现病性、病势；虚证的命名应以“病位 + 病性”为妥，如“肝肾阴虚证”，其病位是肝肾，病性是阴虚，这样的证名，能较充分体现和揭示虚证病变阶段的主要矛盾。命名中最好不使用疾病名或症状名称，如“风寒感冒证”等证名中就使用了病证名称，这样会造成证名的大量增加，同时也造成了诊断概念的重复。命名的原则：第一，必须揭示不同疾病阶段性的主要矛盾；第二，必须揭示不同疾病的共性矛盾；第三，重视实践性；第四，重视准确性；第五，重视继承性。

张震提出，证候命名应包括病位、病性、病因，用字宜精炼确切，忌抽象笼统和无原则膨胀。

朱文锋认为证候命名的规范，一般以是否具有准确而具体的病位、病因、病性等内容，用词是否精炼明确而有中医学特色作为衡量标准。并指出证名的命名应当明确病变所在的主要位置，在一个规范的证名中，病性绝不可少。

申春悌根据临床实践提出，目前的“四字”证名很难反映疾病的病性、病位、病机，欲明确各证证名的定义及其内涵和外延，须按照脏腑病位、病因、病性、病机的原则采用“八个汉字”规范证名。

综上所述，专家学者提出的命名原则还是以证候内涵为出发点，在反映证候本质特征性的基础上建立证候的规范名称。

（五）结语

证候命名的规范化研究是中医证候规范化研究的基础，古今中医文献浩瀚，加之中医为一门经验性的学说，每位中医师对证候的理解均不一致，所给的证候命名也是迥然不同的。为此，应结合现代科学技术，以数理统计学和临床流行病学研究为核心，得出更规范化、客观化的证候名称术语。

证候命名的规范化是诊断标准规范化的前提和首要条件。如邓铁涛先生认为“今后在医、教、研工作中只能使用规范化的证候名称”。吴承玉也认为“证名是中医学用于诊断的特有名称，是认识、诊断疾病的前提”。只有证名规范、严谨、统一，才能准确地揭示疾病的本质，对疾病做出正确诊治，也是后续中医证候诊断、证候疗效评价规范化的基础研究。

三、证候诊断规范化研究及实例举隅

诊断是联系疾病与治疗的桥梁，是理论与实践的中间环节，证候诊断客观化、标准化是辨证论治规范化的前提和基础，在证候规范化研究中，证候诊断规范化是中医证候规范化研究的核心之一。但是证候的诊断是建立在证候名称之下，由症状、舌、脉等四诊信息所决定的，从目前来看，证候名称的规范是证候诊断规范的前提。故而在证候名称不统一的情况下，很难建立能够被认可、立得住、能推广的证候诊断标准。

即便如此，自从研究以来，诸多专家学者在该方面仍取得了卓著的成就，如《中医证候辨治轨范》(冷方南主编)、《中医证候规范》(邓铁涛主编)等。特别是国家标准的出台，《中药新药临床研究指导原则(试行)》(2002 年)、《中医病证分类与代码》(GB/T 15657—2021)、《中医病证诊断与疗效评价规范制修订通则》(ZY/T 10—2024)等，再如 2018 年 11 月出台的《证候类中药新药临床研究技术指导原则》。上述专著的问世、诊断标准相关研究的颁布，不仅使证候诊断规范化进入了一个新阶段，对推动中医证候规范化做出了贡献，使证候的规范化迈上了一个新台阶，同时也标志着中医学术标准化有了重大突破。

(一) 诊断的构成

规范证候诊断至少涉及两方面的内容，其一是证候的名称，其二是证候名称之下的临床表现。证候的名称详见于第二节，本节主要介绍基于证候名称之下的临床表现。中医辨证论治讲究四诊合参，方能拟定证候，故在临床上构成中医证候的诊断要素主要包括四个方面，历年来对证候诊断规范化的研究也是从以下四个方面进行论述。

1. **主症**　即该证候的主要突出症状，反映疾病的主要特征，具有一定的特异性。

2. **兼症**　即次要症状，是作为主症的补充症状。

3. **舌、脉象**　是构成证候不可或缺的条件，对某些证候诊断的特异性较高，如舌胖大、苔白、有齿痕是脾虚证的主要表现。

4. **理化检查**　即局部体征或理化检查指标，是对证候诊断的补充。随着证候现代化研究的不断深入，某些理化检查指标可以作为某个证候的特异性指标，或反映其轻重程度的量化指标。

（二）研究方法

迄今为止，中医证候诊断标准的研究方法有文献整理法、病证结合法、以方测证法、提取证素法、专家咨询法、量化诊断法、分级量化法、计量诊断法、量表评价法、临床流行病学法、多元数理统计方法和计算智能、微观诊断法、西医还原论法、真实世界研究法、系统生物学法等，具体分述如下。

1. **文献整理法** 证候是历史上形成的，在历代中医文献中关于证候的记载，内容丰富，资料繁多，用词也十分多样。证候规范研究起始于一般传统的文献整理法，通过考证每种历史文献中的不同证候名称，以及每一个证候的基本症状和特征，尽可能全面和系统地搜集、归纳和整理历代医家关于每一个证候名称及其具体内容的论述，然后加以比较、归纳、综合、分析，进行一些归并及增删，并以文献记载为依据，加以框架和规定，作为建立证候诊断标准的基础。再进行广泛的临床调查和实践，如专家咨询法，既注意到时令、地域因素，又注意到年龄、性别的特点，从而提炼出具有普遍意义的基本症状作为确定标准的基础。

运用文献整理法对中医证候研究文献进行评价时，关键环节大致包括以下几点。

（1）确定文献收集的范围：经专家组讨论进行顶层设计，确定中医证候研究文献的范围。

（2）制定文献研究计划：包括收集文献的方法和策略、文献的纳入标准与排除标准、文献质量评价方法、数据分析方法、评价结果的分析和报告。

（3）建立评价工具：按照循证医学的原则和方法，编制统一、规范的“中医证候文献信息采集表”，经预试验、一致性（如Kappa值）评价、信度和效度评价进行进一步修订和完善，再经培训后，才能正式进行文献采集。

（4）建立文献系统评价数据库和数理统计分析。

（5）撰写文献系统评价报告。

王鹏等制定的肺阳虚证诊断标准以理论文献及临床为依据，经临床观察，依此标准选取的肺阳虚组与肺气虚组、正常组相比，多方面的指标有显著差异（$P<0.01$）。陈家旭等通过文献研究筛选出最高频次的症状、体征作为肝郁证的参考诊断标准。

2. **病证结合法** 中医学认为“证”是病的某一阶段的主要矛盾的概括，它受病的基本矛盾的干扰，两者之间存在不可分割的联系。因此，证候诊断离不开具体疾病的诊断，证候诊断的规范化研究应采用病证结合的研究方法，这样才能对疾病过程中各个发展阶段的证候做出正确的诊断，才能将中医的证候演变规律凸显出来，将有益于疾病的证候诊断。

如姚魁武等从病证结合的角度运用 Logistic 回归分析探讨了与血瘀证相关的各个症状和体征在冠心病、高血压、脑梗死 3 种疾病中表现的差异。结果提示，同一证型在不同疾病中的表现不完全相同，症状和体征对于该证候的诊断贡献度也不相等。吴秀艳等亦主张以病证结合进行证候诊断的规范化研究。

3. **以方测证法**　“方”与“证”密切相关，“方从法出”“法随证立”“方证对应”，再依据中医的“三因制宜”学说，由于每个个体条件皆不一致，其方与证的关联程度也不同。基于中医以方测证的逆向思维的认“证”方法，可以是多方对应一证，也可以是一方与多证对应，其对应的程度取决于中药方剂的临床疗效。所以，根据临床疗效可以求得最佳对应的方证，以最佳对应的“方”来测最佳对应的“证”，这也是目前证候诊断规范化的研究方法之一，但需要严格的临床试验设计。虽然以方测证是目前公认的推断方剂是否适应证候的方法，但这种方法所制定的证候诊断标准能否得到公认，同样值得进一步探讨。

4. **提取证素法**　证素，即证的要素，指辨证所要辨别的病位与病性。朱文锋认为，辨证过程是确定其病位和病性等病理本质——证素，并作出证名诊断的思维认识过程。其主张在揭示辨证原理与规律的基础上，采用现代量化诊断的方法和技术，将证候与证素之间的诊断关系进行计量刻画，制定出具有特色的全病域中医辨证量表，构建以证素为核心的辨证新体系。建立科学的证素辨证标准，是推动中医证候诊断规范化的前提。

5. **专家咨询法**　德尔菲法（Delphi method）也称专家调查法，在中医证候诊断条目筛选中得到了广泛应用，亦在建立中医证候诊断量表和标准过程中得到了行业内外的认可。

目前许多研究者通过对文献资料的统计分析，结合临床实际制订专家问卷，然后运用德尔菲法研究证候诊断规范化的相关问题。

中医学在某种意义上仍属于经验医学的范畴，其精华也就必然集中在专家们的临床经验中。因此，专家经验辨证被认为是验证证候诊断标准的可靠工具。但需要注意的是研制、验证两个过程中所采用的专家辨证标准应该是来自不同的专家群体,避免循环验证。在实际应用中,通过专家问卷,用德尔菲法汇总专家意见,可以简捷、实用、高效、科学地提取专家经验,充分发挥专家的集体效应,并消除个别专家的局限性和片面性,这对于证候诊断规范化研究是可行和有效的。

6. **量化诊断法** 中医证候诊断标准的量化主要是以中医理论作为指导,从直观的观察入手,以望、闻、问、切四诊之所见,做出病因、病位、病性的临床辨证,主要包括症状、舌象和脉象。再通过临床流行病学调查,分析其症状、体征的分布规律,建立判别诊断标准的量化指标。

近年来,关于中医证候量化诊断的研究已经取得了一定的成果。如2015年发布的《中药新药临床研究一般原则》中的证候诊断就有一种在以往其他标准中很少见到的内容,涉及证候的量化诊断,将每一个证候的临床表现分为"主证"与"次证",并指出如见到主证多少点、次证多少点,就可以作某证候的诊断。

7. **分级量化法** 在临床辨证过程中,同一证候所属症状的轻重程度往往有明显差异,给临床辨证论治与实验研究带来新的问题。要进行证候的分级定量诊断,必须解决症状轻重程度的量化分级。比如目前在症状、体征等指标的量化研究中,对症状的严重程度主要有两种分级的方法,一种是分为不出现、轻度、中度、重度四级,分别记为0、1、2、3;另一种是分为轻度、中度、重度和严重四级,分别记为1、2、3、4。而将难以分级的症状和体征分为不出现、出现,分别记为0、1来进行量化分级表达,这就是一种很有意义的尝试。

8. **计量诊断法** 计量诊断是以统计学和概率论为理论,依据有关的医学理论,通过大样本病例调查,量化临床症状、体征及各种实验室检查指标,通过概率运算,使其成为诊断和鉴别诊断的重要依据,并可用以判断病情的发展趋势,评价治疗效果,做出预后诊断。

计量诊断是实现证候诊断规范化、定量化、客观化的重要途径之一,是将流行病学、生物统计学与卫生统计学等原理和方法与临床相结合,用以指导临床医学科研的一门新兴的边缘学科,其确定的设计、衡量、评价等一系列准则,能够减少研究过程中因偏倚而导致的结论的不真实性,将会提高证候规范化研究的科学性和客观性,以及研究结论的可靠性和真实性。

通常就是先将已知的一定数量的确诊病例对照组的症状和体征,按照一定的数学模型,经过统计、计算、归纳成为一定的数学公式。当待诊患者就诊时，将其症状和体征存在与否和 / 或轻重程度，按事先规定的计量标准转换成为变量，代入公式即可得出以数量或概率大小表示的诊断结果。目前已经进行过的有中医心病气血证候、肺气虚证、中医气血阴阳四虚证、脾虚证、中风等的计量诊断研究。

9. **量表评价法** 量表是由若干问题或自我评分指标组成的标准化测定表格，可以用于测量研究对象的某种状态、行为或态度。量表在医学领域中被广泛应用于许多无法精确测量的疾病状态，是常用的测量工具。由于量表自身的特色，特别是可以按照规范自行研制新的量表，所以量表非常适用于中医领域的临床研究，尤其是中医证候的临床研究。

近年来中医领域内的一些专家学者按照国际量表的研制标准，研制了一部分富有中医特色、具有中医内涵，能够解决中医药领域临床研究亟需解决的问题的量表，且这些量表逐渐增多，中医证候量表是其中极富特色的代表。

我们认为，应在确定证候名称后，进行文献调查和专家咨询，以制定出公认的、并有较好的信度和效度的证候诊断量表，并以此为证候的诊断标准。证候诊断量表可以将主观的证候要素定量化，会比专家共识更客观地诊断中医证候，同时也更容易被现代思维接受，将量表的科研方法引入到中医学研究当中是中医科学化的重要举措。

洪燕珠等以随机森林法编码慢性疲劳中医临床症状分级量化表中的 95 个症状，对症状进行编码，选取慢性疲劳常见证候要素的主要症状并衡量症状对各证候要素的贡献程度。

目前，研究中医证候诊断量表受到相关学者的关注，并不断创新研究方法，如有学者将彩色多普勒引入中医证候诊断量化及量表中，可以更客观地反映中医证候；有专家在中医证候量表研究中创立中医证候诊断量表 4+1（4 位医师 +1 位患者）临床验证模式，边研究、边验证、边推广。这些方法为中医证候诊断量表的研究提供了很好的借鉴。

王阶等于 20 世纪 80 年代开始研究病证结合的冠心病心绞痛的诊断标准，特别是在冠状动脉造影的广泛开展和临床流行病学方法在中医领域应用的基础上，采用了文献调查、专家问卷和多中心、大样本临床流行病学调查相结合的证候量表研制方法，为其他疾病的病证结合证候量表研究提供了非常好的借鉴，其代表性的研究成果是《冠心病心绞痛常见证候要素诊断量表》《冠心病心绞痛常见证型诊断标准量表》（见附录一、附录二）。

上述两个标准的研制均是受中华中医药学会委托，按照卫生统计学和诊断量表制作的国际规则，邀请国内著名的中西医结合心血管病专家撰写所得。运用多种智能计算方法，以冠心病心绞痛为研究平台，运用文献分析、专家咨询、临床流行病学等调查手段获得来自全国5个中心的1 069例冠心病心绞痛病例，采用自组织神经网络、复杂系统熵聚堆、复杂系统熵的关联度、聚类分析、因子分析、多元对应分析、判别分析、多元线性回归等分析方法，并结合专家经验初步建立了冠心病心绞痛证候要素和主要证型的辨证诊断标准，并经过临床反复检验，具有良好的信度和效度。该标准已被纳入国家中医药管理局临床重点专科建设内容，并作为“冠心病病证结合证治体系的建立及应用”的部分内容获2013年国家科学技术进步奖二等奖，成果已推广应用到国家“十一五”科技支撑计划、国家重大新药创制项目、国家自然科学基金项目等多项国家级科研课题研究及多家医院的临床工作中，可为临床医生提供更为实用的冠心病心绞痛证候诊断标准，以提高临床诊疗水平。

另一种是普适性证候量表。徐胤聪等不拘泥于具体疾病，探讨了临床上常见证候——痰热证证候标准，对火热证辨证、痰证辨证进行量化，初步制定了痰热证临床辨证量表。目前已有学者对中医普适性生活量表进行了系统评价，这给我们带来很大启示。

诊断量表的条目筛选方法，应用了专家判断法、区分度法和相关系数法：①专家判断法：询问专家关于该条目对于诊断证候成立的重要性；②区分度法：诊为某类证型的患者与未诊为此类证型的患者所拥有条目之间的区分；③相关系数法：判断是否诊为某类证型与条目之间的相关情况。李先涛等以诊断量表研究技术和方法确立了冠心病痰瘀互结证临床诊断标准，证明了这些技术和方法是可行的。

10. **临床流行病学法**　早期的中医证候诊断规范化研究是以文献调研与专家咨询为主要途径。所以，由此而建立的证候诊断标准必然会受到医者水平、学术流派等影响，出现标准之间互不相同的现象。临床流行病学的核心内容是临床科研设计、衡量和评价(DME)。它把群体作为研究对象，强调在临床医学研究中应用科学的方法学，强化科研设计，排除各种偏倚和干扰因素的影响，确保研究结果的真实性和研究结论的可靠性。

一个好的证候诊断标准应当能够高度概括证候的一般情况，是在理论上立得住、在临床上能够得到广泛推广，而且能被一线的临床医生在工作实践中使用的辨证准绳。文献调查只是为进一步规范证候诊断提供一些历史资料、启示与线索,证候规范研究还需要进行广泛全面的临床流行病学调查,尽可能多搜集资料。通过合理设计的临床流行病学调查研究,既体现了地域广、病种多、病例丰富的特点,又注意区分了因时、因地、因人而异的不同影响,从而提炼出具有普遍意义的基本症状可以作为确定诊断标准的基础。

如1999年,申春悌用DME的方法对肾虚证的辨证指标规范化进行了研究。其内容包括指标的选择、指标的计数、指标的精简、指标的辨证、指标的前瞻、指标的动态6个方面。其认为把DME的方法引入中医学研究,将会使中医药研究规范化、标准化,并将提高规范化研究的论证强度。

赵玉秋等对肝病的各个证型进行了临床辨证标准的系统研究,应用流行病学方法,初步拟定了肝病的临床辨证标准。

赖世隆等应用临床流行病学的方法,对203例内科疾病患者(血瘀证96例,非血瘀证107例)的148个症状和体征进行调查,并应用多元分析等数理统计方法,对调查资料进行分析,探讨血瘀证宏观辨证的计量方法,拟定了血瘀证的宏观诊断标准:主要诊断条件为固定性疼痛、刺痛或隐痛,舌质紫暗、舌体瘀点或瘀斑;次要诊断条件为肝肿大或脾肿大,周围血管征,当具备两项主要条件或任意一项主要条件和两项次要条件时,可诊断为血瘀证。

申春悌和张华强采用DME的方法对400例更年期综合征现场调查资料进行盲法统计学处理和分析,采用因子分析和结构方程模型,研究本病的证候分布及各证所包含的四诊信息及实验室检测指标,运用中医临床辨证的基本理论,对本病证的发生规律进行了总结分析,为中医临床证候诊断标准的建立提供新的思路与方法。

赖世隆教授评价说:"临床流行病学是当今医学界公认的进行临床研究最为科学的方法学。"因此,应该运用临床流行病学的研究方法对证候诊断标准进行系统地评价和完善,包括对证候诊断标准建立的方法和研究的质量、诊断标准的诊断效能和诊断标准在临床应用中的系统评价。

11. **多元数理统计方法和计算智能** 既往对证候分类及诊断规律的把握大都是建立在医者对个案分析的基础上,基本上是回顾性的经验总结,随着临床流行病学的发展,将计算机数据方法引入中医证候学研究中,是中医辨证规范化研究的趋势。充分利用信息处理技术、数理统计方法、计算机技术等,通过数据挖掘,建立证候的诊断模型,可以精确、量化地预测证候。运用数理统计方法探究中医证候标准，有利于复杂中医辨证信息的简化，发现其中潜在的规律，从而获得较为客观的结论。

(1)多元数理统计方法：当前证候诊断标准研究的一个突出特点是尝试运用各种多元数理统计方法和计算智能技术，如多元分析、聚类分析、主成分分析、因子分析、判别分析、关联分析、支持向量机算法、神经网络、贝叶斯网络、信息熵、隐结构模型等，对无监督数据(事先不辨证)或有监督数据(事先辨证)进行分析，构建并从中医理论角度探讨证-证、证-症之间的非线性关系，从不同角度揭示证候特征，其研究思路是正确的、符合中医临床实际的。

近年来，有不少学者把多元统计分析方法应用于证候的诊断中，国内学者应用统计分析中聚类分析、主成分分析等方法来分析中医证候，取得了可靠的结果，克服了人为的不足。将现代统计学中聚类分析和 Logistic 回归分析结合起来应用于中医证候诊断量化研究中，也取得了满意结果。

(2)计算机技术：将上述规范性的标准转变为计算机程序，当具有一定数量的病例时，对病例进行数据处理，然后根据病例筛选出对证候具有诊断价值及鉴别诊断意义的指标作为证候规范的统一依据。

使用贝叶斯方法对证候和临床症状进行分析识别，便于深入把握其内在联系，有益于证候诊断的规范化研究。张彦净应用了贝叶斯方法中的两个重要算法：朴素贝叶斯分类和贝叶斯网络，首先使用朴素贝叶斯分类算法对中医诊断学中 1 085 个临床症状的组合进行证候的分类研究，然后使用贝叶斯网络破除朴素贝叶斯分类的条件独立性假设，重点研究临床症状之间的依赖关系，构建贝叶斯网络结构图，进行中医诊断中的证候分类研究，实现了分类预测、计算预测准确率等功能，从而探索不同的临床症状对于证候的贡献度，这将有益于证候的诊断。

(3)模糊数学：中医作为一个复杂系统，其证候在某一特定时期或阶段的表现可能是典型的，但在大多数情况下，证候表现是不典型的，具有一定的模糊性。故有学者认为“证”是一种模糊集合元，主要表现为：“证”的有些症状的性质和状态是不能精确断定的，“证”所包含的内容与各个症状所包含的内容，不是一个简单的整体与部分之间的关系，而是一个统一体与个体之间的集元性关系。根据模糊数学的原理，认为“证”是一个模糊概念，可以使用模糊数学中的“隶属度”来刻画，并进行量化分析，确定“证”的模糊集合中某些症状隶属于某证的程度，从而建立起“证”的数学模型，有益于证候的诊断。

(4)粗糙集：粗糙集是继模糊数学之后的又一种处理不精确和不确定问题的数学方法。近年来，已有学者尝试将粗糙集引入中医证候诊断的规范化研究中，如秦中广等利用粗糙集建立了中医诊断类风湿的模型。他们还将该方法与模糊数学进行了比较，发现前者的诊断正确率远远高于后者。随着粗糙集理论的发展，它还可以与诸如模糊模式识别、神经网络等技术相结合，将更加有益于证候诊断的规范化。

(5)其他：已有学者使用隐变量分析的测量模型——证实性因子分析，如申春悌等的更年期综合征辨证诊断标准研究，陈启光等的脑梗死证-症关系研究。

12. **微观诊断法** 随着科学技术的进步和人们对于疾病认识的深化，许多医学科学工作者借助现代科学的技术和手段，对中医证候内在的生理、病理、生化等方面的客观指标进行分析，揭示其发生发展的物质基础，而这些微观层次上的客观指标就称为微观指标。

通常将微观指标分为医学检验与影像技术两类，其作为中医现代化四诊的延伸，既可以用于临床诊治疾病，也同样适用于证候规范化的研究。邹世洁认为中医重个人临床经验、临床技能，而轻临床诊断客观指标，随着现代医学的发展，西医的理化检查结果有必要作为中医宏观诊断下的微观诊断组成要素。

如木糖排泄率和唾液淀粉酶负荷试验作为较为公认的实验室参考指标可补充到脾虚证的诊断标准中。杨春波等临床观察102例胃炎和胃溃疡患者，脾胃虚弱证组和脾胃湿热证组相比较，脾胃湿热证组的幽门螺杆菌感染阳性率明显高于脾胃虚弱证组，说明幽门螺杆菌感染与中医证候研究有一定的相关性，可作为一项有价值的实验检查指标补充到脾胃湿热证的诊断标准中。

在物理检查方面，充分采用了现代医学物理诊断的先进技术和方法，如核技术、超声技术、激光技术、影像技术和纤维技术等先后被引入证候的客观化研究中。这些指标被纳入中医证候的诊断中，一般被看作是诊断某证的现代依据之一。

13. **西医还原论法** 现在及以往的中医证候诊断规范化研究是采用西医还原论的研究方法，从整体、细胞、分子水平，从理化、免疫、代谢、微量元素等方面来筛查与中医证型相关的微观指标，分析其内在的相关性；研究同一疾病不同证型的微观指标的异同，不同疾病同一证型的微观指标的异同，来寻求中医“证”的共性与个性指征；对证型的主要症状的特征进行现代医学阐释等。研究发现某些指标与某些病证有某种相关性或提示性，但相关的程度及提示的准确与否并不清楚。而且，随着研究的广泛深入，很多指标的特异性逐渐被否定，许多观察指标随着观察者的不同而出现矛盾的结果。由此可见，采用西医的还原论方法来研究中医，则中医的整体性和个体化诊治的特点就会被破坏，反而阻碍了中医的发展。因此，今后不宜再把寻求诊断某一证型的特异性指标作为研究重点，而应该从多层次、多角度来研究某一证型的指标群。

14. **真实世界研究法** 临床验证是判断建立的标准是否有临床应用价值的关键，同时根据临床验证的结果，还可以对建立的标准进行适度修订，使之更适应临床实际。因此，是否科学地进行临床验证，在证候诊断标准研究中起着至关重要的作用。

现在已经出台的一些证候诊断标准，如《中医临床诊疗术语 第2部分：证候部分》(GB/T 16751.2—2021)、《中医病证诊断与疗效评价规范制修订通则》(ZY/T 10—2024)等大致都是按照此种方法进行的。再如由国家中医药管理局脑病急症科研协作组等完成的《中风病证候诊断标准》，在第一代标准完成之后，经过广泛的临床使用、收集各方面反馈意见，反复修订，已经颁布了第二代标准《中风病诊断与疗效评定标准》。此方法的优点是充分体现了理论与临床实践紧密结合，易于掌握、方便使用、利于推广和普及。

15. **系统生物学法** 系统生物学是研究一个生物系统中所有组成成分(基因、mRNA、蛋白质等)的构成，以及在特定条件下这些组分之间的相互关系的新兴学科。钱学森曾说:“系统论是还原论和整体论的辩证统一。”系统生物学的发展可以弥补中医的缺陷，因此，中医证候研究应在系统生物学的理论和方法的引领下，综合数学、信息科学和生物学等多学科知识，在基因组、转录组、蛋白质组和代谢组等各个层面开展组学研究，通过数据的整合，来建立证候的诊断模型，精确、量化地预测证候。

(三) 专家学者提出完善证候诊断标准的建议

证候诊断标准的规范，是证候规范的关键环节，鉴于目前中医证候诊断标准不统一的情况，有学者对以往已经形成的证候诊断标准提出异议，并提出完善证候诊断标准的见解。

李德新提出把最能反映疾病本质特征的症状和体征作为证候的组成要

素，分清主症和次症，分析主症和次症之间的关系，把握其症状和体征的组合特征，建立证候诊断标准。

张震认为，中医学的诊断资料大多是一些模糊的信息，缺少数据界限和定量指标，因而不利于证候的精确诊断。所以即使是最理想的证候规范，也不能代替医生的临床辨证思维。对于任何具体的证候，都必须从患者的实际情况出发，尽可能地确定病位、弄清病性、审明病因、分析病机，再参照规范标准去进行判断，然后给予适当的命名。

邓中炎指出，中医证候诊断标准化不仅要靠四诊合参所获得的表象、直接的宏观指标，还必须在宏观基础上结合微观指标。微观指标是实验室数据，它可以使中医的证由定性向定量的方向发展，从而为证候的标准化提供有力证据。

尹必武提出，单一“主证＋次证”的证候诊断标准无法概括所有疾病中证候的发展变化情况，诊断标准中主、次症的划分有着明显的局限性和随意性，不能准确反映疾病本质。要想辨得具体证候，就必须清晰地认识和找到定因、定位、定性的症状或症状群。即不仅依据定因症做出病因诊断；还要依据定性症辨别病证的寒、热、虚、实，做出病性诊断；更要依据定位症辨别病证所在的表、里、气血、津液、阴、阳、六经、卫气营血、三焦、经络、脏腑等，做出病位诊断。同时还要特别注意疾病名诊断，也就是要求证的诊断必须与病的诊断相结合。

邹世洁等提出证候实证化，即找出与证候诊断有关的各种形而上学的因素并将其去除，把证候建立在实际可证的基础上。并且提出证候规范化有三个环节：①搜集某一证候的古今各种诊断依据；②分析各诊断要素的权重；③依据权重挑选整合诊断要素，形成诊断标准。实证化是在环节②中剔除形而上学性诊断要素，不赋以权重，防止其进入环节③。

王其芳认为，通过建立在群体调查基础上的临床流行病学的方法对患病人群中症状、体征或有关指标的频数分布及相应的统计分析，是中医证候定量化的重要手段。

还有学者提出证候的结构存在着“核心证候”“基础证候”和“具体证候”三个大的层次。关于证候的构成，从诊断意义考虑，应包括主症、次症和参考症三级，并应把一些微观指标纳入参考症。在“证”的内涵中，以定性指标和主观指标为主，纳入理化检查指标，可以弥补传统辨证方法在“有病无症”“异病同症”时的不足，可使“证”更具客观性和定量化，使“证”的表达更加完整和科学。

张志斌、王永炎提出建立辨证方法新体系的设想，认为通过证候要素的提取，将复杂的证候系统分解为数量相对局限、内容相对清晰的证候要素，然后通过各证候要素间的组合、证候要素与其他传统辨证方法系统的组合等不同的病证组合方式，使辨证方法体系不再是一个由各种具体证候进行单纯的线性联系组合而成的平面，而是具有复杂的多维多阶立体交叉的非线性特征，并且通过清晰的证候要素表达与病证组合规律的寻找，这一复杂的辨证方法体系具有可控性。

王子涛等建议在把握中医证候特征的基础上，引入系统思维，明确拟定证候标准辨识路径、决策模式、目标朝向、症 - 证关系，充分考虑辨证思维过程中的复杂性与多样性，适当发挥专家调查、文献研究、数据分析等方式的作用，必要时采用不同模式、不同方法来应对不同模块。此外，通过方剂疗效确立中医证候诊断标准也是一个重要的途径，因为方剂疗效是证候病机研究、辨证准确与否最重要的判断依据。

（四）结语

证候诊断标准是临床辨证的准绳，是治疗的前提。证候诊断客观化、标准化是辨证论治规范化的前提和基础。确定证候标准、规范辨证诊断是中医临床医疗活动始终追求的目标。当前的证候诊断研究虽取得了一些成果，但仅仅是证候客观化、标准化的初始、普及阶段，只适用于简单、典型的证候，尚不适用于具有个体化诊疗特征的复杂证候的辨证。

对此，我们认为当前中医证候诊断标准的研制，应以中医理论为指导，以诊断明确的现代医学疾病为切入点，以高质量的文献、专家调查共识和临床研究数据为依据，优化组合多种数理统计手段，筛选、挖掘、构建符合中医辨证思维的数理诊断模型和中医传统辨证库，以证候量表的模式和结构建立疾病常见证候的量化或定性诊断标准，以专家辨证标准、以方测证为评价手段，以临床实践为检验手段，以现代科技手段和方法学知识为支撑，努力挖掘出一批具有证候特异性的理化检查指标作为证候诊断的补充，只有这样才能建立具备良好的临床诊断和评价效能、宏观与微观并重、定性与定量相结合的规范和客观的中医证候诊断标准体系。

四、证候疗效评价规范化研究及实例举隅

使中医药的疗效被认可首先要建立能够被认可的疗效评价体系，建立顺应中医药发展要求和健全中医学的理论、临床与试验体系，这不仅是现代医学模式和健康观念转变的需要，更是中医药临床疗效的优势突显，是客观评价中医药临床疗效的必然趋势。因此建立行之有效、能反映中医诊疗特色的评价体系，是中医药界目前亟待解决的问题。

（一）相关概念

1. **临床疗效评价**　临床疗效是医生应用不同的手段和措施，对患者所感觉到的不适或异常的征象进行干预时，患者所产生的生物、心理、生理、社会等属性的独立或综合效应。

评价就是按照一定标准对认知的客体进行价值或优劣判断，以便指导下一步决策的过程。

临床疗效评价是人们按照一定的标准，对以“人”为中心的客体应用不同的医学手段或措施时，对其所产生的生物、心理、生理、社会等属性的独立或综合效应进行定性或定量研究，判断其效果，以指导下一步的临床决策的过程。

根据临床患者的表现情况，疗效可分为痊愈、好转或稍愈、无变化、恶化、加剧、死亡等。李平及梁万年教授都提出疗效评价是对临床治疗过程中效应所产生的效能和效力，再按已确定的标准进行定性、定量和综合判断的过程。疗效评价常分为 5 个关键环节，即评价主体（评价什么）、谁来评价（评价者是谁）、评价标准（评价尺度如何制定）、怎样评价（评价技术与方法）和对评价结果的解析。

具体来讲，临床疗效评价是在诊疗过程中，对患者应用不同的医学手段或干预措施后产生的效应，按已知标准进行定性或定量判断，以便指导临床的过程。而不同的疾病其评价标准不同，如中华医学会感染病学分会和肝病学分会制定的《肝衰竭诊治指南（2018 年版）》中就提到肝衰竭的疗效标准，一个是疗效指标，包括主要疗效指标和次要疗效指标：主要疗效指标即生存率，次要疗效指标包括乏力、纳差、腹胀、尿少、出血倾向、肝性脑病、感染及腹水等临床症状和体征的变化；另一个是结局指标：治愈率或好转率，又分为临床治愈标准和临床好转标准。

2. 中医证候疗效评价 中医证候疗效评价在中医理论指导下，以疾病证候为核心，对中医干预措施加以验证，证明其有效性与安全性。强调从整体观念及辨证论治进行调整，从宏观上来把握疾病病势和发生发展规律，体现中医证候疗效评价过程的整体、动态、个性化。刘保延提出中医药的证候疗效评价主要是对辨证论治效果的评价，不是追求评价方法所谓的"科学性""高质量"和"严谨性"。王洋强调中医证候疗效评价是在中医理论的指导下验证中医诊断和治疗的临床有效性和安全性，就是评价辨证论治或辨病论治的治疗效果，集中体现了中医学对人体生理及生理规律的认识，体现中医临床治疗水平，是有别于西医学及其他传统医学的疗效评价。

（二）中医证候疗效评价方法

1. 传统证候疗效评价方法 陈锦团等人通过梳理并分析古文献，发现传统中医证候疗效评价具有以下特点：其一，证候及病机是主要的疗效评价方法；其二，虽涉及空间及时间概念，但不具体，动态评价体现不足；其三，其疗效评价虽体现了中医辨证论治的特点，但不够具体。

2. 现代证候疗效评价方法 中医的临床疗效是中医药数千年经久不衰的基础，传统中医对疗效评价局限于对证候改善及病机转归的判断，随着现代医学的发展，生物化学、物理学、影像学以及人工智能的不断涌入，医学模式发生较大的变化，传统中医对疗效评价的模式，无法涵盖现代中医学的全部内容。因此，许多学者结合临床实践和现代数理学等研究方法，在深入思考的同时不断创新，提出了多种研究方法及思路。

现代中医证候疗效评价方法主要有以下几种类型：分级赋分法、病证结合评价法、量表评价法、循证医学评价法、综合多指标评价法、数理技术评价法。中医证候疗效评价从以定性评价为主逐渐过渡到以定量评价为主。

(1)分级赋分法：随着方法学的不断发展，在疗效评价过程中，引用了分级赋分法。目前中医证候疗效标准，一般采用4级标准，不同等级给予不同赋分。根据次要症状的消失或减轻进行加权积分，参照制定的疗效评价标准，采用半定量等级计分评价方法，按无、轻、中、重四个等级，分别于治疗前、治疗后进行计分登记，观察治疗前后积分变化，评定标准，按尼莫地平法：积分比＝(治疗前总积分－治疗后总积分)/治疗前总积分×100%，将治疗后的临床病例分别归入治愈(控制)、显效、有效和无效4个等级，再进行统计学处理。该方法有利于测量某一观察指标或一个固定证型的多个观察指标。

“证候疗效”被广泛应用于中医治疗效果的临床评价研究中，特别是2002年发布的《中药新药临床研究指导原则(试行)》，对证候疗效的评价主要是对治疗前后证候改善程度的评价，即将证候改善程度分为以下4级。

1)临床痊愈：中医临床症状、体征消失或基本消失，证候积分减少≥95%为临床痊愈。

2)显效：中医临床症状、体征明显改善，证候积分减少≥70%为有效。

3)有效：中医临床症状、体征均有所好转，证候积分减少≥30%为显效。

4)无效：中医临床症状、体征无明显改善，甚或加重，证候积分减少不足30%为无效。

对于代表证候改善的程度的症状、体征，采用构成证候诊断的主要症状和次要症状的分值来衡量。其计分方法则是根据在证候诊断中的贡献大小确定主要症状和次要症状的权重，一般主症占有较大权重。症状一般可分为4级，即正常、轻度异常、中度异常、重度异常。在证候疗效评价时，多采用尼莫地平法计算证候积分的变化量，即减分率=(治疗前积分－治疗后积分)/治疗前积分×100%。

但对证候疗效评价的内涵、评价内容与指标、评价的方法在中医药界并未形成共识。郭新峰等认为，证候诊断指标与疗效评价指标应有区别。梁茂新等认为，并非所有疾病都需要进行证候疗效评价，分级赋分法能一定程度地解决疗效评价指标证候的直观性，但对于具体的指标，存在不够客观化的问题，无法体现动态疗效评价的内涵。罗辉等认同中医证候积分法在疗效评价应用中的重要性。

⑵病证结合评价法：20世纪50年代，中医药临床疗效研究主要以临床个案总结、经验总结为主。随着现代医学的发展，受到西医疗效评价的影响，20世纪70年代末，研究者开始进行“病证结合”临床疗效的观察。为了解决评价指标的客观化问题，把握证的本质，引入实验室、影像学等指标，出现了从单一的证的特异性指标到病证结合研究某一病证的客观指标。在一定程度上，病证结合的疗效评价模式在思维与方法上的应用，给临床疗效的判断提供了便利，是目前中医药临床研究的主要模式。病证结合模式下的中医证候标准化研究是影响中医学发展与创新的重大科学问题。中医疗效评价的标准化研究尚不够全面、系统，影响了中医的发展。目前国际上的疗效评价指标主要

包括疾病临床终点或替代终点、客观指标、量表、临床结局评价等，而中医疗效评价的制定如何体现中医治疗的临床定位特色及临床优势是标准研究的关键问题。

申春悌在王永炎院士提出证候的“内实外虚”等特征基础上提出“病证结合”的评价方法，强调有证可辨，病证结合；无证可辨，以病为主。

刘红梅等认为，根据病因选择适合的评价指标，再将中医证候评价指标与西医病因相结合，建立不同的证候评价标准，以病为纲，以证为目，并结合病的临床表现选择适合的证候元素，有针对性地制定证候评价量表是可行的。于东林等认为，病证结合是现阶段证候疗效评价的有效模式，将患者的生存质量与症状、西医学指标相联系，可以有效地反映疗效的结局指标，从而客观公正地反映证候疗效的真实性，容易被国际社会认可。

王阶团队受中华中医药学会心血管病分会委托，严格按照国际量表的研制方法，依托国家重点基础研究发展计划（973 计划）项目《冠心病心绞痛病证结合的诊断标准与疗效评价体系研究》（No.2003CB517103），从冠心病病证结合的相关标准入手，选择症状、体征改善及基于患者报告的临床结局为主，参照国际量表制定原则，通过设置专家指导组、构建理论框架、查阅既往文献、病例回顾、专家讨论、条目池形成、横断面研究等方法制定疗效评价量表，基于多中心的 800 例经冠脉造影证实的冠心病患者，采用条目分布考察法、离散趋势法、克龙巴赫 α 系数法、因子分析法等统计方法进行冠心病心绞痛中医疗效评价量表的条目筛选，并结合两轮专家咨询的意见，多种方法综合运用，确定了冠心病心绞痛中医疗效评价量表的条目。在其子分类中，基于多中心的 481 例经冠脉造影证实的冠心病心绞痛血瘀证患者，采用离散趋势法、判别分析法、相关系数法、因子分析法和 Logistic 回归法等统计方法，并结合专家意见的集中程度和协调程度，确定了冠心病心绞痛血瘀证疗效评价量表的条目。两者均采用 M 指数非线性量化等多种方法对量表条目进行了综合量化，并对量表的信度、效度、项目区分度进行科学性考评，最终研制出《冠心病心绞痛中医疗效评价标准》（附录三）和《冠心病心绞痛血瘀证疗效评价标准》（附录四）。

（3）量表评价法：中医证候反映了疾病动态演变的连续性与阶段性特征，其本质是量变与质变的统一过程。因此，辨证论治不仅需要定性判断，更需重视定量分析。采用量表评价法对证候变化进行量化评估，能够更客观地体现以临床症状为核心的中医诊疗特色。

伴随着现代医学对症状、体征等客观化和标准化研究的进步，中医证候疗效评价的量化研究也进一步完善，主要体现在具有中医特征的量表上。

刘凤斌提出用“特色量表”来评价证候疗效的思路。其认为，作为中西医结合的切入点，应将量表的方法学引入中医药的现代临床疗效评价中，把“望、闻、问、切”四诊信息的量化与中医辨证诊断结合起来，根据中医药理论的特点，按照量表研制的原则对现有的西医量表进行修订，增加新的条目或模块，以适应中医临床的需要。并从量表方法的角度提出，目前证候疗效评价量化测量研究中的一些问题，如内容多为具体证型的主要症状而没有涵盖整个证型，不能完全反映“证”；量化内容中把主观性内容和客观性内容混在一起，由观察者填写，难免混杂观察者主观因素的影响，而不能完全反映患者的真实体验，量化的内容未经信度、效度、反应度等科学性考评，其结果的可信性、客观性差，从而提出用“特色量表”来评价证候疗效的思路。

刘保延提出，中医药临床评价主要是对辨证论治效果的评价，提出建立基于患者报告的结局量化评价指标体系是当务之急。

量表中条目量化方法包括视觉模拟评分法、Likert 5 级评分法、数字分级评分法、症状赋分法等。Likert 5 级评分法是在等距离的一些程度语上直接选择，分三点、五点、七点测量法。多数研究者认为五点等级评测法能够较好地区分不同的临床状况，具有良好的应答率，较适合应用于量化分级。在实际的等级计量协助诊断时，需要考虑不同症状、体征的主次所反映不同的权重，以及计分等级所反映的症状、体征的不同轻重的程度变化，从而形成定量与定性、定量与定量相结合的综合分析方法。

评价量表和诊断量表的条目筛选方法大体相同，都使用了专家判断法、区分度法和相关系数法。在评价量表条目筛选时还选用了评价条目一致性的克龙巴赫 α 系数。

1）专家判断法：通过专家评议，评估各条目对轻重程度判定的临床价值及贡献度。

2）区分度法：分析同一证型下不同严重程度（重症与轻症）的患者在条目表现上的差异，筛选具有鉴别意义的指标。

3）相关系数法：考察各条目得分与医生基于视觉模拟量表评定的证候严重程度之间的关联强度，验证条目的判别效度。

有学者认为量表所测评的内容与中医临床疗效评价体系所关注的内容存在一定区别,前者只能反映出后者的一部分内容,照搬现有的量表,例如SF-36生存质量量表,能否将其直接代替中医证候评价指标,用于中医临床疗效评价体系的科学性、可行性还有待商榷。于莉等引进了90mm刻度法与量表结合,达到分级资料与定量资料相结合的综合评价方法,以最大可能地记录临床原始信息,提高证候疗效的精准性,从而逐渐实现中医证候科学量化评价。

(4)循证医学评价法:2000年,包括世界卫生组织(WHO)在内的19个国家和国际机构的研究者共同成立了推荐分级的评估、制定与评价(GRADE)工作组,制定了国际统一的证据质量分级和推荐强度标准。循证医学的核心是任何有关疾病防治的整体策略和具体措施的制订都应建立在现有最严谨的关于其临床疗效的科学证据之上,而不是仅靠理论推断。临床随机对照试验是获取这种证据的最严谨的科学方法,观察性研究也是重要的证据来源。循证医学方法学可以促进中医药学的发展及中医临床医疗决策的科学化,并对中医药临床疗效做出客观、科学、系统的评价。应用循证医学的方法开展中医药学临床疗效评价的目的主要是寻找有效的中医药临床治疗的药物、方法、技术、措施等,促进更合理、更有效地中医证候疗效评价。

在循证医学的概念提出后,人们很快意识到其重要性,认为须将该思想应用到临床的各个领域和环节,其中药物治疗是临床干预最重要的手段,尤其需要循证。对中医临床而言,中医界流传的大量历代中医经验,但由于大部分经验方药缺乏临床研究,其临床疗效未知。因此在中医疗效评价中,尤其是对于中医证候而言,最重要的是在临床治疗性研究中按照循证医学的方法来获得最佳证据,从而更好地为证候疗效规范化评价奠定基础。中医药强调针对个体进行辨证论治,多归属于观察性研究。因此,刘为民等主张将GRADE引入中医药临床评价。

随机对照试验(RCT)与系统评价-Meta分析方法是循证医学方法的主要内容,可以为中医疗效评价研究提供高证据等级的数据支持。然而,证候在不同患者身上表现出来的差异,患者所患疾病的差异,以及证候的动态变化等特点,使大规模RCT实施起来比较困难。进而有学者提出,除传统RCT方法外,基于注册登记研究的随机对照试验和单病例随机对照试验也可应用于疗效评价研究。此外,也有学者认为,虽然RCT方法具有很高的内部真实性,但存在无法提供在真实复杂临床环境下干预结果信息的缺陷,因此需要引入真实世界研究（real world study）的理念和方法。对中医干预进行真实世界研究，关注重要结局指标并开展长期评价，将是中医疗效评价研究的另一种方法。

因此，在进行临床设计时，应根据不同的研究目的，结合不同研究的特点和优势，采用合适的研究方式，探索证候的疗效评价标准。

(5)综合多指标评价法：现有的疗效评价方法还处于一种依赖西医指标作参考的被动阶段，因此将中医四诊指标，特别是舌诊、脉诊这些可以数据化的指标作为中医特色的证候疗效评价方式还是十分有必要的，但也不会抛弃西医理化检查指标，两者的灵活运用是未来中医证候疗效评价的发展趋势之一。

吴庆喜等将中医舌诊仪、脉诊仪以及自制的量表对慢性乙肝、冠心病心绞痛等中医临床疾病的不同证候进行四诊数据的动态采集，同时进行的还有患者的西医临床数据与中西医不同疗效指标的对照分析，结果显示中医脉图、舌图及证候量表在治疗前后具有明显的差异，与西医指标对比得出中医客观化疗效评价指标与西医现有疗效评价指标相比具有一定关联性，可以客观地反映患者的整体变化。

张帆等提到的中医疗效评价指标，主要涉及借鉴西医生物医学评价指标，如着重于评价疾病指标（各种有效率、病死率、复发率、并发症发生率等）、实验室指标、影像学指标（心电图、X 线、CT 等）等。

李军祥通过内镜检查（内镜分级标准及评分：正常计 0 分、轻度计 1 分、中度计 2 分、重度计 3 分）、24 小时食管 pH 监测、食管压力测定及相关的评价量表，对胃食管反流病的疗效进行判断。虽然一定程度地解决了客观化的问题，但长期的基础和临床研究结果提示，完全沿用西医的指标体系来衡量中医中药的疗效，忽视了“证”的改善，忽视中医整体性及证的动态性，不利于中医药的发展。

沈洪提到，伴随着治疗目标的变化，疗效评价指标也随之转变，目前在对于溃疡性结肠炎的疗效观察中，包含症状学、内镜、黏膜组织学、实验室检查、复发相关的疗效评价、激素治疗相关的特定疗效、癌变与手术、生存质量、安全性等评价体系。

虽然多样化、综合多指标的疗效评价，已被临床实际所关注，但目前疗效评价的主体仍不明确。李军祥等针对现有的技术水平，建议结合现代医学诊疗新技术以及标准化的中医临床证候评分，建立以患者为中心的、针对具体情况的且关注终点事件的中医药疗效评价体系。他特别提到胃食管反流患者，在受精神影响的情况下，其主要的症状与镜下所表现严重程度不一致，甚至镜下正常，临床症状却极度严重，此时量表的选择在一定程度上有利于临床医生对患者病情的把握。

(6)数理技术评价法：随着数据分析技术的发展，现代科学的技术手段广泛应用于中医的临床疗效评价中。通过对证候资料的收集，采用不同的数据分析方式，范军铭提出CPOE模式是为适应中医药的特点而提出的针对中医药复杂干预疗效评价方法的设计和分析中的4种核心要素综合成的一种模式，其中“C”指队列研究（cohort study）、“P”指倾向评分（propensity score）、“O”指结局指标（outcome indicator）、“E”指暴露因素（exposed factor）。CPOE模式的关键在于以足够样本量的队列研究（C）为基础、以倾向评分（P）为条件、以结局指标（O）为金标准，以及充分把握暴露因素（E）水平。这4种核心要素是该临床疗效评价模式中的基石，如果离开了对某一项要素的限定，该研究模式对疗效评价的医学循证价值就会受到影响。

翟静波等从三个角度分析目前中医药辅助治疗肿瘤疗效评价方法的关键问题，借鉴生存质量校正法的思想，提出体现患者个体动态信息综合价值的中医药辅助治疗肿瘤“二维一体（two-in-one，TIO）”疗效评价方法，为中医药辅助治疗肿瘤综合疗效的科学评价提供了一定的方法学支持。

目前，计算机和数理方法也广泛应用于中医证候的疗效评价方法中。宇文亚等将现已明确的中医临床实践指南（CPG）的证候、治疗体系以及明确的疗效综合起来，分别构建证候矩阵、治疗矩阵和疗效矩阵，构建疗效评价模型，为进一步明确中医临床实践指南的疗效评价体系提供理论基础，这是一种具有前瞻性的证候疗效评价方法。李平也提出用复杂系统理念构建临床疗效评价方法论，体现信息技术对临床疗效评价的技术支撑作用。

(三) 展望

首先，证候疗效是对中医辨证论治效果的评价，突出中医的特色，但到目前尚未见到对“证候疗效”的专门定义，对其内涵与外延也没有专门的论述。从现有讨论的内容上看，目前普遍采纳的观点是，“证候疗效”指“证候改善程度”，即辨证论治治疗前后构成证候的症状、体征的变化程度，简而言之，“证候疗效”就是治疗前后中医症状和体征的变化。如果就此推论，显然并不能反映中医辨证论治的真正效果。因为大量的临床实践显示，辨证论治不但能够改善症状，也可以消除病因、扭转病理变化；不但可以治标，也可以治本。具体是“治标”而改善症状和体征，还是“治本”而消除病因、病理，要根据治疗的目的和观察结果来确定。

其次，关于中医药疗效评价的科研及文章的评价方法多样，涉及面广，但是至今仍没有形成完整的体系。传统的中医评价方法笼统、模糊、不客观、可操作性和可行性低。西医的评价指标虽然能一定程度上解决客观性问题，但关于指标与中医理论间的关系的论述还不完善。中医诊疗过程强调辨证论治，但目前所建立的中医临床疗效评价方法，从评价参数的采集、数据处理到评价标准的建立，都不能完全体现中医学的整体观念与辨证论治的思想。

再次，目前在证候疗效评价的研究中，主要是基于对固定证型或单一证型的评价，忽略了在疾病发生发展和治疗过程中可能存在的动态变化，以及这一变化给中医临床疗效带来的影响。因此，疗效评价的另一关键问题在于没有把中医学的动态性体现出来。

所以我们建议先对“证候疗效”这一关乎中医临床评价的重要问题进行广泛地讨论并达成共识。首先应明确“证候疗效”的定义与内涵、外延等基本问题，在此基础上再进行评价方法与评价指标的研究，形成相关规范或标准。并且需要注意的是，中医疗效的评价是动态的过程，不是一方一法所能涵盖的；同时研究的对象是人，是时间与空间的人，不同的时间、不同的地域、不同的环境、生命的不同阶段，具有不同的易感性，对于疾病的反应也不同，必须建立基于时空概念上、在多维结构层次认识的基础上，进行动态评价。如此方可推动中医临床疗效评价水平的提高，对整个医学体系中临床评价方法与指标的完善作出贡献。

（四）证候类新药的疗效评价

2018年颁布的《证候类中药新药临床研究技术指导原则》（简称《指导原则》）指出，应采用科学、公认的中医证候疗效评价标准，根据研究目的确定好主要疗效指标和次要疗效指标，应重视证候疗效的临床价值评估。疗效指标选择如下。

1. 以改善目标症状或体征为目的者，应以目标症状或体征消失率、复常率或临床控制率为疗效评价指标，但同时应注意观察对目标症状或体征痊愈时间和/或起效时间的评价。

2. 建议引入患者报告结局指标，将患者“自评”与医生“他评”相结合。

3. 鼓励采用能够反映证候疗效的客观应答指标进行评价。证候疗效的客观指标包括现代医学中的理化指标、生物标志物等。临床试验期间需观察评估中医证候疗效的起效时间、缓解时间或消失时间。

4. 基于生存质量、生活能力或适应能力改善等方面的考虑，推荐采用公认具有普适性或特异性的生存质量、生活能力或适应能力等量表进行疗效评价。也可采用基于科学原则所开发的中医证候疗效评价工具进行疗效评价。

5. 鼓励采用反映疾病的结局指标或替代指标进行疗效评价。

《指导原则》强调，无论采用哪一类疗效评价指标，均应当考虑所选评价指标是否与研究目的相一致，评价标准是否公认、科学合理，并应重视证候类中药的临床价值评估，还应重视证候类中药新药的安全性评价。

证候类中药新药的安全性评价可以结合受试者的疾病相关检查去评估，如某些能够反映疾病病情进展的理化检查指标；安全性评价必须通过与安慰剂或阳性药的平行对照去反映试验药物的安全性。临床试验期间，研究者需关注中医证候的变化以及疾病进展情况，及时评估可能存在的用药风险。

如陈光按照《指导原则》设计多中心区组随机、双盲安慰剂平行对照试验对血府逐瘀胶囊与气滞血瘀证疗效进行因果推断。有效性指标：主要结局指标为证候疗效，根据基于患者报告结局的气滞血瘀证评价量表在第2、4、6、7周进行评价；次要结局指标为单项症状和体征疗效，在第7周进行评价。安全性指标：血常规、尿常规、便常规、肝功能、肾功能、凝血功能，在第0周和第7周各测一次，并全程进行不良事件的观察与记录。结果：随机对照试验提示血府逐瘀胶囊干预7周在改善气滞血瘀证候方面优于安慰剂。治疗7周后气滞血瘀证患者报告结局（PRO）量表较基线变化值组间差异具有统计学意义（$P=0.033$），试验组PRO量表评分下降的中位数在治疗7周后至少为5.5分，优于安慰剂组，而且血府逐瘀胶囊在改善疼痛（$P=0.015$）、胸闷（$P=0.001$）、心慌（$P=0.004$）、胁胀（$P=0.000$）、腹胀（$P=0.000$）、善太息（$P=0.021$）、失眠（$P=0.027$）、头晕（$P=0.003$）、麻木（$P=0.000$）、面色晦暗（$P=0.037$）、口唇紫暗（$P=0.037$）等方面优于安慰剂，而在改善急躁易怒（$P=0.432$）、肿块包块（$P=0.246$）方面组间差异尚无统计学意义。安全性指标方面，除便常规，其余血常规、肝功能、肾功能、凝血功能、尿常规、尿生化、心电图检查试验组治疗前后Kappa检验提示同质性。结论：血府逐瘀胶囊能改善气滞血瘀证候，可以作为干预气滞血瘀证的证候类中药新药。该研究为证候类中药新药的研发提供了有力的佐证,可借鉴其疗效与安全评价方式。

(五) 结语

综上所述,自20世纪80年代以来,许多专家对于证候规范化研究投入了很大的精力,无论在证候的概念、命名、分类、诊断方面,还是在疗效评价标准上都做了大量的研究工作,并取得了一定的成绩。如国家标准、行业标准、主题词表、《中药新药临床研究指导原则(试行)》《中医诊断学》及临床各科教科书,以及由知名专家牵头完成的相关科研课题等。与此类研究开展之前的没有规范的情况相比,有了很大的改观,使人们在中医药科学研究工作中,有了一些具有一定权威性与科学性的可遵照执行的规范与标准。而且,最为重要的是"证候需要规范"这一观念已成为中医界的共识,管理者与学者们均在为此付出不懈的努力。

但是,我们也可以看到,至目前为止,现行的证候规范尚未得到真正的统一,现行的一些规范标准在临床上执行的情况不是很理想,证候规范研究工作还存在许多亟待解决的问题。由于近年国家对于证候规范研究投入了更多的重视,因此有望在今后取得更多实质性进展。

(吴 喆　李修洋　许博文)

第五节 11种常见证候类型及代表疾病规范化研究

一、规范化研究方法设计思路介绍

中医证候类型的研究根植于临床。由于相同证候在不同疾病所表现出的症状区别较大,或各医家的认知不同,其对中医证候类型的症状、诊断标准各抒己见,将临床证候信息转换为研究的过程存在困难,对应的证候研究结果难以规范简明地指导临床操作。而自2008年颁布的《中药注册管理补充规定》提出中药复方制剂根据主治的不同,可以分为主治为证候、病证结合或病的中药复方制剂，明确把证候类中药作为单独一类中药复方制剂进行分类后，证候类中药的新药研发急需规范化的证候依据。基于中医临床及证候类药物研究中存在的各个证候类型对应的症状、诊断标准、常见疾病等缺乏规范化的现状，借助国家科技重大专项课题“中药新药临床研究技术平台规范建设(2013ZX09303301)”，我们联合中国中医科学院中医药信息研究所临床应用信息研究室，基于文献和临床实践对气阴两虚证、气血两虚证、气滞血瘀证、阴虚阳亢证、阴阳两虚证、心脾两虚证、肝胆湿热证、肝郁脾虚证、脾肾阳虚证、肝肾阴虚证、肝郁气滞证共 11 个证型的证候诊断和疗效评价指标、标准等关键要素进行适宜的方法学研究分析，明确了该 11 个证型在临床中的疾病分布、证候诊断、证候疗效评价的情况，找到该 11 个证型证候疗效评价的关键技术要素，以期提供中医证候诊断方法、诊断标准、观测方法、评价方法，在辅助临床诊疗的同时，为中医证候类新药的研发、临床试验等方面提供理论依据。

(一) 证候遴选

证候是中医学的核心概念之一，是中医学认识和治疗疾病的关键，简称“证”，是对疾病发生发展过程中某一阶段的病理性概括，包括病因、病机、病性、病势等。证候是连接基础理论与临床实践的桥梁，是理、法、方、药的具体体现，证型的辨证标准，应包括证的统一辨证标准与因病而异的辨证要点。中医证候类型因其依据的辨证理论和辨证者认知的不同、流派间争鸣等，其类型名称纷繁复杂，因此对临床常见而又缺乏统一辨证标准的证候进行遴选是极其重要的。中国中医科学院以“十一五”国家科技支撑计划“中医治疗常见病研究”项目课题、《中药新药临床研究指导原则(试行)》(2002 年)为基础进行调查问卷的设计工作。并于 2015 年 10 月至 11 月对中国中医科学院广安门医院院内 16 个专业科室进行专家问卷调查，其中常见病调查涉及 28 位专家，常见证候调查涉及 14 位专家，共发放问卷 42 份，回收 40 份。对于得到的问卷调查结果咨询专家，并进行疾病、证候名称修改及完善，汇总出临床常见疾病名称 116 个、证候名称 25 个。基于文献数据分析及临床调研，遴选并完成了重点证候类型 11 个，包括：气阴两虚证、气血两虚证、气滞血瘀证、阴虚阳亢证、阴阳两虚证、心脾两虚证、肝胆湿热证、肝郁脾虚证、脾肾阳虚证、肝肾阴虚证、肝郁气滞证。

（二）基于文献对证型规范化研究

中国中医科学院基于大范围的文献研究，结合专家意见，得出11个证候类型的疾病分布、证候诊断、证候疗效评价的规范化研究结果，以期探求临床普遍性规律以建立合适的、统一的诊断标准，辅助临床医务工作者在搜集四诊信息及诊疗过程中尽可能做到客观化。基于文献对证型规范化研究的具体分析流程如图1-6所示。

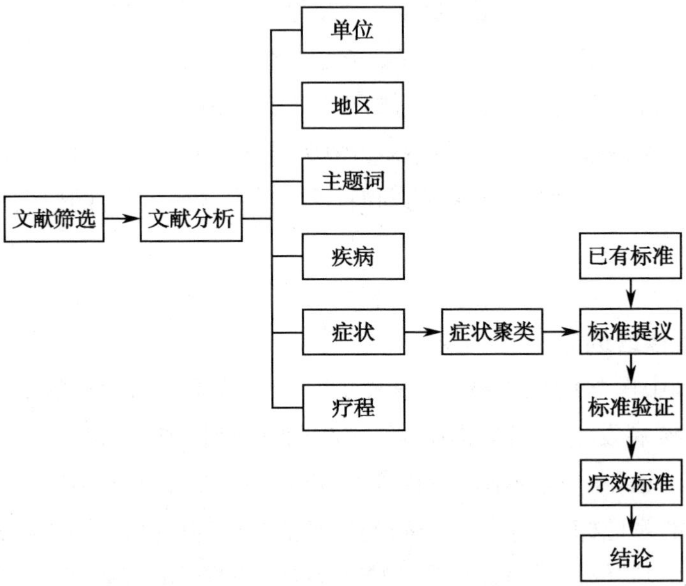

图1-6　基于文献对证型规范化研究的分析流程

1. **文献研究及数据分析**　在中国中医药数据库、中国知网、万方数据库电子文献中分别检索11个证型的期刊文献，年限设定均为1995年1月至2015年12月，研究仅纳入临床研究文献，包括临床试验、随机对照试验、临床观察、队列分析、对照试验等。排除历史文献、实验研究、个案报道等，对得到的论文进行数据提取，分别采用频数分析、系统聚类分析、相关分析、单因素方差分析等方法，进行相关症状、疾病、诊断标准、疗程的统计，分别得出基于文献的11个证型的常见症状、常见疾病、症状分类、常见诊断标准及疗程选择等数据结果，为下一步规范诊断标准、推荐疗程提供文献基础数据支持。对于不同文献中出现的症状术语存在偏差的情况，以2005年版《中医临床常见症状术语规范》为基础构建了症状标准表，对出现频次较多的表达术语数据进行规范化处理。具体路径如图 1-7 所示。

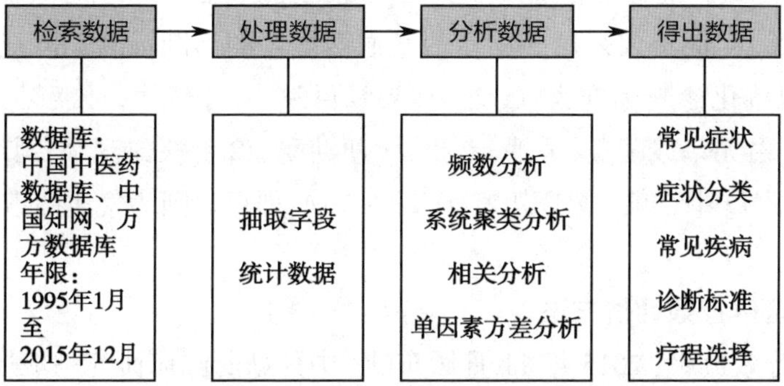

图 1-7　基于文献证候分型的症状元素分析流程

2. **与现行标准对比分析**　本研究通过对文献中引用的现行诊断标准进行统计，选用《中医临床诊疗术语 证候部分》(GB/T 16751.2—1997)、临床常用标准《中医常见证诊断标准》两个证型诊断标准。将文献研究得出的症状组聚类分析挖掘结果与现行标准文献内容进行对比，进行症状分类对比研究，得到相关症状的标准频次比重，与文献中频次比重相加得到综合权重。根据综合权重、术语联合出现情况，结合专业知识分析，筛选 11 个证型诊断标准的症状群。

3. **验证并确定诊断标准**　对于得到的 11 个证型诊断标准的症状群，分别进行文献及现有诊断标准的对比验证。

(1) 文献验证：本研究组从 2010 年 12 月—2015 年 12 月的文献中筛选出相应证型的症状组，设计数据抽取与统计方法，以验证标准症状群结果的可靠性。11 个证型的前 50 位症状群均满足百分比 > 70%，比较满意。

(2) 现行标准验证：将症状群与现行标准进行对比，前 10 位高频症状满足的百分比均达到 100%。

基于两项验证，证明筛选出的 11 个证型诊断标准的症状群能较满意地反映实际证候诊断。根据综合权重、术语联合出现情况，结合专业知识分析，筛选对应证候诊断标准的主症症状群，如气血两虚证：乏力，头晕目眩，心悸气短，神疲乏力，少气懒言，面色苍白无华或萎黄，失眠，食少，大便溏薄；舌淡，苔薄白，脉细弱。针对诊断指标的灵敏度与特异度，分别随机选取 11 个证型的

20篇文献中的症状，基于提出证候标准的个数进行数据提取，根据结果做出灵敏度及特异度的折线图，将两线交叉点对应的症状个数作为诊断标准的症状个数，确定最终的诊断标准。以气血两虚证为例：在5~6项时灵敏度及特异度出现交叉，因此建议采用5项作为气血两虚证的诊断标准。以气血两虚证为例，其规范化诊断标准为：①乏力，头晕目眩，心悸气短，神疲乏力，少气懒言，面色苍白无华或萎黄，失眠，食少，大便溏薄；②舌淡，苔薄白，脉细弱。具备①中3项、②中2项，或①中2项、②中3项，即可诊断为气血两虚证。

（三）证候疗效评价方法

证候疗效分级：2015年11月颁布的《中药新药临床研究一般原则》明确提出，作为中药新药，在探索性临床试验中，应该对适应的证候进行探索研究。并提出证候疗效评价标准应区别于证候诊断标准。根据文献引用的频次并参考临床使用，对11个证候类型的疗效评价建议采用2002年发布的《中药新药临床研究指导原则（试行）》：对证候疗效的评价主要是对治疗前后证候改善程度的评价，即将证候改善程度分为4级，见表1-1。

表1-1 《中药新药临床研究指导原则（试行）》（2002年）疗效评价

	临床痊愈	显效	有效	无效
中医临床症状、体征	消失或基本消失	明显改善	均有所好转	无明显改善甚或加重
证候积分减少	≥95%	≥70%	≥30%	<30%

注：对于代表证候改善程度的症状、体征，采用构成证候诊断的主要症状和次要症状的分值来衡量；其计分方法则是根据在证候诊断中的贡献大小确定其权重，一般主症占有较大权重。

症状一般可分为4级，即正常、轻度异常、中度异常、重度异常。在证候疗效评价时，多采用尼莫地平法计算证候积分的变化，即减分率=（治疗前积分－治疗后积分）/治疗前积分×100%。以气血两虚证为例，主要症状群：头晕目眩，心悸气短，神疲乏力，少气懒言，面色苍白无华或萎黄，失眠，食少，大便溏薄。舌脉：舌淡，苔薄白，脉细弱。

证候积分计算：

治疗前积分：假设某患者治疗前各症状评分为：神疲乏力（2分）、少气懒言（2分）、面色苍白（2分）、心悸气短（2分）、头晕目眩（1分）、失眠（1分），总积分=2+2+2+2+1+1=10分。

治疗后积分：经益气养血方药（如八珍汤）治疗后症状改善，治疗后各症状评分为：神疲乏力（1分）、少气懒言（1分）、面色苍白（1分）、心悸气短（1分）、头晕目眩（0分）、失眠（0分），总积分=1+1+1+1+0+0=4分。

疗效评价（尼莫地平法）：

减分率=（治疗前积分－治疗后积分）/治疗前积分×100%

=（10−4）/10×100%=60%。

本例减分率为60%，属于有效范畴，说明该治疗有效。

（四）疗程建议

对于疗程评价，综合各证候类型对应的明确出现疗程的文献情况，将所有疗程转化为以“天”为单位，并统计其出现频次，生成折线图。基于频次分布规律，采用最高频次对应的疗程作为推荐方案。以气血两虚证为例，若文献分析显示30天疗程的出现频率显著高于其他疗程方案，则推荐采用30天作为标准疗程周期。这一结论通过数据可视化（折线图）得以直观呈现，为临床实践提供了循证依据。

二、气滞血瘀证规范化研究

（一）研究目的

基于文献对气滞血瘀证的证候诊断和疗效评价指标、标准、疗程等关键要素进行分析，了解气滞血瘀证在临床中的疾病分布、证候诊断、证候疗效评价的情况。通过对文献数据的分析，找到气滞血瘀证证候疗效评价的关键技术要素，并探索对其进行适宜的方法学研究的可行性。

（二）文献数据分析

通过电子文献检索基于临床的有关气滞血瘀证的期刊文献，检索范围为中国中医药数据库、中国知网、万方数据库，采用关键词或主题词检索“气滞血瘀”，年限设定为1998—2015年，最终检索结果为：中国中医药数据库5 765篇，中国知网5 001篇，万方数据库4 038篇。根据纳入、排除标准，最后确定入选文献5 236篇。对研究数据分别采用频数分析、系统聚类分析、相关分析、单因素方差分析等方法，研究气滞血瘀证的诊断标准、疗效评价指标、疗效评价标准、临床疗程的预测等疗效评价关键技术要素，对其灵敏度和特异度进行分析。

1. **气滞血瘀证的疾病分布情况及对应的症状** 对5 236篇气滞血瘀证文献中涉及的疾病情况进行分析，去除重复数据，规范术语后，选取出现频次前20位的疾病，如图1-8所示，出现最多的疾病是痛经，数量达300次。

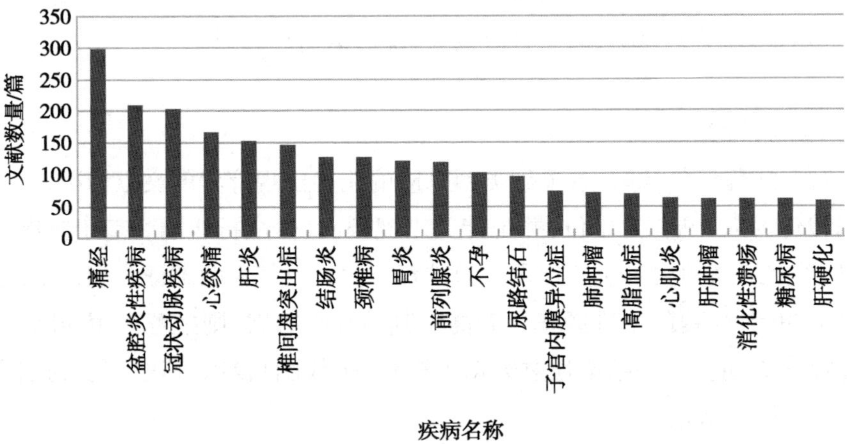

图1-8 气滞血瘀证疾病分布情况

以下是出现频次前10位的疾病对应症状的分布。

痛经常见症状中频次最高的为脉弦，为85次。

盆腔炎性疾病常见症状中频次最高的为带下量多，为69次。

冠状动脉疾病常见症状中频次最高的为胸部胀闷，为65次。

心绞痛常见症状中频次最高的为胸部胀闷，为51次。

肝炎常见症状中频次最高的为胁痛，为52次。

椎间盘突出症常见症状中频次最高的为腰痛，为54次。

结肠炎常见症状中频次最高的症状为腹痛，为61次。

颈椎病常见症状中频次最高的为头痛，为26次。

胃炎常见症状中频次最高的为胃痛，为47次。

前列腺炎常见症状中频次最高的为尿频，频次为40次。

2. **气滞血瘀证的症状分布情况** 选取前10位症状的常见疾病分布进行比较，详见表1-2、表1-3。

表 1-2 气滞血瘀证常见前 10 位症状与其常见疾病分布合并比较（上）

排序	1. 脉弦	2. 脉涩	3. 舌暗	4. 舌紫	5. 舌有瘀点
1	痛经（85）	冠状动脉疾病（35）	痛经（48）	痛经（54）	痛经（41）
2	盆腔炎性疾病（58）	盆腔炎性疾病（35）	盆腔炎性疾病（41）	冠状动脉疾病（38）	盆腔炎性疾病（24）
3	冠状动脉疾病（36）	肝炎（29）	冠状动脉疾病（38）	心绞痛（27）	冠状动脉疾病（21）
4	肝炎（35）	胃炎（28）	心绞痛（28）	肝炎（27）	前列腺炎（17）
5	不孕（33）	心绞痛（26）	肝炎（24）	盆腔炎性疾病（25）	胃炎（16）
6	心绞痛（30）	前列腺炎（25）	颈椎病（23）	胃炎（21）	尿路结石（16）
7	椎间盘突出症（27）	痛经（20）	前列腺炎（22）	前列腺炎（17）	肝炎（15）
8	前列腺炎（26）	消化性溃疡（19）	带状疱疹（19）	椎间盘突出症（17）	心绞痛（13）
9	胃炎（26）	糖尿病（18）	胃炎（18）	颈椎病（16）	椎间盘突出症（13）
10	颈椎病（25）	椎间盘突出症（18）	不孕（18）	消化性溃疡（15）	不孕（12）

表 1-3 气滞血瘀证常见前 10 位症状（频次）与其常见疾病分布合并比较（下）

排序	6. 胸部胀闷	7. 脉细	8. 苔白	9. 苔薄	10. 心悸
1	冠状动脉疾病（65）	盆腔炎性疾病（32）	盆腔炎性疾病（29）	盆腔炎性疾病（25）	冠状动脉疾病（54）
2	心绞痛（51）	不孕（18）	带状疱疹（18）	胃炎（16）	心绞痛（43）
3	心肌与心包疾病（37）	冠状动脉疾病（18）	胃炎（16）	心绞痛（14）	心肌与心包疾病（40）
4	高脂血症（17）	肝炎（18）	冠状动脉疾病（15）	肺肿瘤（14）	心律失常（18）
5	痛经（17）	胃炎（16）	心绞痛（12）	肝硬化（10）	心肌梗死（12）
6	心律失常（17）	带状疱疹（16）	前列腺炎（11）	子宫内膜异位症（10）	更年期综合征（12）

续表

排序	6. 胸部胀闷	7. 脉细	8. 苔白	9. 苔薄	10. 心悸
7	心肌梗死(14)	心绞痛(14)	糖尿病(10)	冠状动脉疾病(10)	室性期前收缩复合波(9)
8	肺肿瘤(11)	心肌与心包疾病(12)	不孕(10)	尿路结石(10)	心力衰竭(9)
9	视网膜静脉阻塞(11)	肺肿瘤(11)	视网膜静脉阻塞(10)	肝肿瘤(10)	病态窦房结综合征(8)
10	糖尿病(10)	肝硬化(10)	痛经(9)	前列腺炎(9)	高脂血症(6)

3. **气滞血瘀证的症状聚类分析**　根据聚类分析结果，将气滞血瘀证证候的症状分布分为9组。

第一组：恶心、呕吐、腹胀、纳呆、嗳气。

第二组：腹痛。

第三组：心烦、易怒、胁胀、抑郁、胁痛。

第四组：口苦、口干、腰酸、刺痛、胃脘痛、痛处固定、疼痛拒按、皮下瘀斑、面色晦暗、经行腹痛、月经紊乱、少腹痛、乳房发胀、腰痛、舌淡红、苔黄腻、脉滑数。

第五组：疼痛。

第六组：心悸、气短、左前胸痛、胸部胀闷、胸痛。

第七组：头晕、头痛、失眠、乏力。

第八组：舌暗紫有瘀点、脉沉涩。

第九组：苔薄白、脉弦细。

4. **气滞血瘀证的疗程分析**　对5 236篇气滞血瘀证文献中涉及的疾病情况进行分析，明确疗程出现1 453项，其中30天为所有疗程中出现频次最高者。

(三) 气滞血瘀证的已有标准情况

1. **诊断标准情况**

(1)《中医临床诊疗术语　证候部分》：气机阻滞，血行不畅，以胸胁脘腹胀闷窜痛，偶有刺痛，或有痞块、时散时聚，舌紫或有斑点，脉弦涩等为常见症的证候。

(2)《中医常见证诊断标准》

1)瘀滞证

定义:气机阻滞,血行不畅所表现的患处胀痛或刺痛、拒按,患处胀闷、有肿块等证候。

必备证素:气滞,血瘀。或兼证素:肺,脾,肾,肌肤,经络,筋骨。

常见表现及计量值:心痛 / 胸骨后痛 / 胁痛 / 脘腹痛 / 少腹痛 / 乳房疼痛 / 痛经=4;固定痛=2;刺痛=2;绞痛=2;掣痛=1;胀痛或窜痛=2;痛拒按或压痛甚=2;吞食梗塞=2;肝大 / 脾大=2;胁胀 / 脘痞胀 / 腹胀 / 乳房胀=2;腹内包块 / 脘腹肿块 / 乳房结块=2;大便有脓血=2;里急后重=2;月经紫暗 / 月经夹块=2;肝掌 / 丝状红缕 / 蜘蛛痣=2;腹露青筋=2;面色晦暗=2;舌紫暗=2;舌生瘀斑=2;脉弦=2;脉涩=2。

2)肝郁血瘀证

定义:肝气郁结,血瘀肝经所表现的情志抑郁,胁痛,胁胀,或乳房胀痛结块,舌紫暗,脉弦涩等证候。

必备证素:肝,气滞,血瘀。或兼证素:胆。

常见证候及计量值:善悲易哭 / 抑郁或忧虑 / 善太息=2;乳房胀=2;乳房疼痛=3;乳房结块=3;胁胀=2;胁痛=3;固定痛=2;刺痛=2;痛拒按或压痛甚=2;肝掌 / 丝状红缕 / 蜘蛛痣=4;肝大 / 脾大=3;腹水征阳性 / 腹部膨隆 / 腹露青筋=2;痛经=2;月经错乱 / 月经夹块 / 月经紫暗=3;齿衄=1;面色晦暗=2;舌紫暗 / 舌生瘀斑=2;脉弦=2;脉涩=2。

3)胞宫瘀滞证

定义:瘀血阻滞胞宫,所表现的小腹刺痛、拒按,月经紫暗夹块、经闭或崩漏等证候。

必备证素:胞宫,气滞,血瘀。或兼证素:肝,寒,血寒,动血。

常见证候及计量值:月经紫暗 / 月经夹块=5;阴道流血淋漓 / 阴道出血如崩=3;小腹痛 / 痛经=4;痛拒按或压痛甚=2;固定痛=2;刺痛=2;胀痛或窜痛=1;月经推迟 / 月经量多=2;月经错乱 / 月经量少=1;经闭=3;腹内包块=2;不孕=3;乳房疼痛=2;乳房胀=2;抑郁或忧虑=1;舌紫暗=2;舌生瘀斑=2;脉弦=2;脉涩=2。

4)瘀滞胸膈证

定义:瘀血阻滞胸膈,所表现的胸部固定刺痛,吞食梗塞等证候。

必备证素：胸膈，气滞，血瘀。或兼证素：肝，胃，阴虚。

常见证候及计量值：吞食梗塞=7；胸骨后痛/胸痛=6；脘腹痛=2；刺痛=2；固定痛=2；掣痛=2；痛拒按或压痛甚=1；呃逆=2；嗳气=1；呕吐痰涎/呕吐酸水=2；胸闷=2；胸腔积液=2；胁胀=1；咳嗽=1；经常便秘/大便干结=2；形体消瘦=1；面色晦暗=2；舌紫暗/舌生瘀斑=2；脉弦=2；脉涩=2。

5）少腹瘀滞证

定义：瘀血阻滞少腹，所表现的少腹疼痛、拒按，或触及包块等证候。

必备证素：少腹（下焦），气滞，血瘀。或兼证素：肝，小肠，大肠，胞宫。

常见证候及计量值：少腹部肿块/腹内包块=7；少腹痛=7；固定痛=3；刺痛=2；胀痛或窜痛=2；痛拒按或压痛甚=2；腹胀/小腹胀=2；经闭/月经量少=2；月经紫暗=2；腹痛欲泻/排便不爽=2；肠鸣亢进/矢气多=1；里急后重=2；大便有脓血=1；舌紫暗/舌生瘀斑=3；脉弦=2；脉涩=2。

6）胃瘀滞证

定义：气机不畅，瘀阻胃络，所表现的脘腹刺痛或胀痛而拒按，吞食梗塞，脘腹部肿块等证候。

必备证素：胃，气滞，血瘀。或兼证素：气闭，气虚，动血。

常见证候及计量值：脘腹痛=4；胸骨后痛=3；固定痛=2；刺痛=2；胀痛或窜痛=2；掣痛=2；绞痛=2；痛拒按或压痛甚=2；脘痞胀=2；食后痞胀=1；嗳气=2；恶心=1；呕吐/呕吐酸水=2；吞食梗塞=3；肠鸣亢进=1；气行觉舒=2；脘腹部肿块=2；大便黑如柏油=2；舌紫暗=2；舌生瘀斑=2；脉弦=2；脉涩=2。

2. **疗效判断情况**　对5 236篇气滞血瘀证文献中疗效判断依据的引用情况进行分析，共出现622次疗效判断引用，354种表达。规范数据，引用频次前5位者见表1-4。

表1-4　气滞血瘀证疗效判断依据引用情况

名称	引用频次
《中医病证诊断疗效标准》	91
《中药新药临床研究指导原则（试行）》	76
《临床疾病诊断依据治愈好转标准》	21
《实用中西医结合诊断治疗学》	14
《冠心病心绞痛中医疗效评定标准》	10

2002 年发布的《中药新药临床研究指导原则(试行)》对气滞血瘀证的疗效评价为“多指标改善”。包括胸胁脘腹胀闷、刺痛、痛处固定拒按、经行腹痛、乳房发胀、呕吐、面色晦暗。如果采用症状积分,建议积分减少 70% 为显效。

(四)气滞血瘀证的规范化标准提议及验证

1. 主症症状群 经过对 1995 年 1 月—2015 年 12 月的 5 236 篇文献统计,并以《中医临床常见症状术语规范》进行术语规范分析,为验证来自文献分析的证候诊断标准,课题组从 2010 年 12 月—2015 年 12 月的文献中筛选出 88 组气滞血瘀证证候的症状组,分别使用症状及舌脉标准数据,对原始数据进行标注并逐条记录症状、舌脉数据,统计原始数据、症状、舌脉数据项目个数,统计总体满足百分比。总体满足百分比为 70.02%,比较满意。并统计出气滞血瘀证临床表现的频次,将其与《中医临床诊疗术语证候部分》与《中医常见证诊断标准》中气滞血瘀证证型常见表现进行对比,前 20 位结果见表 1-5。表 1-5 中各项计算方法如下:文献中频次比重(该症状在文献中出现的频次占所有症状总频次的百分比)=该症状在文献中出现频次 / 所有症状出现总频次;标准频次比重(该症状在《中医常见证诊断标准》中出现的权重)=该症状在标准中出现频次 / 所有症状出现总频次;综合权重(结合文献实际出现频率与标准权威权重的综合评分,反映症状的诊断重要性)=文献中频次比重 + 标准频次比重。

表 1-5 气滞血瘀证症状加权排序

文献症状结点	文献中频次比重	标准频次比重	综合权重	加权调整后排序
脉弦	0.082 718 651	0.076 086 957	0.158 805 608	1
脉涩	0.064 202 920	0.076 086 957	0.140 289 877	2
舌紫	0.050 429 023	0.076 086 957	0.126 515 980	3
舌暗	0.060 815 896	0.065 217 391	0.126 033 287	4
舌生瘀斑	0.038 235 737	0.065 217 391	0.103 453 128	5
腹痛	0.023 784 435	0.076 086 957	0.099 871 392	6
刺痛	0.010 687 942	0.076 086 957	0.086 774 899	7
疼痛拒按	0.010 010 537	0.065 217 391	0.075 227 928	8
痛处固定	0.008 505 193	0.065 217 391	0.073 722 584	9
腹胀	0.023 332 832	0.043 478 261	0.066 811 093	10

续表

文献症状结点	文献中频次比重	标准频次比重	综合权重	加权调整后排序
呕吐	0.012 042 752	0.043 478 261	0.055 521 013	11
胸部胀闷	0.036 880 927	0.010 869 565	0.047 750 492	12
胁胀	0.013 623 363	0.032 608 696	0.046 232 059	13
经行腹痛	0.012 644 889	0.032 608 696	0.045 253 585	14
胸痛	0.020 472 678	0.021 739 130	0.042 211 808	15
胁痛	0.020 171 609	0.021 739 130	0.041 910 739	16
乳房发胀	0.007 677 254	0.032 608 696	0.040 285 950	17
面色晦暗	0.007 526 720	0.032 608 696	0.040 135 416	18
脉细	0.033 945 507	0	0.033 945 507	19
苔白	0.032 665 964	0	0.032 665 964	20

根据综合权重、术语联合出现情况，结合专业知识分析，筛选出气滞血瘀证诊断标准的主症症状群为：胸胁脘腹胀痛、刺痛、痛处固定、拒按、呕吐、面色晦暗，女子有经行腹痛、乳房发胀。舌紫暗、有瘀点，苔白，脉弦细涩。

2. **准确性** 统计 2010 年 12 月—2015 年 12 月气滞血瘀证的实际症状群，根据其症状实际出现频次进行排序，分析其是否在给出标准中，并统计其高频症状满足百分比。前 20 位症状统计结果见表 1-6，根据结果可知标准的包含性及准确性佳。

表 1-6 气滞血瘀证主症症候群准确性分析

序号	症状名称	出现频次	是否出现在标准中	高频满足百分比
1	舌暗	90	是	100.00%
2	脉弦	88	是	100.00%
3	舌生瘀斑	86	是	100.00%
4	脉涩	78	是	100.00%
5	舌紫	66	是	100.00%
6	胸部胀闷	53	是	100.00%
7	乳房发胀	37	是	100.00%
8	痛处固定	36	是	100.00%

续表

序号	症状名称	出现频次	是否出现在标准中	高频满足百分比
9	经行腹痛	36	是	100.00%
10	刺痛	25	是	100.00%
11	胁胀	24	是	100.00%
12	苔薄	24	否	91.67%
13	胁痛	22	是	92.31%
14	月经量少	21	否	85.71%
15	脉沉	18	否	80.00%
16	腹胀	18	是	81.25%
17	苔白	17	是	82.35%
18	胸痛	16	是	83.33%
19	脉细	16	是	84.21%
20	腹痛	15	是	85.00%

3. **灵敏度和特异度** 为对气滞血瘀证诊断指标的灵敏度和特异度进行分析，随机抽取 20 篇文献的气滞血瘀证症状，进行基于提出证候标准的数据提取。根据数据抽取结果，计算抽取 1~7 项指标的指标灵敏度及特异度。如图 1-9 所示，在 4~5 项时灵敏度及特异度出现交叉，因此建议采用 4 项指标作为气滞血瘀证的诊断标准。

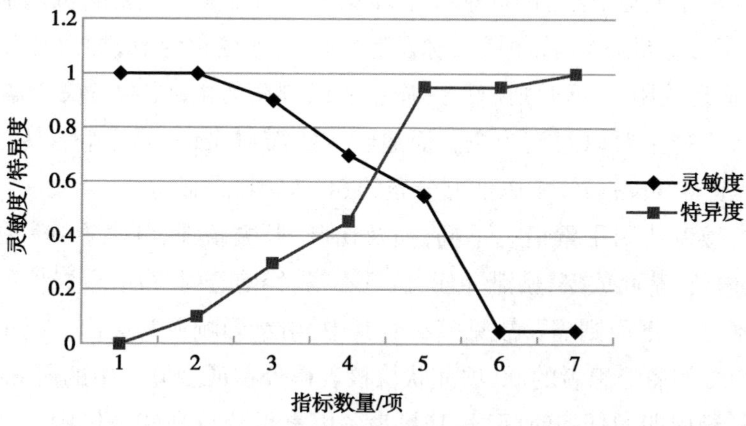

图 1-9 气滞血瘀证灵敏度与特异度折线图

（五）结论

综合分析气滞血瘀证临床文献 5 236 篇和标准文献 2 篇，对比已有标准，结合专家意见，得出气滞血瘀证的文献分析结论如下。

1. **代表疾病** 痛经、盆腔炎性疾病、冠状动脉疾病、肝炎等疾病中气滞血瘀证出现频率较高。

2. **气滞血瘀证证候诊断标准** 症状群：①胸胁脘腹胀闷、刺痛、痛处固定拒按、经行腹痛、乳房发胀、呕吐、面色晦暗；②舌脉：舌紫暗有瘀点、苔白、脉弦细涩。具备①中 2 项、②中 2 项，或①中 3 项、②中 1 项，即可诊断。

3. **疗效评价** 气滞血瘀证的疗效评价为“多指标改善”，包括胸胁脘腹胀闷、刺痛、痛处固定拒按、经行腹痛、乳房发胀、呕吐、面色晦暗。如果采用症状积分，建议积分减少 70% 为显效。

4. **疗程评价** 气滞血瘀证的疗程评价，建议 30 天。

（六）代表性疾病

根据收集的文献数据，痛经、盆腔炎性疾病、冠状动脉疾病、肝炎、椎间盘突出症、结肠炎、颈椎病、胃炎、前列腺炎、不孕、尿路结石、子宫内膜异位症等疾病中气滞血瘀证出现频率较高。

1. **痛经** 痛经属于妇科疾病范畴，指妇女正值经期或经行前后出现周期性下腹部疼痛，伴随腰骶酸痛，甚至剧痛晕厥者，中医学亦称“经行腹痛”。疼痛表现为阵发性、周期性、节律性，可放射至腰骶部及大腿内侧。“经行腹痛”的发生与冲任气血、胞宫的周期性生理变化密切相关。主要病机包括邪气内伏、精血素亏。经期前后冲任二脉及胞宫的生理变化急骤，导致冲任气血不畅，胞宫血运受阻，“不通则痛”，疼痛主要以刺痛为主；或胞宫失于濡养，“不荣则痛”，疼痛主要以隐痛为主。而痛经的气滞血瘀证，属于病性为实的“不通则痛”范畴，可占痛经中医证型分布的 30.8%~42.3%。

此类患者或因平素情志不畅，损及伤肝，肝失疏泄，气滞血瘀；或经期产后，余血内留，蓄而成瘀，瘀滞冲任，血行不畅，经前经时气血下注冲任，胞脉气血更加壅滞，“不通则痛”，故见痛经。其中，情绪影响尤为突出。冯思仪等人通过对 201 例痛经患者的 90 项症状检核表得分在证型分布中的研究，得出无论处于月经周期的任何时间段，其量表各因素得分较高的证候中均包括气滞血瘀证。临床常见经行腹痛，疼痛较甚、拒按，胸胁、乳房胀痛，月经不畅、量少，色紫暗，可有血块，块下痛减，或伴恶心呕吐。舌紫暗，或有瘀点，苔白，脉弦或沉涩。治疗应以理气活血、逐瘀止痛为法，方药以膈下逐瘀汤加减。

2. **盆腔炎性疾病** 盆腔炎性疾病指女性上生殖道及其周围组织的一组感染性疾病，若盆腔炎性疾病迁延不愈，则可发展为盆腔炎后遗症，气滞血瘀证主要见于后者。中医学无盆腔炎后遗症之疾病名，根据其临床特点可归属中医学“妇人腹痛”“月经失调”“带下病”等范畴。其主要病机为经行产后，胞门开启，风寒湿热外邪或虫毒乘虚内侵，与冲任气血相搏结，结于胞宫，耗伤气血，缠绵难愈。

气滞血瘀型盆腔炎后遗症或由于七情内伤，肝气不畅；或由于湿热余毒未清，滞留于胞宫，气机不畅，瘀血内停，脉络不通。临床常见带下量多，少腹胀痛或刺痛，可连及腰骶，月经失调，经行腹痛，舌紫暗，或有瘀点，苔白，脉弦或沉涩。治疗应以疏肝解郁、化瘀止痛为法，方药以膈下逐瘀汤加减。

3. **冠状动脉疾病** 冠状动脉疾病或冠状动脉性心脏病指冠状动脉粥样硬化使血管腔狭窄、阻塞，冠状动脉发生功能性改变，导致心肌缺血缺氧甚至坏死而引起的心脏疾病，主要分为：无症状性心肌缺血、心绞痛、心肌梗死、缺血性心肌病和猝死 5 种类型。其中心绞痛是指冠状动脉供血不足，心肌急剧的、暂时的缺血与缺氧所致的临床综合征，属于中医学“胸痹”“心痛”范畴，基本病机为心脉闭阻。毕颖斐等通过对全国 5 310 例冠心病心绞痛患者的临床研究后，得出其中常见的 18 种证候类型，最常见的为气滞血瘀证(14.75%)。

气滞血瘀型心绞痛由肝失疏泄，气机郁滞，心脉不和或心脉瘀阻导致，临床常见胸部胀闷，心悸胸痛，痛有定处，善太息，情志不遂易发，舌紫暗有瘀点，苔薄白，脉弦细涩。治疗应以疏肝解郁、活血通络为法，方药以血府逐瘀汤合柴胡疏肝散加减。临床也可根据患者实际表现，适当以虫类药物加大活血逐瘀之效。黄柳向等运用柴蝎丹参汤可有效改善气滞血瘀型不稳定型心绞痛患者的临床表现及炎症细胞因子水平。

4. **肝炎** 肝炎是肝脏炎症的统称。通常是指由多种致病因素，如病毒、细菌、寄生虫、化学毒物、药物、酒精、自身免疫因素等使肝脏细胞受到破坏，肝脏的功能受到损害，引起身体一系列不适症状，以及肝功能指标的异常。其中，慢性乙型肝炎在我国呈现高发状态，我国乙肝病毒携带者约占总人口数的 8%~10%，慢性乙型肝炎患者约 2 000 万人。慢性乙型肝炎—肝硬化—肝癌为临床经典恶化途径，因此减轻患者临床症状、延缓病情发展十分重要。慢性乙肝归属于中医学“胁痛”“黄疸”等范畴。其病机主要为邪毒内侵,腐蚀肝叶。周慧敏等研究发现,气郁体质人群易肝失条达,气机郁滞,络脉失养,瘀血停滞,发为慢性乙型肝炎则易表现为气滞血瘀证。临床常见胁肋胀痛或刺痛,可连及腹部,入夜尤甚,面色晦暗,纳呆恶心,舌紫暗有瘀点,苔薄,脉弦涩。治疗应以疏肝理气、祛瘀通络为法,方药以血府逐瘀汤合柴胡疏肝散加减。

三、气血两虚证规范化研究

(一) 研究目的

基于文献对气血两虚证的证候诊断和疗效评价指标、标准、疗程等关键要素进行分析,了解气血两虚证在临床中的疾病分布、证候诊断、证候疗效评价的情况。通过对文献数据的分析,找到气血两虚证证候疗效评价的关键技术要素,并探索对其进行适宜的方法学研究的可行性。

(二) 文献数据分析

通过电子文献检索基于临床的有关气血两虚证的期刊文献,检索范围为中国中医药数据库、中国知网、万方数据库,采用关键词或主题词检索“气血两虚”,年限设定为1998—2015年,最终检索结果为:中国中医药数据库1 940篇,中国知网1 534篇,万方数据库898篇。根据纳入、排除标准,最后确定入选文献1 112篇。对研究数据,分别采用频数分析、系统聚类分析、相关分析、单因素方差分析等方法,研究气血两虚证的诊断标准、疗效评价指标、疗效评价标准、临床疗程的预测等疗效评价关键技术要素,对其灵敏度和特异度进行分析。

1. **气血两虚证的疾病分布情况及对应的症状** 对1 112篇气血两虚证文献中涉及的疾病情况进行分析,去除重复数据,规范术语后,选取出现频次前20位的疾病,如图1-10所示,出现最多的疾病是闭塞性血栓性脉管炎,数量达54次。

以下从出现频次前15位中选取10种疾病对应的症状分布进行展示。

闭塞性血栓性脉管炎常见症状中出现频次最高的为舌质淡,为9次。

痛经常见症状中出现频次最高的为舌质淡,为10次。

眩晕常见症状中出现频次最高的为眩晕,为15次。

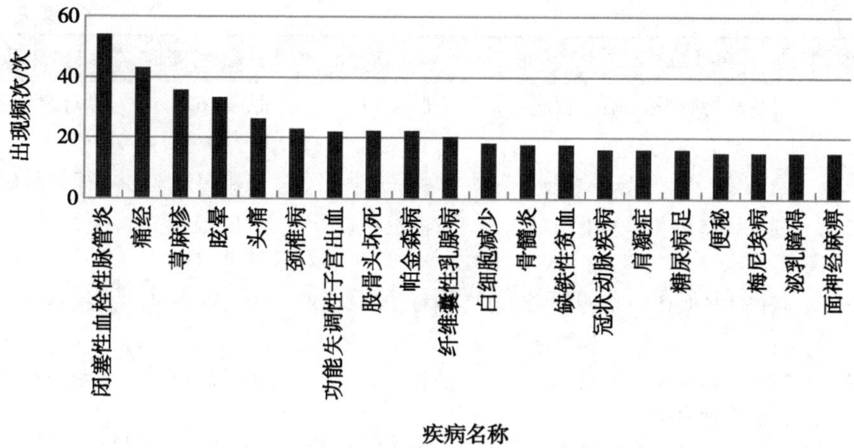

图 1-10　气血两虚证疾病分布情况

头痛常见症状中出现频次最高的为头痛，为 13 次。

颈椎病常见症状中出现频次最高的为眩晕，均为 6 次。

功能失调性子宫出血常见症状中出现频次最高的症状为头晕、面色萎黄，均为 4 次。

股骨头坏死常见症状中出现频次最高的为疼痛，为 6 次。

帕金森病常见症状中出现频次最高的为震颤，为 7 次。

白细胞减少常见症状中出现频次最高的为头晕，为 9 次。

骨髓炎常见症状中出现频次最高的为舌淡，为 8 次。

2. **气血两虚证的症状分布情况**　选取前 10 位症状的常见疾病分布进行比较，详见表 1-7、表 1-8。

表 1-7　气血两虚证常见前 10 位症状（分布频次）与其常见疾病合并比较（上）

排序	1. 乏力	2. 头晕	3. 心悸	4. 舌淡	5. 气短
1	白细胞减少(7)	白细胞减少(9)	缺铁性贫血(11)	骨髓炎(8)	缺铁性贫血(8)
2	头痛(6)	盆腔炎性疾病(7)	低血压(9)	头痛(6)	冠状动脉疾病(5)
3	类风湿性关节炎(6)	头痛(6)	头痛(8)	痛经(6)	闭塞性血栓性脉管炎(5)
4	眩晕(6)	痛经(5)	心律失常(7)	低血压(6)	头痛(4)

续表

排序	1. 乏力	2. 头晕	3. 心悸	4. 舌淡	5. 气短
5	冠状动脉疾病(5)	帕金森病(5)	心肌炎(7)	眩晕(6)	类风湿性关节炎(4)
6	便秘(5)	眩晕(5)	冠状动脉疾病(5)	便秘(4)	心律失常(4)
7	颈椎病(5)	颈椎病(5)	骨髓炎(5)	类风湿性关节炎(4)	心绞痛(3)
8	缺铁性贫血(5)	功能失调性子宫出血(4)	白细胞减少(5)	梅尼埃病(4)	崩漏(3)
9	特发性血小板减少性紫癜(4)	便秘(4)	眩晕(5)	颈椎病(4)	骨髓炎(3)
10	帕金森病(4)	心律失常(4)	便秘(4)	纤维囊性乳腺病(4)	先兆流产(3)

表 1-8　气血两虚证常见前 10 位症状(频次)与其常见疾病分布合并比较(下)

排序	6. 面色苍白	7. 舌淡	8. 脉细弱	9. 神疲	10. 苔薄白
1	痛经(8)	痛经(10)	痛经(7)	头痛(4)	闭塞性血栓性脉管炎(5)
2	骨髓炎(4)	闭塞性血栓性脉管炎(9)	眩晕(6)	缺铁性贫血(4)	痛经(4)
3	白细胞减少(3)	功能失调性子宫出血(3)	骨髓炎(5)	类风湿性关节炎(4)	头痛(3)
4	帕金森病(3)	白细胞减少(2)	功能失调性子宫出血(3)	白细胞减少(3)	颈椎病(3)
5	梅尼埃病(3)	视神经萎缩(2)	股骨头坏死(3)	特发性血小板减少性紫癜(3)	糖尿病足(3)
6	化疗反应(3)	糖尿病足(2)	白细胞减少(3)	先兆流产(3)	骨髓炎(3)
7	再生障碍性贫血(3)	帕金森病(2)	颈椎病(3)	溃疡(3)	类风湿性关节炎(3)
8	头痛(3)	盆腔炎性疾病(2)	低血压(3)	化疗反应(2)	白细胞减少(2)
9	颈椎病(3)	骨髓发育不良综合征(2)	帕金森病(2)	心律失常(2)	视神经萎缩(2)
10	崩漏(3)	溃疡性结肠炎(2)	梅尼埃病(2)	闭塞性血栓性脉管炎(2)	乳腺肿瘤(2)

3. **气血两虚证的症状聚类分析** 根据聚类分析结果,将气血两虚证候的症状分布分为6大组。

第一组:面色无华或苍白或萎黄、纳呆、舌胖大、大便溏薄、食少、困倦。

第二组:脉沉、脉虚。

第三组:舌淡、脉细、苔薄、苔白。

第四组:脉弱、神疲、乏力。

第五组:失眠、目眩、头晕、气短、心悸、面色苍白、自汗、少气懒言。

第六组:腰酸、耳鸣、头痛、呕吐、恶心。

(其他症状由于数量较多且不具有代表性,故不纳入。)

4. **气血两虚证的疗程分析** 对1 112篇气血两虚证文献中涉及的疾病情况进行分析,明确疗程出现322次,其中30天为所有疗程中出现频次最高者。

(三)气血两虚证的已有标准情况

1. 诊断标准情况

(1)《中医临床诊疗术语 证候部分》

1)气血两虚证:气血亏虚,形体失养,以神疲乏力、气短懒言、面色淡白或萎黄、头晕目眩、唇甲色淡、心悸失眠、舌淡、脉弱等为常见症的证候。

2)心气血两虚证:气血两虚,心神失养,以心悸、神疲头晕、多梦健忘、面白、舌淡、脉弱等为常见症的证候。

3)心脾气血两虚证:心血与脾气亏虚,以心悸、神疲、头晕、健忘、食少、腹胀、便溏、面色萎黄、舌淡、脉弱等为常见症的证候。

4)心肝气血两虚(亏虚)证:气血亏虚,心肝失养,以心悸心慌、多梦健忘、头晕目眩、目昏、两胁隐痛、妇女月经量少,面、舌、爪甲色淡白,脉细无力等为常见症的证候。

5)肝脾气血两虚证:肝脾气血均亏虚,以头晕目眩、目昏、肢体麻木、月经量少、食少、腹胀、便溏、面色萎黄、舌淡、脉弱等为常见症的证候。

(2)《中医常见证诊断标准》

定义:气虚血亏所表现的头晕、神疲、气短、口唇淡白、舌淡、脉细无力等证候。

必备证素:气虚,血虚。或兼证素:脾虚,阳虚,动血。

常见证候及计量值:头晕=3;神疲=2;失眠=1;多梦=2;健忘=2;气

短=2；目眩=2；心悸/心慌=2；倦怠乏力=2；声低=2；懒言=1；口淡/欲食=2；月经推迟=1；月经量少/月经稀淡=3；月经量多=1；经闭=1；形体消瘦=1；口唇淡白=3；面色少华/面色萎黄/面色淡白/面色苍白/面色㿠白=3；舌淡=3；脉细=2；脉虚=2。

2. **疗效标准情况** 对1 112篇气血两虚证文献中疗效判断依据的引用情况进行分析，共出现63次引用，42种表达。对数据进行规范后，引用频次前5位者见表1-9。

表1-9 气血两虚证疗效判断依据引用情况

名称	引用频次
《中医病证诊断疗效标准》	11
《中药新药临床研究指导原则(试行)》	6
《临床疾病诊断依据治愈好转标准》	3
《实用中西医结合诊断治疗学》	2
《冠心病心绞痛疗效评定标准》	2

2002年发布的《中药新药临床研究指导原则(试行)》对气血两虚证的疗效评价为“多指标改善”。包括乏力，头晕目眩，心悸气短，神疲少气懒言，面色苍白、无华或萎黄，失眠，食少，大便溏薄。舌淡或舌红，苔薄白，脉细弱。如果采用症状积分，建议积分减少70%为显效。

(四) 气血两虚证的规范化标准提议及验证

1. **主症症状群** 经过对1995年1月—2015年12月的1 112篇文献统计，并以《中医临床常见症状术语规范》进行术语规范分析，为验证来自文献分析的证候诊断标准，课题组从2010年12月—2015年12月的文献中筛选出来77组气血两虚证证候的症状组，分别使用症状及舌脉标准数据，对原始数据进行标注并逐条记录症状、舌脉数据，统计原始数据、症状、舌脉数据项目个数，统计总体满足百分比。结果总体满足百分比为73.84%，比较满意。并统计出气血两虚证临床表现的频次，将其与《中医临床诊疗术语 证候部分》与《中医常见证诊断标准》中气血两虚证证型常见表现进行对比，前20位症状分析结果见表1-10。

表 1-10 气血两虚证症状加权排序

文献症状结点	文献中频次比重	标准频次比重	综合权重	加权调整后排序
脉细	0.077 388 402	0.060 606 061	0.137 994 463	1
乏力	0.069 253 233	0.060 606 061	0.129 859 294	2
头晕	0.061 952 441	0.060 606 061	0.122 558 502	3
心悸	0.058 614 935	0.060 606 061	0.119 220 996	4
气短	0.044 430 538	0.060 606 061	0.105 036 599	5
神疲	0.041 718 815	0.060 606 061	0.102 324 876	6
脉弱	0.039 007 092	0.060 606 061	0.099 613 153	7
面色苍白	0.025 239 883	0.060 606 061	0.085 845 944	8
失眠	0.025 031 289	0.060 606 061	0.085 637 350	9
少气懒言	0.023 362 537	0.060 606 061	0.083 968 598	10
脉虚	0.022 528 16	0.060 606 061	0.083 134 221	11
面色无华	0.018 773 467	0.060 606 061	0.079 379 528	12
目眩	0.018 147 685	0.060 606 061	0.078 753 746	13
舌淡	0.077 388 402	0	0.077 388 402	14
面色萎黄	0.015 018 773	0.060 606 061	0.075 624 834	15
食少	0.010 012 516	0.060 606 061	0.070 618 577	16
舌淡红	0.007 509 387	0.060 606 061	0.068 115 448	17
苔白	0.046 099 291	0	0.046 099 291	18
大便溏薄	0.008 343 763	0.030 303 030	0.038 646 793	19
苔薄	0.038 589 904	0	0.038 589 904	20

根据综合权重、术语联合出现情况，结合专业知识分析，筛选气血两虚证诊断标准的主症症状群为：神疲乏力，头晕目眩，心悸气短，少气懒言，面色苍白、无华或萎黄，失眠，食少，大便溏薄，舌淡或舌淡红，苔薄白，脉细弱。

2. **准确性** 对 2010 年 12 月—2015 年 12 月气血两虚证实际症状群统计，根据其症状实际出现频次进行排序，分析其是否在给出标准中，并统计其高频症状满足百分比。前 20 位症状统计结果见表 1-11，根据结果可知标准的包含性及准确性佳。

表 1-11　气血两虚证主症症候群准确性分析

序号	症状名称	出现频次	是否出现在标准中	高频满足百分比
1	脉细	371	是	100.00%
2	舌淡	371	是	100.00%
3	乏力	332	是	100.00%
4	头晕	297	是	100.00%
5	心悸	281	是	100.00%
6	苔白	221	是	100.00%
7	气短	213	是	100.00%
8	神疲	200	是	100.00%
9	脉弱	187	是	100.00%
10	苔薄	185	是	100.00%
11	纳呆	123	是	100.00%
12	面色苍白	121	是	100.00%
13	失眠	120	是	100.00%
14	少气懒言	112	是	100.00%
15	脉沉	111	否	96.58%
16	脉虚	108	是	96.69%
17	面色无华	90	是	96.78%
18	目眩	87	是	96.86%
19	自汗	87	否	94.53%
20	困倦	83	否	92.41%

3. **灵敏度和特异度**　为对气血两虚证诊断指标的灵敏度和特异度进行分析，随机抽取 20 篇文献的气血两虚证症状，进行基于提出证候标准的数据提取。根据数据抽取结果，计算抽取 1~8 项指标的灵敏度及特异度。如图 1-11 所示，在 5~6 项指标的灵敏度及特异度出现交叉，因此建议采用 5 项指标作为气血两虚证的诊断标准。

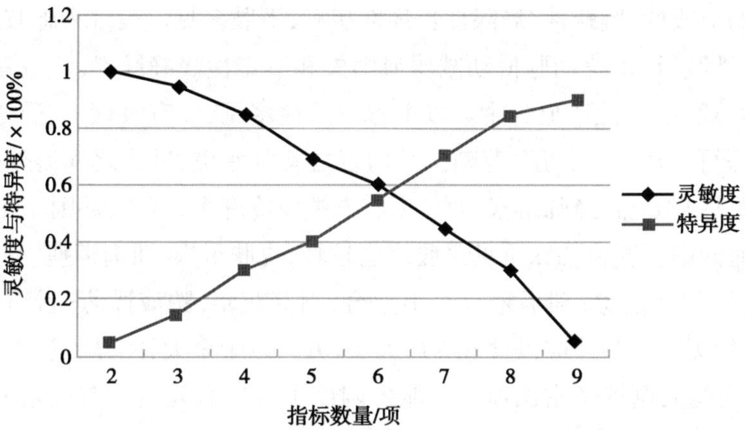

图 1-11　气血两虚证灵敏度与特异度折线图

（五）结论

综合分析气血两虚证临床文献 1 112 篇和标准文献 2 篇，对比已有标准，结合专家意见，得出气血两虚证的文献分析结论如下。

1. **代表疾病**　闭塞性血栓性脉管炎，痛经，荨麻疹，眩晕，头痛，颈椎病，功能失调性子宫出血，股骨头坏死，帕金森病，纤维囊性乳腺病等疾病中气血两虚证出现频率较高。

2. **气血两虚证证候诊断标准**　症状群：①神疲乏力，头晕目眩，心悸气短，少气懒言，面色苍白、无华或萎黄，失眠，食少，大便溏薄；②舌脉：舌淡或舌淡红、苔薄、脉细弱。具备①中 3 项、②中 2 项，或①中 2 项、②中 3 项，即可诊断。

3. **疗效评价**　气血两虚证的疗效评价为“多指标改善”，包括神疲乏力，头晕目眩，心悸气短，少气懒言，面色苍白、无华或萎黄，失眠，食少，大便溏薄；舌淡或舌淡红，苔薄白，脉细弱；如果采用症状积分，建议积分减少 70% 为显效。

4. **疗程评价**　气血两虚证疗程评价，建议 30 天。

（六）代表性疾病

根据收集的文献数据，闭塞性血栓性脉管炎、眩晕、功能失调性子宫出血、纤维囊性乳腺病、缺铁性贫血、糖尿病足、泌乳障碍、低血压、白血病、斑秃等疾病中气血两虚证出现频率较高。

1. **闭塞性血栓性脉管炎**　闭塞性血栓性脉管炎是慢性复发性中、小动脉和静脉的节段性、跳跃性、局限性炎症性疾病，下肢多见。表现为患肢缺血、疼痛、间歇性跛行、足背动脉搏动减弱或消失和游走性浅静脉炎，严重者有肢端溃疡和坏死，以干性坏疽为主。以中青年男性多见，多有吸烟史、受寒史。该病在中医可归属于“脱疽”范畴。其内责之脾肾亏虚，外责之寒湿外伤，内外因相合致气血凝滞，经脉阻塞，而见患肢末端发冷麻木，疼痛，甚则坏死脱落。

气血两虚型脱疽临床可见患肢疼痛较轻，皮肤干燥，肌肉消瘦，心悸气短，畏寒自汗，神疲倦怠；溃后疮口久不愈合，肉芽灰暗，脓液稀薄；舌质淡，苔薄白，脉沉细无力。治疗应以益气养血为法，方药以十全大补汤加减。

2. **功能失调性子宫出血** 功能失调性子宫出血是由调节生殖的神经内分泌机制失常引起的异常子宫出血，而全身及内外生殖器无器质性病变。其属于中医“崩漏”范畴，指妇女在非行经期间阴道大量流血或持续淋漓不断。气血两虚型可为冲任受损，气虚失于固摄，不能制约经血；或大量经血外出而致气随血脱。《秘传内府经验女科》云：“妇人崩漏，失血过多，由气血俱虚损，伤子宫血海也。”在治疗时应采用“急则治其标，缓则治其本”的原则，灵活运用“塞流、澄源、复旧”的治崩三法。

气血两虚型崩漏临床可见经血淋漓不尽，色淡；面色苍白，乏力懒言，头晕目眩，心悸，舌淡胖，苔薄白，脉细。治疗时需要重视补气，《景岳全书》提到“先贤有云：凡下血证，须用四君子辈以收功”。应以益气养血为法，方药以归脾汤加减。

3. **缺铁性贫血** 缺铁性贫血是指由缺铁所引起的小细胞低色素性贫血及相关的缺铁异常，是血红蛋白合成异常性贫血的一种。其特点是骨髓、肝、脾等器官组织中缺乏可染色性铁，血清铁浓度、转铁蛋白饱和度和血清铁蛋白降低。可归属于中医学“血劳”“萎黄”范畴。饮食不节、长期失血、劳倦过度、妊娠失养、病久虚损、虫积等均可导致脾胃虚弱，气血亏虚。其中，气血两虚型或因各类出血未及时治疗、崩漏、产后失血调护不当等，慢性失血，气随血脱；或久病虚损、劳倦过度、妊娠失养等致中焦虚弱，气血生化无源。

气血两虚型贫血临床可见面色苍白，倦怠乏力，头晕目眩，心悸失眠，少气懒言，食欲不振，毛发干脱，舌淡胖，苔薄，脉濡细。治疗应以益气补血，养心安神为法，方药以八珍汤加减。中医药治疗慢性贫血有较好疗效，温雯等通过平行对照试验得出生血宝合剂治疗女性缺铁性贫血，临床疗效与蛋白琥珀酸铁口服溶液具有等效性，不良反应显著低于蛋白琥珀酸铁口服溶液，值得推广。

四、气阴两虚证规范化研究

（一）研究目的

基于文献对气阴两虚证的证候诊断和疗效评价指标、标准、疗程等关键要素进行分析，了解气阴两虚证在临床中的疾病分布、证候诊断、证候疗效评价的情况。通过对文献数据的分析，找到气阴两虚证证候疗效评价的关键技术要素，并探索对其进行适宜的方法学研究的可行性。

（二）文献数据分析

通过电子文献检索基于临床的有关气阴两虚证的期刊文献，检索范围为中国中医药数据库、中国知网、万方数据库，采用关键词或主题词检索“气阴两虚”，年限设定为1998—2015年，最终检索结果为：中国中医药数据库6 343篇，中国知网5 154篇，万方数据库3 827篇。根据纳入、排除标准，最后确定入选文献5 045篇。对研究数据，分别采用频数分析、系统聚类分析、相关分析、单因素方差分析等方法，研究气阴两虚证的诊断标准、疗效评价指标、疗效评价标准、临床疗程的预测等疗效评价关键技术要素，对其灵敏度和特异度进行分析。

1. **气阴两虚证的疾病分布情况及对应的症状**　对5 045篇气阴两虚证文献中涉及的疾病情况进行分析，去除重复数据，规范术语后，选取出现频次前20位的疾病，如图1-12所示，出现最多的疾病是糖尿病，数量达907次。

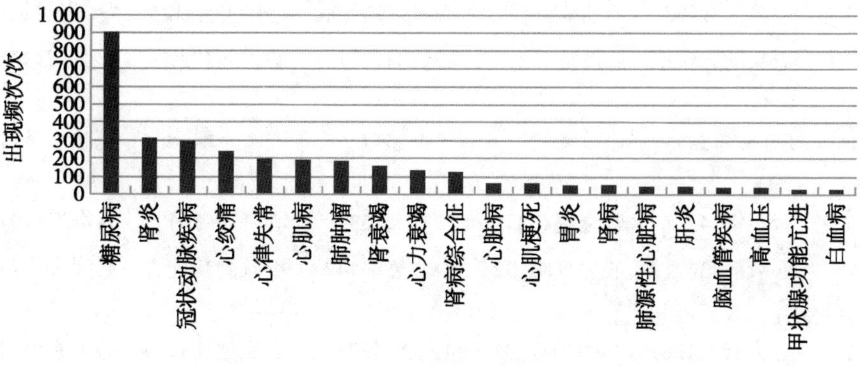

图1-12　气阴两虚证疾病分布情况

以下是出现频次前10位的疾病对应的症状分布。

糖尿病常见症状中出现频次最高的为乏力，为306次。

肾炎常见症状中出现频次最高的为乏力，为94次。

冠状动脉疾病常见症状中出现频次最高的为心悸，为129次。

心绞痛常见症状中出现频次最高的为心悸，为72次。

心律失常常见症状中出现频次最高的为心悸，为125次。

心肌病常见症状中出现频次最高的为心悸，为130次。

肺肿瘤常见症状中出现频次最高的为咳嗽，为72次。

肾衰竭常见症状中出现频次最高的为乏力，为42次。

心力衰竭常见症状中出现频次最高的为心悸，为65次。

肾病综合征常见症状中出现频次最高的为口干，为34次。

2. **气阴两虚证的症状分布情况** 选取前10位症状的常见疾病分布进行比较，详见表1-12、表1-13。

表1-12 气阴两虚证常见前10位症状（频次）与其常见疾病分布合并比较（上）

排序	1. 乏力	2. 脉细	3. 气短	4. 心悸	5. 口干
1	糖尿病（306）	糖尿病（235）	糖尿病（167）	糖尿病（159）	糖尿病（214）
2	肾炎（94）	肾炎（84）	冠状动脉疾病（109）	心肌病（130）	肾炎（72）
3	心肌病（92）	冠状动脉疾病（67）	心肌病（108）	冠状动脉疾病（129）	肺肿瘤（36）
4	心律失常（73）	心肌病（65）	心律失常（100）	心律失常（125）	肾病综合征（34）
5	冠状动脉疾病（60）	肺肿瘤（42）	心绞痛（67）	心绞痛（72）	心肌病（33）
6	肺肿瘤（54）	心绞痛（37）	肾炎（57）	心力衰竭（65）	冠状动脉疾病（31）
7	肾衰竭（42）	肾衰竭（33）	肺肿瘤（53）	心脏病（29）	肾衰竭（29）
8	心绞痛（36）	心力衰竭（32）	心力衰竭（42）	甲状腺功能亢进（17）	心律失常（27）
9	心力衰竭（28）	心律失常（31）	心脏病（27）	心肌梗死（14）	心力衰竭（24）
10	胃炎（24）	肾病综合征（30）	肾衰竭（23）	低血压（10）	心绞痛（18）

表 1-13　气阴两虚证常见前 10 位症状（频次）与其常见疾病分布合并比较（下）

排序	1. 乏力	2. 脉细	3. 气短	4. 心悸	5. 口干
1	糖尿病（182）	糖尿病（117）	糖尿病（73）	糖尿病（96）	心肌病（105）
2	肾炎（64）	心肌病（42）	冠状动脉疾病（57）	肾炎（43）	冠状动脉疾病（97）
3	冠状动脉疾病（49）	肾炎（33）	心律失常（47）	肺肿瘤（41）	心律失常（71）
4	心肌病（47）	心力衰竭（27）	心肌病（34）	冠状动脉疾病（23）	心绞痛（62）
5	肺肿瘤（39）	冠状动脉疾病（22）	肾炎（28）	心肌病（23）	糖尿病（25）
6	心律失常（32）	肺肿瘤（21）	心绞痛（24）	肾病综合征（18）	心脏病（21）
7	心力衰竭（31）	心律失常（18）	心力衰竭（24）	心律失常（13）	心肌梗死（20）
8	心绞痛（30）	心绞痛（15）	心脏病（18）	肾衰竭（11）	心力衰竭（20）
9	肾病综合征（21）	肾病综合征（15）	肾衰竭（16）	心绞痛（9）	肺肿瘤（11）
10	胃炎（16）	胃炎（12）	低血压（12）	心力衰竭（8）	心房颤动（6）

3. **气阴两虚证的症状聚类分析**　根据聚类分析结果，将气阴两虚证候的症状分布分为 5 大组。

第一组：脉结、脉代、胸部胀闷、胸痛。

第二组：气短、心悸、头晕、目眩、失眠、多梦、心烦。

第三组：苔薄、苔黄、苔白、脉沉、舌淡、舌暗、舌淡红、脉弱、多食易饥、尿多、消瘦、尿少、腰酸、膝软无力、大便干燥、耳鸣、手足心热、四肢无力、左前胸痛、咳嗽、发热、纳呆、腹胀、浮肿。

第四组：盗汗、自汗、困倦、少气懒言、脉弦、舌胖大、口渴引饮、大便秘结、五心烦热、舌干、脉虚。

第五组：舌红、脉数、脉细、苔少、口干、咽干、神疲、乏力。

4. **气阴两虚证的疗程分析**　对 5 045 篇气阴两虚证文献中涉及的疾病情况进行分析，明确疗程有 151 项，其中 30 天为所有疗程中出现频次最高者。

（三）气阴两虚证的已有标准情况

1. 诊断标准情况

⑴《中医临床诊疗术语 证候部分》

1）心气阴两虚证：气阴两虚，心神失养，以心悸气短、神疲头晕、失眠多梦、颧红、舌红少苔、脉弱而数等为常见症的证候。

2）气阴两虚证：肺气虚弱，阴液亏虚，以干咳无力、气短而喘、声低或音哑、五心烦热、脉细无力等为常见症的证候。

3）胃气阴两虚（亏）证：胃气虚弱，胃阴亏虚，以胃脘痞闷、嘈杂、隐痛、喜按、饥不欲食或干呕呃逆、口微渴、便结、脉弱等为常见症的证候。

4）心肾气阴两虚证：心与肾的气阴亏虚，以心悸、心烦失眠、耳鸣、腰膝酸软、神疲乏力、头晕健忘、脉细无力等为常见症的证候。

5）心肺气阴两虚证：心与肺的气阴亏虚，以心悸咳嗽、气短而喘、五心烦热、自汗或盗汗、神疲乏力、脉弱等为常见症的证候。

6）脾气阴两虚证：肝脾两脏气阴亏虚，以头晕目眩、胁胀隐痛、气短乏力、食少腹胀、五心烦热、自汗或盗汗、脉弱等为常见症的证候。

7）脾肺气阴两虚证：肺与脾的气阴亏虚，以咳嗽气短、乏力、食少、腹胀、口干、五心烦热、自汗或盗汗、脉弱等为常见症的证候。

⑵《中医常见证诊断标准》

定义：气虚阴亏，所表现的低热、乏力、咽干、自汗、盗汗等证候。

必备证素：气虚，阴虚。或兼证素：燥，血虚，津亏。

常见证候及计量值：头晕=2；心悸=2；神疲=2；失眠=2；多梦=2；倦怠乏力=2；气短=2；腰膝酸软=2；手足心热 / 久有低热=3；口渴 / 咽干=2；盗汗=3；自汗 / 容易出汗=3；经常便秘 / 大便干结=2；长期尿频=2；形体消瘦=2；舌红嫩小=2；苔剥 / 苔少 / 无苔=2；脉细=2；脉数=2；脉虚=2。

2. 疗效判断情况 对 5 045 篇气阴两虚证文献中疗效判断依据的引用情况进行分析，共出现 866 次引用，242 种表达。对数据规范后，引用频次前 5 位者见表 1-14。

2002 年发布的《中药新药临床研究指导原则（试行）》对气阴两虚证的疗效评价为“多指标改善”。包括气短乏力、神疲困倦、心悸心烦、胸部胀闷、口干咽干、头晕、自汗盗汗、五心烦热、失眠；舌红、苔少或苔薄、脉细数或弱。如果采用症状积分，建议积分减少 70% 为显效。

表 1-14 气阴两虚证疗效判断依据引用情况

名称	引用频次
《中医病证诊断疗效标准》	154
《中药新药临床研究指导原则(试行)》	63
《临床疾病诊断依据治愈好转标准》	51
《实用中西医结合诊断治疗学》	29
《冠心病心绞痛疗效评定标准》	21

(四) 气阴两虚证的规范化标准提议及验证

1. **主症症状群** 经过对 1995 年 1 月—2015 年 12 月的 5 045 篇文献的统计,并以《中医临床常见症状术语规范》进行术语规范分析,为验证来自文献分析的证候诊断标准,课题组从 2010 年 12 月—2015 年 12 月的文献中筛选出 84 组气阴两虚证候的症状组,分别使用症状及舌脉标准数据,对原始数据进行标注并逐条记录症状、舌脉数据,统计原始数据、症状、舌脉数据项目个数,统计总体满足百分比。结果总体满足百分比为 70.48%,比较满意。并统计出气阴两虚证临床表现的频次,将其与《中医临床诊疗术语 证候部分》(GB/T 16751.2—1997)与《中医常见证诊断标准》中气阴两虚证型常见症状进行对比,前 20 位结果见表 1-15。

表 1-15 气阴两虚证症状加权排序

文献症状结点	文献中频次比重	标准频次比重	综合权重	加权调整后排序
乏力	0.465 250 270	0.070 422 535	0.535 672 805	1
气短	0.388 548 794	0.084 507 042	0.473 055 836	2
脉细	0.408 714 440	0.042 253 521	0.450 967 961	3
心悸	0.348 937 703	0.056 338 028	0.405 275 731	4
舌红	0.312 207 418	0.028 169 014	0.340 376 432	5
口干	0.313 287 721	0.014 084 507	0.327 372 228	6
头晕	0.196 615 052	0.056 338 028	0.252 953 080	7
神疲	0.190 133 237	0.056 338 028	0.246 471 265	8

续表

文献症状结点	文献中频次比重	标准频次比重	综合权重	加权调整后排序
盗汗	0.175 729 204	0.056 338 028	0.232 067 232	9
自汗	0.170 327 692	0.056 338 028	0.226 665 720	10
脉数	0.207 418 077	0.014 084 507	0.221 502 584	11
失眠	0.165 646 381	0.042 253 521	0.207 899 902	12
胸部胀闷	0.187 972 632	0	0.187 972 632	13
苔少	0.172 848 398	0.014 084 507	0.186 932 905	14
心烦	0.106 589 845	0.070 422 535	0.177 012 380	15
困倦	0.155 203 457	0.014 084 507	0.169 287 964	16
脉弱	0.097 947 425	0.070 422 535	0.168 369 960	17
五心烦热	0.104 429 240	0.056 338 028	0.160 767 268	18
咽干	0.124 594 887	0.014 084 507	0.138 679 394	19
苔薄	0.131 436 802	0	0.131 436 802	20

根据综合权重、术语联合出现情况，结合专业知识分析，筛选气阴两虚证诊断标准的主症症状群为：气短乏力、神疲困倦、心悸心烦、胸部胀闷、口干咽干、头晕、自汗盗汗、五心烦热、失眠；舌红、苔少或苔薄、脉细数或弱。

2. **准确性** 对2010年12月—2015年12月气阴两虚证实际症状群统计，根据其症状实际出现频次进行排序，分析其是否在给出标准中，并统计其高频症状满足百分比。前20位症状统计结果见表1-16，根据结果可知标准的包含性及准确性佳。

表1-16 气阴两虚证主症症状群准确性分析

排序	症状名称	出现频次	是否出现在标准中	高频满足百分比
1	乏力	64	是	100.00%
2	脉细	48	是	100.00%
3	心悸	38	是	100.00%
4	脉数	35	是	100.00%
5	舌红	35	是	100.00%
6	口干	29	是	100.00%

续表

排序	症状名称	出现频次	是否出现在标准中	高频满足百分比
7	神疲	28	是	100.00%
8	失眠	27	是	100.00%
9	五心烦热	27	是	100.00%
10	盗汗	26	是	100.00%
11	气短	26	是	100.00%
12	自汗	26	是	100.00%
13	困倦	23	是	100.00%
14	苔少	21	是	100.00%
15	咽干	19	是	100.00%
16	头晕	18	是	100.00%
17	胸部胀闷	18	是	100.00%
18	苔薄	14	是	100.00%
19	脉弱	11	是	100.00%
20	腰膝酸软	10	否	95.00%

3. **灵敏度和特异度** 为对气阴两虚证诊断指标的灵敏度和特异度进行分析，随机抽取20篇文献的气阴两虚证症状，进行基于提出证候标准的数据提取。根据数据抽取结果，计算抽取1~9项指标时的灵敏度及特异度。如图1-13所示，在6~7项时灵敏度及特异度出现交叉，因此建议采用6项指标作为气阴两虚证的诊断标准。

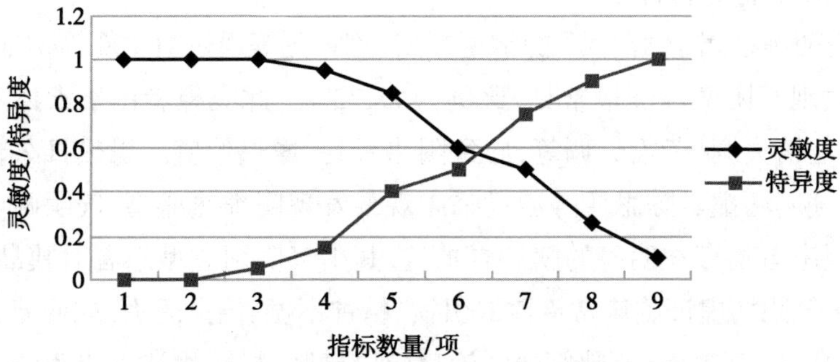

图1-13 气阴两虚证灵敏度与特异度折线图

（五）结论

综合分析气阴两虚证临床文献 5 045 篇和标准文献 2 篇，对比已有标准，结合专家意见，得出气阴两虚证的文献分析结论如下。

1. **代表疾病** 糖尿病、肾炎、冠状动脉疾病、心绞痛和心律失常等疾病中气阴两虚证出现频率较高。

2. **气阴两虚证证候诊断标准** 症状群：①气短乏力、神疲困倦、心悸心烦、胸部胀闷、口干咽干、头晕、自汗盗汗、五心烦热、失眠；②舌脉：舌红、苔少苔薄、脉细数或弱。具备①中 4 项、②中 2 项，或①中 3 项、②中 3 项，即可诊断。

3. **疗效评价** 气阴两虚证的疗效评价为“多指标改善”，包括气短乏力、神疲困倦、心悸心烦、胸部胀闷、口干咽干、头晕、自汗盗汗、五心烦热、失眠；如果采用症状积分，建议积分减少 70% 为显效。

4. **疗程评价** 气阴两虚证的疗程评价，建议 30 天。

（六）代表性疾病

根据收集的文献数据，糖尿病、肾炎、冠状动脉疾病、心律失常、心肌病、肺肿瘤、肾衰竭、心力衰竭等疾病中气阴两虚证出现频率较高。

1. **糖尿病** 2 型糖尿病是由于胰岛素缺乏和胰岛素抵抗导致的一组以慢性持续高血糖状态为主要特征的代谢综合征。临床典型特征为多饮、多尿、多食及消瘦，同时伴有脂肪、蛋白质、水和电解质等代谢障碍，且可并发眼、肾、神经、心脑血管等多脏器和组织的慢性损害，引起其功能障碍乃至功能衰竭。其归属于中医学“消渴”范畴。2 型糖尿病发病率逐年增高，目前我国 2 型糖尿病患者数量居世界首位。

气阴两虚型属于“消渴”的常见证型，陈雪花等通过对 100 篇辨证分型文献研究发现气阴两虚证最常见，比例为 28.22%。此类患者由于素体不强、饮食不节、七情失调、劳役失调等，导致阴津亏耗、燥热偏盛。燥热日久，耗气伤阴，故见气阴两虚。陈思兰等通过临床观察发现阴虚热盛型、气阴两虚型、阴阳两虚型患者均存在明显的胰岛素抵抗，其中气阴两虚型患者对胰岛素敏感性最低。气阴两虚证临床常见口渴引饮、精神不振、倦怠乏力，或便溏，或饮食减少；舌质淡，苔少而干，脉细弱。治疗应以健脾益气，生津养胃为法，方药以生脉散合七味白术散加减。

2. **慢性肾小球肾炎** 慢性肾小球肾炎是由多种原因引起的、不同病理类型组成的原发于肾小球的一组疾病。其起病方式各异，病情迁延，病变缓慢进展，以蛋白尿、血尿、水肿及高血压为基本临床表现，常伴有不同程度的肾功能损害。根据其临床表现，可归属于中医学“水肿”“腰痛”等范畴。慢性肾小球肾炎为先天禀赋不足或劳倦太甚、饮食不节、情志不遂等引起肺、脾、肾虚损、气血阴阳不足所致。可因外感风、寒、湿、热之邪而发病。

气阴两虚型慢性肾小球肾炎多见于病程少于5年的早期患者，病久而至气阴两伤，气虚则津液不布，清气不升，气化失司，水饮内停；阴亏则虚热内生，灼伤络脉。临床常见面色无华，少气乏力，或易感冒，午后低热，或手足心热，腰酸痛，或见浮肿，口干咽燥或咽痛，舌质红，少苔，脉细或弱。治疗应以益气养阴为法，方药以参芪地黄汤加减。

3. **心律失常** 心律失常是指由心脏自律性异常或传导障碍引起的心动过速、心动过缓或心脏搏动不规律等异常表现。其属于中医学“心悸”范畴。心悸包括惊悸、怔忡，指患者自觉心中悸动、惊惕不安，甚则不能自主的一种病证。临床常见每因情志波动或劳累过度发作，且常伴胸闷、气短、失眠、健忘、眩晕等。其多因体虚劳倦、七情所伤、感受外邪及药食不当等，以致正气不足，心神失养；或邪滞心脉，心神不宁。

气阴两虚型心悸属于虚性心悸，正气不足无力推动心血运行，营阴不足、心神失养则见心中悸动，临床可见心悸气短、头晕乏力、胸闷胸痛、少气懒言、五心烦热、失眠多梦、舌质红、少苔、脉虚数等。治疗应以益气养阴、养心安神，辅以活血为法。稳心颗粒在临床应用广泛，其多与美托洛尔、胺碘酮等药物合用，疗效较为显著。王倩等发现稳心颗粒也可明显改善气阴两虚型患者的失眠症状。

五、阴虚阳亢证规范化研究

（一）研究目的

基于文献对阴虚阳亢证的证候诊断和疗效评价指标、标准、疗程等关键要素进行分析，了解阴虚阳亢证在临床中的疾病分布、证候诊断、证候疗效评价的情况。通过对文献数据的分析，找到阴虚阳亢证证候疗效评价的关键技术要素，并探索对其进行适宜的方法学研究的可行性。

（二）文献数据分析

通过电子文献检索基于临床的有关阴虚阳亢证的期刊文献，检索范围为中国中医药数据库、中国知网、万方数据库，采用关键词或主题词检索“阴虚阳亢”，年限设定为1998—2015年，最终检索结果为：中国中医药数据库1 685篇，中国知网3 977篇，万方数据库191篇。根据纳入、排除标准，最后确定入选文献1 045篇。对研究数据，分别采用频数分析、系统聚类分析、相关分析、单因素方差分析等方法，研究阴虚阳亢证的诊断标准、疗效评价指标、疗效评价标准、临床疗程的预测等疗效评价关键技术要素，对其灵敏度和特异度进行分析。

1. **阴虚阳亢证的疾病分布情况及对应的症状**　对1 045篇阴虚阳亢证文献中涉及的疾病情况进行分析，去除重复数据，规范术语后，选取出现频次前20位的疾病，如图1-14所示，出现最多的疾病是高血压，数量达305次。

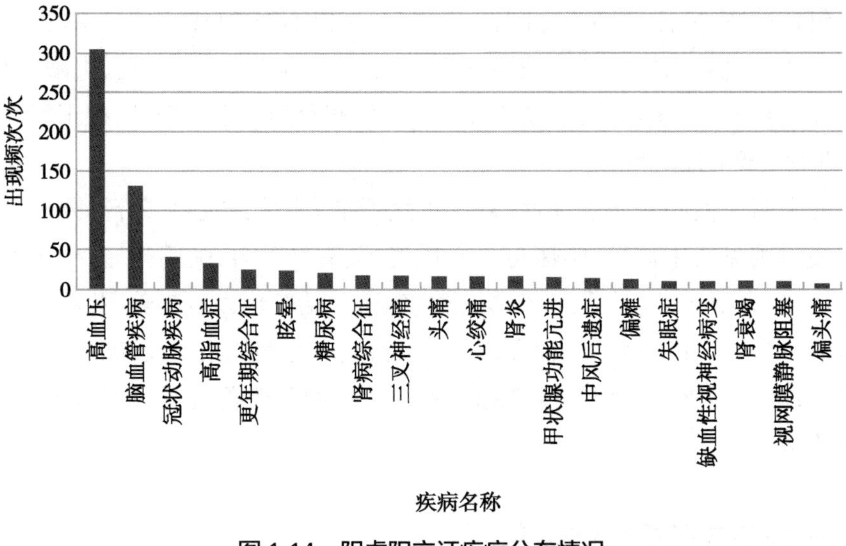

图1-14　阴虚阳亢证疾病分布情况

以下是出现频次前10位的疾病对应的症状分布。

高血压常见症状中出现频次最高的为头晕，为130次。

脑血管疾病常见症状中出现频次最高的为头晕，为44次。

冠状动脉疾病常见症状中出现频次最高的为头晕，为14次。

高脂血症常见症状中出现频次最高的为头晕，为 14 次。

更年期综合征常见症状中出现频次最高的为失眠，为 12 次。

眩晕常见症状中出现频次最高的为头晕，为 14 次。

糖尿病常见症状中出现频次最高的症状为失眠，为 12 次。

肾病综合征常见症状中出现频次最高的为浮肿，为 4 次。

三叉神经痛常见症状中出现频次最高的为脉数，为 5 次。

头痛常见症状中出现频次最高的为头痛，为 10 次。

2. **阴虚阳亢证的症状分布情况** 选取前 10 位症状的常见疾病分布进行比较，详见表 1-17、表 1-18。

表 1-17 阴虚阳亢证常见前 10 位症状（频次）与其常见疾病分布合并比较（上）

排序	1. 头晕	2. 舌红	3. 头痛	4. 耳鸣	5. 失眠
1	高血压（130）	高血压（61）	高血压（116）	高血压（95）	高血压（94）
2	脑血管疾病（44）	脑血管疾病（33）	脑血管疾病（32）	脑血管疾病（31）	更年期综合征（15）
3	冠状动脉疾病（22）	冠状动脉疾病（17）	高脂血症（12）	冠状动脉疾病（15）	眩晕（10）
4	更年期综合征（16）	更年期综合征（13）	更年期综合征（10）	眩晕（13）	脑血管疾病（10）
5	高脂血症（14）	眩晕（11）	头痛（10）	更年期综合征（11）	甲状腺功能亢进（6）
6	眩晕（14）	高脂血症（10）	冠状动脉疾病（5）	肾炎（6）	冠状动脉疾病（4）
7	肾炎（9）	肾炎（7）	眩晕（4）	视网膜静脉阻塞（4）	失眠症（4）
8	肾衰竭（6）	视网膜静脉阻塞（5）	偏瘫（4）	三叉神经痛（4）	高脂血症（4）
9	缺血性视神经病变（5）	偏瘫（5）	颅内静脉血栓形成（4）	头痛（4）	头痛（4）
10	视网膜静脉阻塞（5）	缺血性视神经病变（4）	肾炎（3）	颅内静脉血栓形成（4）	颈椎病（4）

表 1-18 阴虚阳亢证常见前 10 位症状（频次）与其常见疾病分布合并比较（下）

排序	6. 脉弦	7. 脉细	8. 脉数	9. 心烦	10. 腰酸
1	高血压（60）	高血压（52）	高血压（44）	高血压（36）	高血压（71）
2	脑血管疾病（29）	脑血管疾病（20）	脑血管疾病（21）	冠状动脉疾病（13）	更年期综合征（9）
3	冠状动脉疾病（16）	更年期综合征（12）	更年期综合征（10）	更年期综合征（12）	冠状动脉疾病（7）
4	眩晕（10）	冠状动脉疾病（10）	冠状动脉疾病（6）	脑血管疾病（11）	脑血管疾病（7）
5	高脂血症（8）	眩晕（7）	眩晕（5）	高脂血症（10）	肾炎（5）
6	更年期综合征（8）	肾炎（6）	三叉神经痛（5）	眩晕（7）	颈椎病（4）
7	三叉神经痛（5）	视网膜静脉阻塞（5）	肾炎（4）	甲状腺功能亢进（5）	高脂血症（3）
8	缺血性视神经病变（4）	三叉神经痛（5）	视网膜静脉阻塞（3）	心绞痛（3）	眩晕（3）
9	偏瘫（4）	缺血性视神经病变（3）	视网膜出血（3）	缺血性视神经病变（3）	肥胖症（3）
10	视网膜出血（3）	高脂血症（3）	高脂血症（3）	肾病综合征（3）	糖尿病（3）

3. **阴虚阳亢证的症状聚类分析** 根据聚类分析结果，将阴虚阳亢证证候的症状分布分为 9 大组。

第一组：盗汗，潮热。

第二组：恶心，呕吐，大便干燥，尿少，口苦，头面烘热，腰痛，多梦，麻木不仁。

第三组：目眩，手足心热。

第四组：面色红赤，大便秘结，头胀，四肢麻木。

第五组：脉滑，舌绛，苔黄。

第六组：易怒，性急，心烦，多梦。

第七组：腰酸，膝软无力，五心烦热，健忘，失眠，心悸。

第八组：头晕，耳鸣，头痛。

第九组：苔薄，苔白，脉细，脉数，舌红，脉弦，苔少。

（其他症状由于数量较多且不具有代表性，故不纳入。）

4. **阴虚阳亢证的疗程分析** 对1 045篇阴虚阳亢证文献中涉及的疾病情况进行分析，明确疗程为134项，其中56天为所有疗程中出现频次最高者。

（三）阴虚阳亢证的已有标准情况

1. **诊断标准情况**

（1）《中医临床诊疗术语 证候部分》：阴液亏虚，阳失制约而偏亢，以潮热盗汗、两颧潮红、头晕目眩、烦躁失眠、舌红少津、脉细数等为常见症的证候。

（2）《中医常见证诊断标准》

定义：阴液亏虚，肝阳偏亢所表现的头晕、目眩、头目胀痛、肢颤、头摇等常见症的证候。

必备证素：肝，阳亢，阴虚。或兼证素：热（火），动风。

常见证候及计量值：头晕 / 头重脚轻=3；头痛 / 偏头痛=2；急躁易怒 / 心烦 / 烦躁=2；头胀及胀痛 / 眼胀及胀痛=3；耳久鸣=2；目昏 / 目眩=2；眼干涩=3；失眠=1；多梦=1；肢颤、头摇=3；肢体肌肤麻木=1；阵发烘热 / 喜凉恶热=3；口渴=1；口苦=1；多食易饥=1；甲状腺肿大=2；目赤无所苦=2；眼突=2；面色赤=2；舌赤=2；舌苔黄=1；脉弦=1；脉细=1；血压高=3。

2. **疗效标准情况** 对1 045篇阴虚阳亢证文献中疗效判断标准的引用情况进行分析，共出现111次疗效标准引用，56种表达。对数据规范后，引用频次前5位的标准见表1-19。

表1-19 阴虚阳亢证疗效判断标准引用情况

名称	引用频次
《中药新药临床研究指导原则（试行）》	36
《中风病辨证诊断标准》	11
《中医病证诊断疗效标准》	6
《中国高血压防治指南》	4
《缺血性心脏病的命名及诊断标准》	2

2002年发布的《中药新药临床研究指导原则（试行）》对阴虚阳亢证的疗效评价为“多指标改善”。包括头痛头晕、心烦易怒或五心烦热、心悸、口干、

耳鸣、腰膝酸软、失眠健忘；如果采用症状积分，建议积分减少 70% 为显效。

（四）阴虚阳亢证的规范化标准提议及验证

1. **主症症状群** 经过对 1995 年 1 月—2015 年 12 月的 1 045 篇文献的统计，并以《中医临床常见症状术语规范》进行术语规范分析，为验证来自文献分析的证候诊断标准，课题组从 2010 年 12 月—2015 年 12 月的文献中筛选出 70 组阴虚阳亢证候的症状组，分别使用症状及舌脉标准数据，对原始数据进行标注并逐条记录症状、舌脉数据，统计原始数据、症状、舌脉数据项目个数，统计总体满足百分比。结果总体满足百分比为 74.25%，比较满意。并统计出阴虚阳亢证临床表现的频次，将其与《中医临床诊疗术语 证候部分》与《中医常见证诊断标准》中阴虚阳亢证证型常见表现进行对比，前 20 位结果见表 1-20。

表 1-20 阴虚阳亢证症状加权排序

文献症状结点	文献中频次比重	标准频次比重	综合权重	加权调整后排序
头晕	0.057 142 9	0.094 480 1	0.151 623 0	1
舌红	0.057 142 9	0.065 725 3	0.122 868 2	2
头痛	0.028 571 4	0.052 888 3	0.081 459 7	3
耳鸣	0.028 571 4	0.049 037 2	0.077 608 6	4
失眠	0.057 142 9	0.038 254 2	0.095 397 1	5
脉弦	0.028 571 4	0.064 184 9	0.092 756 3	6
脉细	0.057 142 9	0.063 671 4	0.120 814 3	7
脉数	0.028 571 4	0.025 930 7	0.054 502 1	8
心烦	0.057 142 9	0.052 631 6	0.109 774 5	9
腰酸	0.000 000 0	0.015 404 4	0.015 404 4	10
心悸	0.000 000 0	0.013 863 9	0.013 863 9	11
苔少	0.000 000 0	0.042 105 3	0.042 105 3	12
五心烦热	0.057 142 9	0.005 134 8	0.062 277 7	13
口干	0.028 571 4	0.004 621 3	0.033 192 7	14
膝软无力	0.000 000 0	0.004 107 8	0.004 107 8	15
易怒	0.028 571 4	0.025 930 7	0.054 502 1	16

续表

文献症状结点	文献中频次比重	标准频次比重	综合权重	加权调整后排序
健忘	0	0.022 849 8	0.022 849 8	17
苔黄	0	0.012 323 5	0.012 323 5	18
苔薄	0	0.037 997 4	0.037 997 4	19
目眩	0.057 142 9	0.009 242 6	0.066 385 5	20

根据综合权重、术语联合出现情况，结合专业知识分析，筛选阴虚阳亢证诊断标准的主症症状群为：头痛头晕、心烦易怒或五心烦热、心悸、口干、耳鸣、腰膝酸软、失眠健忘；舌红苔少或苔黄、脉弦细数。

2. **准确性** 对2010年12月—2015年12月阴虚阳亢证实际症状群统计，根据其症状实际出现频次进行排序，分析其是否在给出标准中，并统计其高频症状满足百分比。前20位症状统计结果见表1-21，根据结果可知标准的包含性及准确性佳。

表1-21 阴虚阳亢证主症症状群准确性分析

序号	症状名称	出现频次	是否出现在标准中	高频满足百分比
1	头晕	47	是	100%
2	头痛	42	是	100%
3	舌红	35	是	100%
4	耳鸣	32	是	100%
5	脉细	31	是	100%
6	脉弦	29	是	100%
7	失眠	29	是	100%
8	腰酸	28	是	100%
9	心悸	25	是	100%
10	脉数	23	是	100%
11	五心烦热	22	是	100%
12	易怒	22	是	100%
13	心烦	21	是	100%
14	膝软无力	17	是	100%

续表

序号	症状名称	出现频次	是否出现在标准中	高频满足百分比
15	苔少	17	是	100%
16	健忘	16	是	100%
17	苔薄	16	否	96.46%
18	口干	15	是	96.57%
19	性急	13	是	93.54%
20	苔黄	11	是	91.04%

3. **灵敏度和特异度** 为对阴虚阳亢证诊断指标的灵敏度和特异度进行分析，随机抽取20篇文献的阴虚阳亢证症状，进行基于提出证候标准的数据提取。根据数据抽取结果，计算抽取1~8项指标的灵敏度及特异度。如图1-15所示，在4~5项时灵敏度及特异度出现交叉，因此建议采用4项指标作为阴虚阳亢证的诊断标准。

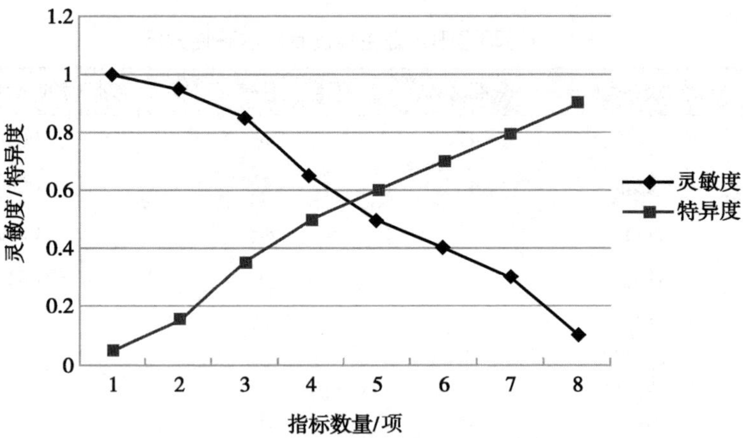

图1-15 阴虚阳亢证灵敏度与特异度折线图

(五) 结论

综合分析阴虚阳亢证临床文献1 045篇和标准文献2篇，对比已有标准，结合专家意见，得出阴虚阳亢证的文献分析结论如下。

1. **代表疾病** 高血压、脑血管疾病、冠状动脉疾病、高脂血症、更年期综合征等疾病中阴虚阳亢证出现频率较高。

2. 阴虚阳亢证证候诊断标准 症状群:①头痛头晕、心烦易怒或五心烦热、心悸、口干、耳鸣、腰膝酸软、失眠健忘;②舌脉:舌红苔少或苔黄、脉弦细数。具备①中3项、②中2项,或①中2项、②中3项,即可诊断。

3. 疗效评价 阴虚阳亢证的疗效评价为"多指标改善",包括头痛头晕、心烦易怒或五心烦热、心悸、口干、耳鸣、腰膝酸软、失眠健忘;如果采用症状积分,建议积分减少70%为显效。

4. 疗程评价 阴虚阳亢证的疗程评价,建议56天。

(六) 代表性疾病

根据收集的文献数据,高血压、脑血管疾病、冠状动脉疾病、高脂血症、更年期综合征、眩晕、糖尿病、肾病综合征、三叉神经痛等疾病中阴虚阳亢证出现频率较高。

1. 高血压 高血压是以体循环动脉压增高为主要表现的临床综合征。本病主要由情志失调、饮食不节、久病过劳及先天禀赋不足等,致使机体脏腑、经络气血功能紊乱,阴阳失衡,清窍失聪,以头晕、头痛为主要表现。属于中医学"眩晕"范畴。眩,指眼花或眼前发黑,视物模糊;晕,指头晕或感觉自身或外界景物旋转。阳气入于阴则寐,若阴虚不得含敛阳气,则阳气亢盛于外,表现为夜间失眠,血压偏高。侯丕华等通过临床研究证明,老年高血压患者群中,阴虚阳亢型患者血压昼夜节律异常(非杓形血压)的发生率明显升高。

阴虚阳亢型高血压临床常见头晕头痛,烦躁不宁,失眠,大便偏干,小便色黄,舌质红,苔薄,脉弦细有力。治疗应以平肝潜阳为法,方选天麻钩藤饮加减。钩藤,味甘、性平,归肝经,为平抑肝阳的常用药物。有实验表明,钩藤的主要成分钩藤总碱能升高体内或体外降压标志物一氧化氮(NO)的水平,发挥心血管保护作用。有研究报道,在口服氨氯地平的基础上加用天麻钩藤饮治疗阴虚阳亢型高血压疗效较好。

2. 更年期综合征 更年期综合征又称为"绝经综合征",指妇女绝经前后出现性激素波动或减少所致的一系列躯体及精神心理症状,临床可见不规则出血、潮热汗出、注意力不集中、情绪波动大、心悸眩晕、失眠等近期症状以及泌尿生殖道症状、心血管疾病、骨质疏松等远期症状。中医学认为女子"七七",天癸将绝,肾气渐虚,肾阴阳失调,故本病的基本病机以肾虚为本;而女子以肝为先天,肝气不畅可贯穿于本病发展过程。肝肾不足,阴虚不得潜阳,则见阴虚阳亢。

阴虚阳亢型更年期综合征临床多见经期不定，经量多色鲜红或紫红，头晕目眩，耳鸣难寐，心烦易怒，烘热汗出，口渴咽干，舌质红，脉细数。治疗应以滋阴潜阳为法，方选知柏地黄丸加减。更年期综合征属于身心医学范畴，其发病不仅有生理因素，还与个人体质、社会环境及精神因素密切相关。因此，临证既要治形体，还需重视情志调节，缓解患者心理顾虑。

3. **糖尿病** 糖尿病是我国常见的代谢综合征之一。其归属于中医学“消渴”范畴，临床典型特征为“三多一少”表现：多饮、多尿、多食及消瘦，可并发眼、肾、神经、心脑血管等多脏器和组织的慢性损害，引起其功能障碍乃至功能衰竭。阴虚阳亢型消渴除上述典型症状外，多见乏力，头晕耳鸣，失眠不宁，口干唇燥，皮肤干燥，舌红苔少，脉细数。治疗应以滋阴固肾、潜阳为法，方药以知柏地黄丸加减。

阴虚阳亢型临床多见于糖尿病合并高血压的患者，因阴津亏耗日久，阳气偏亢，清窍失聪，易致头晕头痛之高血压。黄淑敏总结对老年糖尿病合并高血压患者使用滋阴潜阳化瘀方（熟地黄、山萸肉、菊花、牡蛎、钩藤、丹参、鬼箭羽等）合用西药治疗效果优于单纯西药治疗，可明显改善老年糖尿病合并高血压患者的临床症状，能够降低血糖、血压，调节血脂，还能改善血液流变学、胰岛素抵抗指数和胰岛 PP 细胞功能指数。

六、阴阳两虚证规范化研究

（一）研究目的

基于文献对阴阳两虚证的证候诊断和疗效评价指标、标准、疗程等关键要素进行分析，了解阴阳两虚证在临床中的疾病分布、证候诊断、证候疗效评价的情况。通过对文献数据的分析，找到阴阳两虚证证候疗效评价的关键技术要素，并探索对其进行适宜的方法学研究的可行性。

（二）文献数据分析

通过电子文献检索基于临床的有关阴阳两虚证的期刊文献，检索范围为中国中医药数据库、中国知网、万方数据库，采用关键词或主题词检索“阴阳两虚”，年限设定为 1998—2015 年，最终检索结果为：中国中医药数据库 2 162 篇，中国知网 2 120 篇，万方数据库 185 篇。根据纳入、排除标准，最后确定入选文献 1 421 篇。对研究数据，分别采用频数分析、系统聚类分析、相关分析、单因素方差分析等方法，研究阴阳两虚证的诊断标准、疗效评价指标、疗效评价标准、临床疗程的预测等疗效评价关键技术要素，对其灵敏度和特异度进行分析。

1. **阴阳两虚证的疾病分布情况及对应的症状** 对 1 421 篇阴阳两虚证文献中涉及的疾病情况进行分析，去除重复数据，规范术语后，选取出现频次前 20 位的疾病，如图 1-16 所示，出现最多的疾病是糖尿病，数量达 390 次。

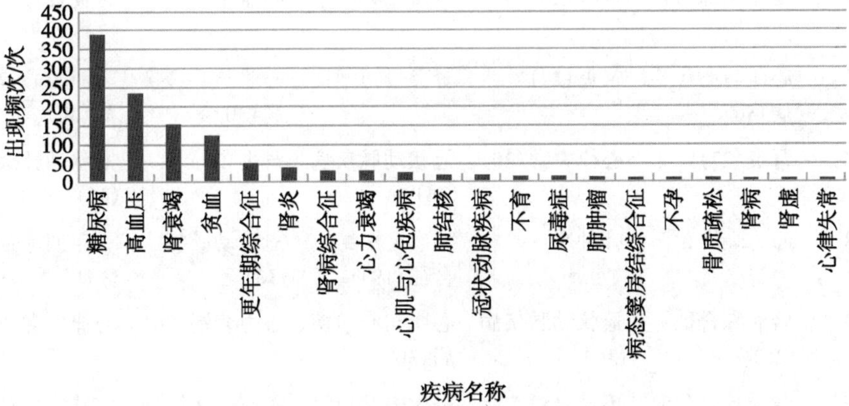

图 1-16 阴阳两虚证疾病分布情况

以下从出现频次前 15 位中选取 9 种疾病对应的症状分布进行展示。

糖尿病常见症状中出现频次最高的为腰酸，为 116 次。

高血压常见症状中出现频次最高的为头晕，为 88 次。

肾衰竭常见症状中出现频次最高的为腰酸，为 35 次。

贫血常见症状中出现频次最高的为气短，为 31 次。

更年期综合征常见症状中出现频次最高的为头晕，为 35 次。

肾炎常见症状中出现频次最高的为腰酸，为 12 次。

肾病综合征常见症状中出现频次最高的为脉细，为 6 次。

心力衰竭常见症状中出现频次最高的为心悸，为 13 次。

肺结核常见症状中出现频次最高的为气短，为 7 次。

2. **阴阳两虚证的症状分布情况** 选取前 10 位症状的常见疾病分布进行比较，详见表 1-22、表 1-23。

表 1-22 阴阳两虚证常见前 10 位症状(频次)与其常见疾病分布合并比较(上)

排序	1. 脉细	2. 腰酸	3. 头晕	4. 乏力	5. 四肢冷
1	糖尿病(85)	糖尿病(85)	高血压(85)	糖尿病(85)	糖尿病(85)
2	高血压(85)	高血压(85)	更年期综合征(41)	贫血(38)	肾衰竭(24)
3	肾衰竭(36)	肾衰竭(29)	糖尿病(85)	肾衰竭(29)	高血压(85)
4	贫血(35)	更年期综合征(28)	肾衰竭(28)	更年期综合征(27)	贫血(17)
5	更年期综合征(33)	贫血(26)	贫血(24)	高血压(85)	肾炎(27)
6	心肌与心包疾病(30)	肾炎(27)	肾炎(27)	心肌与心包疾病(30)	心肌与心包疾病(30)
7	肾炎(27)	心律失常(20)	冠状动脉疾病(36)	肾炎(27)	冠状动脉疾病(36)
8	心力衰竭(26)	肺肿瘤(19)	病态窦房结综合征(19)	冠状动脉疾病(36)	更年期综合征(13)
9	肾病综合征(26)	冠状动脉疾病(36)	心肌与心包疾病(30)	心力衰竭(26)	心律失常(20)
10	骨质疏松(25)	不育(18)	心律失常(20)	病态窦房结综合征(19)	肺肿瘤(12)

表 1-23 阴阳两虚证常见前 10 位症状与其常见疾病的合并比较(下)

排序	6. 舌淡	7. 畏寒	8. 神疲	9. 耳鸣	10. 脉沉
1	糖尿病(68)	糖尿病(72)	糖尿病(22)	糖尿病(50)	糖尿病(91)
2	高血压(29)	高血压(25)	肾衰竭(18)	高血压(47)	高血压(24)
3	贫血(27)	肾衰竭(21)	高血压(12)	更年期综合征(27)	肾衰竭(22)
4	肾衰竭(20)	贫血(15)	贫血(7)	贫血(10)	更年期综合征(12)
5	更年期综合征(11)	更年期综合征(11)	肾炎(6)	肾衰竭(6)	贫血(12)
6	心律失常(5)	肾炎(6)	更年期综合征(5)	肾炎(5)	肾炎(5)

续表

排序	6. 舌淡	7. 畏寒	8. 神疲	9. 耳鸣	10. 脉沉
7	肾病综合征(5)	冠状动脉疾病(4)	肾病综合征(3)	肺肿瘤(3)	骨质疏松(4)
8	肾炎(4)	肺肿瘤(3)	骨关节结核(2)	骨质疏松症(3)	不育症(3)
9	尿毒症(3)	骨质疏松(3)	肺源性心脏病(2)	冠状动脉疾病(2)	肾病综合征(3)
10	不育症(3)	不育症(3)	不育症(2)	不育症(2)	心力衰竭(3)

3. **阴阳两虚证的症状聚类分析** 根据聚类分析结果，将阴阳两虚证候的症状分布分为7大组。

第一组：失眠、心烦、头痛、脉弦、头晕。

第二组：心悸、气短、胸部胀闷。

第三组：脉虚、恶寒、盗汗、潮热、舌胖大、面色白、大便溏薄、面色苍白。

第四组：苔白、苔薄、脉细、脉沉、四肢冷、畏寒、舌淡。

第五组：腰酸、腰膝无力。

第六组：消瘦、尿多、浮肿、尿少、纳呆、脉弱、困倦、乏力、神疲。

第七组：舌红、苔少、脉数、口干、咽干。

4. **阴阳两虚证的疗程分析** 对1 421篇阴阳两虚证文献中涉及的疾病情况进行分析，明确疗程出现475项，其中30天为所有疗程中出现频次最高者。

(三) 阴阳两虚证的已有标准情况

1. **诊断标准情况**

(1)《中医临床诊疗术语 证候部分》

1) 心阴阳两虚证：心阳心阴均不足，以心悸怔忡、畏冷肢凉、五心烦热、胸闷、头晕、舌暗红、脉结代或弱等为常见症的证候。

2) 肾阴阳两虚证：肾的阴阳俱虚，以畏冷肢凉、五心烦热、眩晕耳鸣、腰膝酸痛、遗精早泄、尺脉弱等为常见症的证候。

3) 心肾阴阳两虚(亏虚)证：心与肾的阴液、阳气均虚，以畏冷肢凉、五心烦热、心悸失眠、耳鸣腰酸、脉弱等为常见症的证候。

(2)《中医常见证诊断标准》

1)心阴虚证

定义:阴液亏虚,心失滋养,所表现的心悸、心痛、失眠、手足心热、脉细数等证候。

必备证素:心,阴虚。或兼证素:心神(脑),痰,血瘀。

常见证候及计量值:心悸/心慌=5;心痛=3;胸痛=1;头晕=2;心烦=2;失眠=2;多梦=2;咽干/口渴=2;手足心热=3;潮热=2;盗汗=2;大便干结/经常便秘=2;形体消瘦=1;颧红=2;舌赤/舌尖红/舌红嫩小=2;舌苔黄=1;苔剥/苔少/无苔=2;舌苔干燥=1;脉细=2;脉数=2;脉结=2。

2)心阳虚证

定义:心阳虚衰,温运失司。所表现的心悸怔忡、心痛、畏冷、肢凉、唇舌紫暗等证候。

必备证素:心,阳虚。或兼证素:肾,寒,血瘀,气虚。

常见证候及计量值:心悸/怔忡/心慌=4;心痛=3;胸闷=2;心脏杂音=1;心界扩大/颈脉怒张=1;气短=1;久有气喘/喘不能卧=2;声低=1;经常畏冷=3;四肢凉=3;自汗=1;水肿=2;尿清长/尿少=2;活动劳累病重=2;指端青紫=2;唇紫=2;面色晦暗/面色㿠白=2;舌淡/舌淡紫/舌淡胖=2;舌边齿印=1;舌苔白=1;脉迟=1;脉虚=2;脉结/脉代/脉促=2。

3)肾阳虚证

定义:肾阳虚衰,机体失却温煦,所表现的腰膝酸冷、畏冷肢凉、夜尿多等证候。

必备证素:肾,阳虚。或兼证素:寒,气虚,阳浮。

常见证候及计量值:经常畏冷=3;四肢凉/下肢冷甚=3;脘腹或腰背冷=2;性欲衰减=2;阳痿=2;早泄=2;精液清冷=3;经闭=1;经常腹泻/经常便溏=2;水肿/面睑浮肿=2:完谷不化=2;五更腹泻=2;尿少/尿清长=2;长期尿频/夜尿多=2;腰膝酸软=2;腰痛=1;气喘/喘不能卧=2;头晕=1;面色㿠白/面色黧黑=2;舌苔白=1;舌淡/舌淡胖=2;舌边齿印=2;脉虚=2;尺脉弱=2。

4)肾阴虚证

定义:肾阴亏虚,虚热内扰所表现的腰酸、腰痛,耳鸣,潮热,咽干等证候。

必备证素:肾,阴虚。或兼证素:肝,热(火),血热,燥,阳亢,津亏,精亏。

常见证候及计量值：腰膝酸软=2；腰痛=2；耳久鸣/耳失聪=3；眼干涩=2；目昏/目眩=2；头晕=1；失眠=1；多梦=1；健忘=1；咽干/无热饮多=2；阳强易举=2；遗精=1；早泄=2；月经提前=1；月经量少=1；盗汗=2；手足心热=2；久有低热/潮热/骨蒸发热=2；多食易饥=2；长期尿频/尿特多/夜尿多/尿短黄=1；大便干结=1；形体消瘦=1；颧红=1；舌赤=2；苔剥/苔少/无苔=1；脉细=2；脉数=2；尺脉弱=2。

2. **疗效标准情况** 对1 421篇阴阳两虚证文献中疗效判断依据的引用情况进行分析，共出现101次引用，58种表达。对数据规范后，引用频次前5位者见表1-24。

表1-24 阴阳两虚证疗效判断依据引用情况

名称	引用频次
《中药新药临床研究指导原则（试行）》	19
《血液病诊断及疗效标准》	7
《中医病症诊断疗效标准》	7
《实用内科学》	4
《中国高血压防治指南》	3

2002年发布的《中药新药临床研究指导原则（试行）》对阴阳两虚证的疗效评价为“多指标改善”，包括腰酸、头晕、脉细、四肢冷/畏寒/恶寒、心悸/心烦/失眠、舌淡、舌红、胸部胀闷、潮热、脉弱、舌淡红，苔白、气短、大便溏薄、口干。如果采用症状积分，建议积分减少70%为显效。

（四）阴阳两虚证的规范化标准提议及验证

1. **主症症状群** 经过对1995年1月—2015年12月的1 421篇文献的统计，并以《中医临床常见症状术语规范》进行术语规范分析，为验证来自文献分析的证候诊断标准，课题组从2010年12月—2015年12月的文献中筛选出182组阴阳两虚证证候的症状组，分别使用症状及舌脉标准数据，对原始数据进行标注并逐条记录症状、舌脉数据，统计原始数据、症状、舌脉数据项目个数，统计总体满足百分比。结果总体满足百分比为56%，比较满意。

并统计出阴阳两虚证临床表现的频次，将其与《中医临床诊疗术语 证候部分》与《中医常见证诊断标准》中阴阳两虚证证型常见表现进行对比，前20位结果见表1-25。

表1-25 阴阳两虚证症状加权排序

文献症状结点	文献中频次比重	标准频次比重	综合权重	加权调整后排序
腰酸	0.058 261 183	0.046 511 628	0.104 772 811	1
头晕	0.051 948 052	0.046 511 628	0.098 459 680	2
脉细	0.066 558 442	0.023 255 814	0.089 814 256	3
四肢冷	0.037 878 788	0.046 511 628	0.084 390 416	4
畏寒	0.037 878 788	0.046 511 628	0.084 390 416	5
心悸	0.037 337 662	0.046 511 628	0.083 849 290	6
失眠	0.022 727 273	0.046 511 628	0.069 238 901	7
恶寒	0.020 021 645	0.046 511 628	0.066 533 273	8
舌淡	0.039 862 915	0.023 255 814	0.063 118 729	9
心烦	0.014 971 140	0.046 511 628	0.061 482 768	10
舌红	0.014 430 014	0.046 511 628	0.060 941 642	11
胸部胀闷	0.012 987 013	0.046 511 628	0.059 498 641	12
潮热	0.010 101 010	0.046 511 628	0.056 612 638	13
脉弱	0.010 101 010	0.046 511 628	0.056 612 638	14
苔白	0.032 106 782	0.023 255 814	0.055 362 596	15
舌淡红	0.007 395 382	0.046 511 628	0.053 907 010	16
气短	0.028 679 654	0.023 255 814	0.051 935 468	17
大便溏薄	0.022 546 898	0.023 255 814	0.045 802 712	18
口干	0.022 186 147	0.023 255 814	0.045 441 961	19
脉虚	0.017 496 392	0.023 255 814	0.040 752 206	20

根据综合权重、术语联合出现情况，结合专业知识分析，筛选阴阳两虚证诊断标准的主症症状群为：腰酸、头晕、肢冷畏寒、心悸、失眠心烦、胸部胀闷、潮热、气短、口干，舌淡或舌红、苔白、脉细弱、大便溏薄。

2. **准确性** 对2010年12月—2015年12月阴阳两虚证实际症状群进行统计,根据其症状实际出现频次进行排序,分析其是否在给出标准中,并统计其高频症状满足百分比。前20位症状统计结果见表1-26,根据结果可知标准的包含性及准确性佳。

表1-26 阴阳两虚证主症症候群准确性分析

序号	症状名称	出现频次	是否出现在标准中	高频满足百分比
1	心悸	82	是	100.00%
2	腰酸	74	是	100.00%
3	头晕	72	是	100.00%
4	脉细	68	是	100.00%
5	气短	56	是	100.00%
6	苔白	55	是	100.00%
7	舌淡	49	是	100.00%
8	失眠	47	是	100.00%
9	畏寒	47	是	100.00%
10	四肢冷	37	是	100.00%
11	舌红	32	是	100.00%
12	胸部胀闷	31	是	100.00%
13	潮热	30	是	100.00%
14	口干	30	是	100.00%
15	苔薄	27	否	96.34%
16	盗汗	23	否	93.42%
17	大便溏薄	22	是	93.61%
18	心烦	22	是	93.78%
19	脉弱	17	是	93.91%
20	夜尿多	13	否	92.33%

3. **灵敏度和特异度** 为对阴阳两虚证诊断指标的灵敏度和特异度进行分析,随机抽取20篇文献的阴阳两虚证症状,做基于提出证候标准的数据提

取。根据数据抽取结果，计算抽取 1~8 项指标的灵敏度及特异度。如图 1-17 所示，在 4~5 项时灵敏度及特异度出现交叉，因此建议采用 4 项指标作为阴阳两虚证的诊断标准。

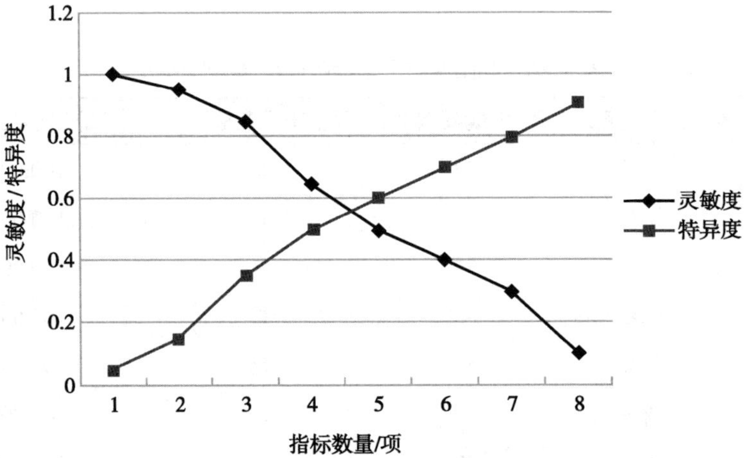

图 1-17　阴阳两虚证灵敏度与特异度折线图

（五）结论

综合分析阴阳两虚证临床文献 1 421 篇和标准文献 2 篇，对比已有标准，结合专家意见，得出阴阳两虚证的文献分析结论如下。

1. **代表疾病**　糖尿病、高血压、肾衰竭、贫血及更年期综合征等疾病中阴阳两虚证出现频率较高。

2. **阴阳两虚证证候诊断标准**　症状群：①腰酸、头晕、肢冷畏寒、心悸、失眠心烦、胸部胀闷、潮热、气短、大便溏薄、口干；②舌脉：舌淡（红）或舌红、苔白，脉细弱。具备①中 3 项、②中 1 项；或①中 2 项、②中 2 项；或①中 1 项、②中 3 项，即可诊断。

3. **疗效评价**　阴阳两虚证的疗效评价为“多指标改善”，包括腰酸、头晕、脉细、四肢冷 / 畏寒 / 恶寒、心悸 / 心烦 / 失眠、舌淡、舌红、胸部胀闷、潮热、脉弱、舌淡红，苔白、气短、大便溏薄、口干。如果采用症状积分，建议积分减少 70% 为显效。

4. **疗程评价**　阴阳两虚证的疗程评价，建议 30 天。

(六) 代表性疾病

根据收集的文献数据,糖尿病、高血压、肾衰竭、贫血、更年期综合征、肾炎、肾病综合征、心力衰竭等疾病中阴阳两虚证出现频率较高。

1. **慢性肾衰竭** 慢性肾衰竭是指原发性或继发性慢性肾病所致肾功能损害而出现的一系列症状和代谢紊乱组成的临床综合征。临床以代谢产物和毒素潴留,水、电解质和酸碱平衡紊乱以及某些内分泌功能异常等表现为特征。

阴阳两虚型肾衰竭多见于终末阶段,预后多不良。患者血清尿素氮(BUN)、血肌酐(Scr)水平升高最显著。临床可见周身乏力,畏寒肢冷,或五心烦热,腰膝酸软或痛,大便溏稀,小便清长,舌淡胖或有齿痕,苔白,脉沉细。治疗应以温阳扶阴为法,方以金匮肾气丸为主。

2. **心力衰竭** 心力衰竭是由于心肌损伤、心脏负荷过重,引起心肌结构和功能的变化,最终导致心室泵血、充盈功能低下,临床上以喘憋、心悸、水肿等组织血液灌注不足及肺、体循环瘀血为主要表现的临床综合征。心力衰竭归属于中医学“心衰病”范畴,是各种心脏疾病的最终阶段。《金匮要略·水气病脉证并治》云“心水者,其身重而少气,不得卧,烦而躁,其人阴肿”,较为简要地表述了心力衰竭的临床表现。由于外邪入侵、饮食偏嗜、情志所伤、先天不足、年老体衰等日久影响及心,致心气衰弱,气不行血,血不利则为水,瘀水互结,损及心阳、心阴,气血衰败,发展为心衰之病。

阴阳两虚型心力衰竭多见于终末阶段,预后多不良。有临床研究通过心脏彩超检查发现,阴阳两虚型心力衰竭患者,左心室舒张末内径高于其他证型,心脏射血分数低于其他证型。临床常见心悸喘息不得卧,动则尤甚,形寒肢冷,尿少肢肿,面色苍白或晦暗,舌淡暗,苔白,脉细弱。治疗应以温阳活血利水为法,方以真武汤加减。

七、心脾两虚证规范化研究

(一) 研究目的

基于文献对心脾两虚证的证候诊断和疗效评价指标、标准、疗程等关键要素进行分析,了解心脾两虚证在临床中的疾病分布、证候诊断、证候疗效评价的情况。通过对文献数据的分析,找到心脾两虚证证候疗效评价的关键技术要素，并探索对其进行适宜的方法学研究的可行性。

（二）文献数据分析

通过电子文献检索基于临床的有关心脾两虚证的期刊文献，检索范围为中国中医药数据库、中国知网、万方数据库，采用关键词或主题词检索“心脾两虚”，检索时间为1949—2015年。根据纳入、排除标准，最后确定入选文献498篇。对研究数据，分别采用频数分析、系统聚类分析、相关分析、单因素方差分析等方法，研究心脾两虚证的诊断标准、疗效评价指标、疗效评价标准、临床疗程的预测等疗效评价关键技术要素，对其灵敏度和特异度进行分析。

1. **心脾两虚证的疾病分布情况及对应的症状** 对498篇心脾两虚证文献中涉及的疾病情况进行分析，去除重复数据，规范术语后，选取出现频次前20位的疾病，如图1-18所示，出现最多的疾病是失眠，数量达103次。

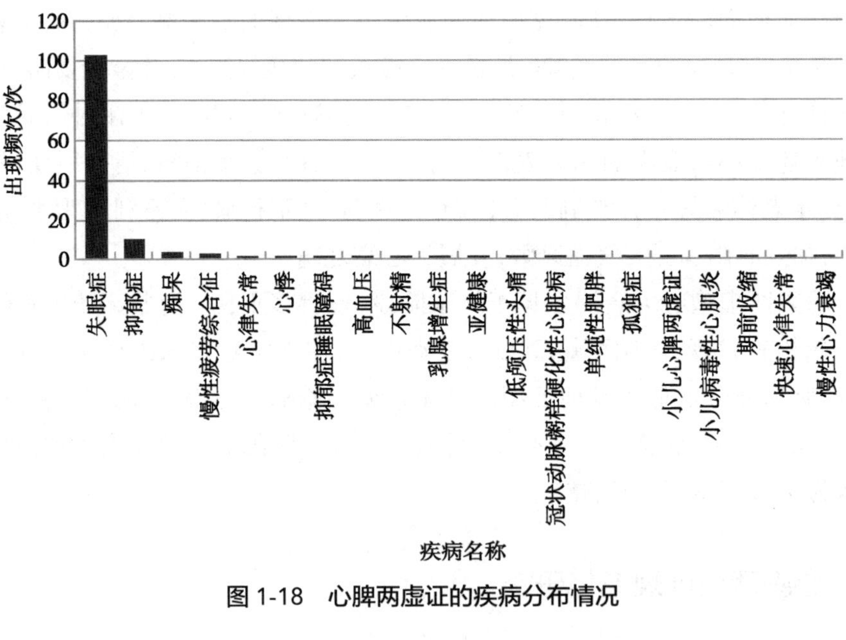

图1-18 心脾两虚证的疾病分布情况

以下是出现频次在前5位的4种疾病对应的症状分布。

失眠症常见症状中出现频次最高的为失眠，为63次。

抑郁症常见症状中出现频次最高的为心悸，为5次。

慢性疲劳综合征常见症状中出现频次最高的为乏力，为2次。

心律失常常见症状中出现频次最高的为舌淡，为2次。

（其他症状由于频次较少且不具有代表性，故不纳入。）

2. **心脾两虚证的症状分布情况** 选取前10位症状的常见疾病分布进行比较，见表1-27、表1-28。

表1-27 心脾两虚证常见前10位症状（频次）与其常见疾病分布合并比较（上）

排序	1. 舌淡	2. 失眠	3. 头晕	4. 乏力	5. 健忘
1	失眠症（46）	失眠症（63）	失眠症（38）	失眠症（25）	失眠症（52）
2	抑郁症（4）	抑郁症（4）	抑郁症（3）	抑郁症（3）	抑郁症（3）
3	慢性疲劳综合征（2）	抑郁症睡眠障碍（2）	抑郁症睡眠障碍（2）	慢性疲劳综合征（2）	抑郁症睡眠障碍（2）
4	抑郁症睡眠障碍（2）	心律失常（2）	慢性疲劳综合征（1）	心律失常（2）	心律失常（2）
5	心律失常（2）	慢性疲劳综合征（1）	焦虑症（1）	焦虑症（1）	慢性疲劳综合征（1）
6	焦虑症（1）	焦虑症（1）	小儿病毒性心肌炎（1）	小儿病毒性心肌炎（1）	小儿病毒性心肌炎（1）
7	小儿病毒性心肌炎（1）	小儿病毒性心肌炎（1）	窦性心动过缓（1）	窦性心动过缓（1）	窦性心动过缓（1）
8	窦性心动过缓（1）	窦性心动过缓（1）	高血压（1）	单纯性肥胖（1）	单纯性肥胖（1）
9	高血压（1）	高血压（1）	单纯性肥胖（1）	亚健康（1）	亚健康（1）
10	单纯性肥胖（1）	单纯性肥胖（1）	亚健康（1）	期前收缩（1）	期前收缩（1）

表1-28 心脾两虚证常见前10位症状（频次）与其常见疾病分布合并比较（下）

排序	6. 苔薄	7. 心悸	8. 脉弱	9. 脉细	10. 多梦
1	失眠症（43）	失眠症（52）	失眠症（34）	失眠症（46）	失眠症（45）
2	抑郁症睡眠障碍（2）	抑郁症（5）	抑郁症（4）	抑郁症（4）	抑郁症（3）
3	心律失常（2）	慢性疲劳综合征（2）	慢性疲劳综合征（2）	抑郁症睡眠障碍（2）	慢性疲劳综合征（2）
4	慢性疲劳综合征（1）	抑郁症睡眠障碍（2）	抑郁症睡眠障碍（2）	慢性疲劳综合征（1）	抑郁症睡眠障碍（2）

续表

排序	6. 苔薄	7. 心悸	8. 脉弱	9. 脉细	10. 多梦
5	焦虑症(1)	焦虑症(1)	小儿病毒性心肌炎(1)	焦虑症(1)	焦虑症(1)
6	窦性心动过缓(1)	小儿病毒性心肌炎(1)	窦性心动过缓(1)	小儿病毒性心肌炎(1)	小儿病毒性心肌炎(1)
7	高血压(1)	窦性心动过缓(1)	亚健康(1)	亚健康(1)	亚健康(1)
8	亚健康(1)	亚健康(1)	心律失常(1)	心律失常(1)	心律失常(1)
9	期前收缩(1)	心律失常(1)	期前收缩(1)	不射精(1)	不射精(1)
10	孤独症(1)	不射精(1)	孤独症(1)	孤独症(1)	单纯性肥胖(1)

3. **心脾两虚证的症状聚类分析** 根据聚类分析结果,将心脾两虚证证候的症状分布分为 3 大组。

第一组:头痛、心烦、面色萎黄、气短、胸闷、舌红。

第二组:困倦、面色少华、倦怠、脉虚、目眩、纳差。

第三组:面色无华、乏力、纳呆、头晕、失眠、健忘、心悸、神疲、多梦、腹胀、大便溏薄、舌淡或胖、苔白或薄、脉弱或细

4. **心脾两虚证的疗程分析** 对 498 篇心脾两虚证文献中涉及的疾病情况进行分析,10 天为所有疗程中出现频次最高者,因此建议疗程为 10 天。

(三) 心脾两虚证的已有标准情况

1. 诊断标准情况

(1)《中医临床诊疗术语 证候部分》心脾两虚证:脾肾阳气亏虚,虚寒内生,以畏冷肢凉,面色㿠白,腰酸,腹部冷痛,久泄久痢,或完谷不化,或浮肿少尿,舌淡胖,苔白滑,脉沉迟无力等为常见症的证候。

(2)《中医常见证诊断标准》心脾两虚证

定义:脾气亏虚,心血不足所表现的心悸、神疲、食少、便溏、面白、舌淡等证候。

必备证素:心,脾,气虚,血虚。或兼证素:阳虚。

常见证候及计量值:心悸 / 心慌 / 怔忡=3;头晕=2;失眠=2;多梦=2;健

忘=2；神疲=2；倦怠乏力=2；声低=2；气短=2；自汗=2；久不欲食/口淡=3；腹胀=2；经常便溏/经常腹泻=3；水肿=1；月经量少/月经稀淡/月经推迟/阴道流血淋漓=2；(无热)紫斑=3；口唇淡白=3；面色萎黄/面色淡白/面色苍白/面色㿠白=2；舌淡=2；脉细=1；脉虚=2。

2. **疗效标准情况** 对498篇心脾两虚证文献中疗效判断依据的引用情况进行分析，共出现115次疗引用，31种表达。对数据规范后，引用频次较高者见表1-29。

表1-29 期刊中疗效判断依据的使用情况

名称	引用频次
《中药新药临床研究指导原则(试行)》	11
《中医病症诊断疗效标准》	7
《中医内科学》	3

2002年发布的《中药新药临床研究指导原则(试行)》对心脾两虚证的疗效评价为“多指标改善”。包括面色少华或无华、大便溏薄、心悸、神疲、纳呆或纳差、失眠多梦、健忘、疲乏；如果采用症状积分，建议积分减少70%为显效。

(四)心脾两虚证的规范化标准提议及验证

1. **主症症候群** 经过对498篇文献统计，并以《中医临床常见症状术语规范》进行术语规范分析，为验证来自文献分析的证候诊断标准，课题组从2010年12月—2015年12月的文献中筛选出来77组心脾两虚证证候的症状组，分别使用症状及舌脉标准数据，对原始数据进行标注并逐条记录症状、舌脉数据，统计原始数据、症状、舌脉数据项目个数，统计总体满足百分比。总体满足百分比为74.98%，比较满意。并统计出心脾两虚证临床表现的频次，将其与《中医临床诊疗术语 证候部分》与《中医常见证诊断标准》中心脾两虚证证型常见表现进行对比，前20位结果见表1-30。

根据综合权重、术语联合出现情况，结合专业知识分析，筛选心脾两虚证诊断标准的主症症状群为：面色少华或无华、大便溏薄、心悸、神疲、纳呆或纳差、失眠、健忘、多梦、疲乏；舌淡胖、苔薄白或滑、脉沉细或弱。

表 1-30　心脾两虚证症状加权排序

文献症状结点	文献中频次比重	标准频次比重	综合权重	加权调整后排序
舌淡	0.066 132 265	0.142 857 143	0.208 989 407	1
面色少华	0.031 062 124	0.142 857 143	0.173 919 267	2
大便溏薄	0.027 054 108	0.142 857 143	0.169 911 251	3
面色无华	0.017 034 068	0.142 857 143	0.159 891 211	4
心悸	0.068 136 273	0.071 428 571	0.139 564 844	5
神疲	0.055 110 220	0.071 428 571	0.126 538 791	6
脉弱	0.049 098 196	0.071 428 571	0.120 526 768	7
苔白	0.033 066 132	0.071 428 571	0.104 494 703	8
纳呆	0.026 052 104	0.071 428 571	0.097 480 675	9
纳差	0.020 040 080	0.071 428 571	0.091 468 651	10
失眠	0.081 162 325	0	0.081 162 325	11
舌胖	0.006 012 024	0.071 428 571	0.077 440 595	12
疲乏	0.004 008 016	0.071 428 571	0.075 436 587	13
脉沉	0.004 008 016	0.071 428 571	0.075 436 587	14
纳少	0.003 006 012	0.071 428 571	0.074 434 583	15
苔滑	0.003 006 012	0.071 428 571	0.074 434 583	16
健忘	0.067 134 269	0	0.067 134 269	17
脉细	0.060 120 240	0	0.060 120 240	18
多梦	0.058 116 232	0	0.058 116 232	19
苔薄	0.056 112 224	0	0.056 112 224	20

2. **准确性**　对 2010 年 12 月—2015 年 12 月心脾两虚证实际症状群统计，根据其症状实际出现频次进行排序，分析其是否在给出标准中，并统计其高频症状满足百分比。前 20 位症状统计结果见表 1-31，根据结果可知标准的包含性及准确性佳。

表 1-31　心脾两虚证主症症候群准确性分析

序号	症状名称	出现频次	高频满足百分比
1	失眠	81	100.00%
2	心悸	68	100.00%
3	健忘	67	100.00%
4	舌淡	66	100.00%
5	脉细	60	100.00%
6	多梦	58	100.00%
7	苔薄	56	100.00%
8	神疲	55	100.00%
9	头晕	54	90.44%
10	脉弱	49	91.21%
11	乏力	41	92.52%
12	苔白	33	94.04%
13	面色少华	31	95.41%
14	大便溏薄	27	95.84%
15	腹胀	27	89.52%
16	纳呆	26	89.86%
17	纳差	20	90.84%
18	困倦	19	88.07%
19	面色无华	17	93.92%
20	气短	12	87.08%

3. **灵敏度和特异度**　对心脾两虚证诊断指标的灵敏度和特异度进行分析，随机抽取 20 篇文献的心脾两虚证症状，进行基于提出证候标准的数据提取。根据数据抽取结果，计算抽取 3~10 项指标的灵敏度及特异度。如图 1-19 所示，在 6~7 项时灵敏度及特异度出现交叉，因此建议采用 6 项指标作为心脾两虚证的诊断标准。

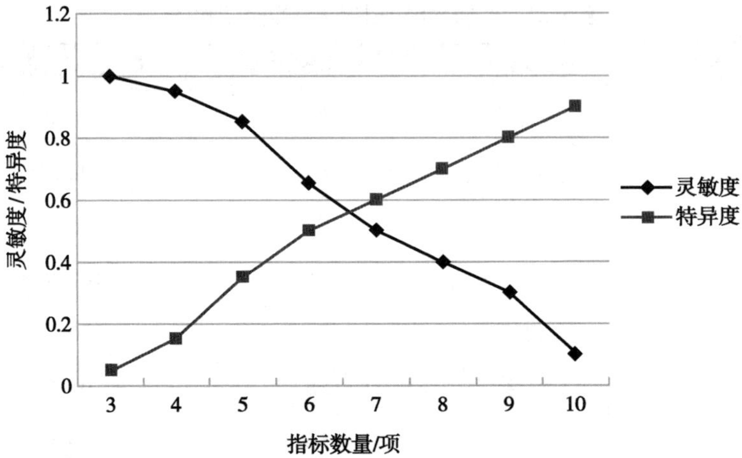

图 1-19　心脾两虚证灵敏度与特异度折线图

(五) 结论

综合分析心脾两虚证临床文献 498 篇和标准文献 2 篇，得出心脾两虚证的文献分析结论如下。

1. **代表疾病**　失眠、抑郁症、慢性疲劳综合征等疾病中心脾两虚证出现频率较高，可选择作为代表疾病。

2. **心脾两虚证候诊断标准**　症状群：①面色少华或无华、大便溏薄、心悸、神疲、纳呆或纳差、失眠、健忘、多梦、疲乏；②舌淡胖、苔薄白或滑、脉沉细或弱。具备①中 3 项、②中 3 项，或①中 4 项、②中 2 项，即可诊断。

3. **疗效评价**　心脾两虚证的疗效评价为“多指标改善”，包括面色少华或无华、大便溏薄、心悸、神疲、纳呆或纳差、失眠多梦、健忘、疲乏；如果采用症状积分，建议积分减少 70% 为显效。

4. **疗程评价**　心脾两虚证的疗程评价，建议 10 天。

(六) 代表性疾病

根据收集的文献数据，失眠症、抑郁症、慢性疲劳综合征、心律失常等疾病中心脾两虚证出现频率较高。

1. **失眠症**　失眠症在中医病证中称为“不寐”，表现为经常性失眠。失眠症可分为虚证和实证，虚证多因心脾肝肾功能失调、心失所养所致，起病缓，病程长，实证多因实邪扰心、心神不安所致，起病急，病程短。心脾两虚型失眠是最常见的虚证失眠,因心脾两虚,营血不足,导致心失所养而生不寐,表现为多梦,健忘,醒后不易入睡。除以失眠为主症,兼可见肢倦疲乏,饮食无味或纳呆,面色少华等,治以补益心脾,常用归脾汤加减。

2. **抑郁症** 抑郁症是一种情感障碍性疾病,以明显而持久的情绪过度低落(抑郁)为主要表现,并伴有相应的躯体症状。中医学中并无抑郁症的疾病名,但相关疾病描述可散见于"郁证""脏躁""百合病"等。叶金竹从中医整体观的理论角度分析了心脾二脏的密切联系,总结出抑郁症的发病基础为脾失健运、神失所养。

心脾两虚型抑郁症一般表现为多思、失眠、头晕、神疲。心脾两亏,心失所养则多思善疑,血不养心则心悸失眠;脾气不足则神疲乏力、少气懒言,脾胃为后天之本,气血生化之源,气血不足则不能上荣于脑,故又见头晕乏力。因此在治疗上以健脾益气,养心安神为主。一些研究者以归脾丸或归脾丸联合西药治疗心脾两虚型抑郁症,取得了较好疗效。如时立姐等通过运用归脾丸对66例围绝经期心脾两虚型抑郁症患者的辅助治疗临床疗效观察,发现归脾丸疗效显著,且无明显不良反应。陈伟等发现加味归脾汤联合艾司西酞普兰比单纯用艾司西酞普兰治疗效果更好,且不良反应小,安全性良好。因此单纯中医药或中西医结合治疗的方法具有一定的可行性。

八、肝肾阴虚证规范化研究

(一)研究目的

基于文献对肝肾阴虚证的证候诊断和疗效评价指标、标准、疗程等关键要素进行分析,了解肝肾阴虚证在临床中的疾病分布、证候诊断、证候疗效评价的情况。通过对文献数据的分析,找到肝肾阴虚证证候疗效评价的关键技术要素,并探索对其进行适宜的方法学研究的可行性。

(二)文献数据分析

通过电子文献检索基于临床的有关肝肾阴虚证的期刊文献,检索范围为中国中医药数据库、中国知网、万方数据库,采用关键词或主题词检索"肝肾阴虚",检索时间为1949—2015年。根据纳入、排除标准,最后确定入选文献233篇。对研究数据,分别采用频数分析、系统聚类分析、相关分析、单因素方差分析等方法，研究肝肾阴虚证的诊断标准、疗效评价指标、疗效评价标准、临床疗程的预测等疗效评价关键技术要素，对其灵敏度和特异度进行分析。

1. **肝肾阴虚证的疾病分布情况及对应的症状** 对233篇肝肾阴虚证文献中涉及的疾病情况进行分析，去除重复数据，规范术语后，选取出现频次前20位的疾病，如图1-20所示，出现最多的疾病是高血压，数量达37次。

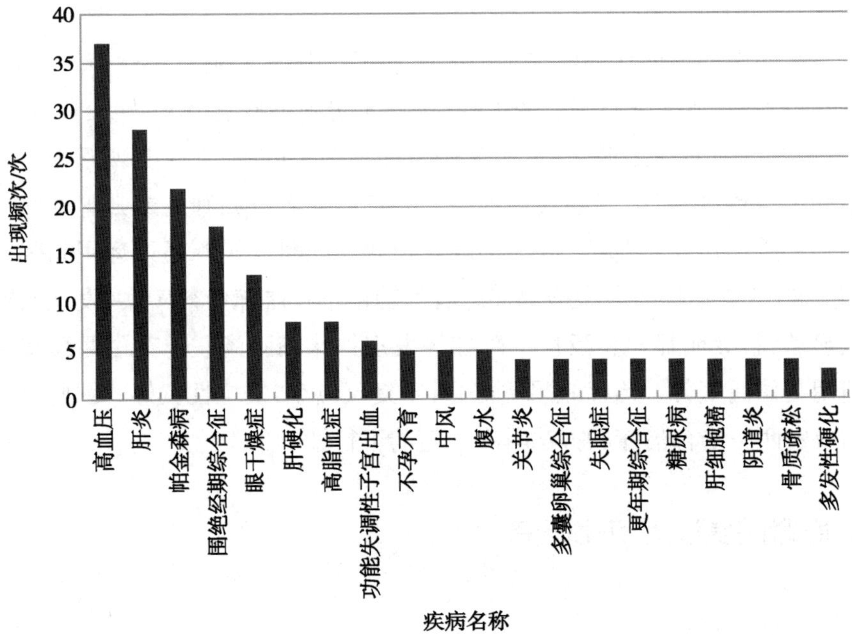

图1-20 肝肾阴虚证的疾病分布情况

以下是出现频次前10位中的7种疾病对应的症状分布。

高血压常见症状中出现频次最高的为恶心，为7次。

帕金森病常见症状分布平均，均为1次。

围绝经期综合征常见症状中出现频次最高的为汗多，为5次。

肝硬化常见症状中出现频次最高的为苔黄，为2次

高脂血症常见症状中出现频次最高的为脉数，为3次。

功能失调性子宫出血常见症状中出现频次最高的为舌质红，为5次。

不孕不育常见症状分布平均，均为1次。

2. **肝肾阴虚证的症状分布情况** 选取前10位症状的常见疾病分布进行比较,见表1-32、表1-33。

表1-32 肝肾阴虚证常见前10位症状(频次)与其常见疾病分布合并比较(上)

排序	1. 脉细	2. 舌质红	3. 耳鸣	4. 头晕	5. 苔少
1	眼干燥症(6)	眼干燥症(6)	功能失调性子宫出血(5)	肝炎(7)	高血压(6)
2	高血压(6)	肝炎(5)	肝炎(5)	围绝经期综合征(5)	眼干燥症(4)
3	肝炎(5)	高血压(6)	高血压(5)	功能失调性子宫出血(4)	肝炎(3)
4	功能失调性子宫出血(4)	功能失调性子宫出血(4)	围绝经期综合征(4)	高血压(4)	高脂血症(3)
5	围绝经期综合征(4)	围绝经期综合征(4)	眼干燥症(3)	眼干燥症(3)	多囊卵巢综合征(3)
6	高脂血症(3)	高脂血症(3)	高脂血症(3)	多囊卵巢综合征(3)	围绝经期综合征(3)
7	湿疹(2)	多囊卵巢综合征(3)	多囊卵巢综合征(3)	更年期综合征(2)	功能失调性子宫出血(2)
8	肝硬化(2)	湿疹(2)	湿疹(2)	帕金森病(1)	更年期综合征(2)
9	更年期综合征(2)	失眠症(2)	更年期综合征(2)	腹水(1)	强直性脊柱炎(1)
10	多囊卵巢综合征(2)	更年期综合征(2)	糖尿病(2)	中风(1)	IgA肾病(1)

表1-33 肝肾阴虚证常见前10位症状(频次)与其常见疾病分布合并比较(下)

排序	6. 脉数	7. 失眠	8. 口干	9. 腰酸	10. 五心烦热
1	高血压(6)	高血压(6)	高血压(6)	高血压(6)	肝炎(5)
2	功能失调性子宫出血(4)	肝炎(5)	眼干燥症(3)	肝炎(5)	功能失调性子宫出血(5)
3	眼干燥症(3)	功能失调性子宫出血(4)	功能失调性子宫出血(3)	多囊卵巢综合征(3)	高血压(4)

续表

排序	6. 脉数	7. 失眠	8. 口干	9. 腰酸	10. 五心烦热
4	肝炎(3)	围绝经期综合征(4)	肝炎(3)	眼干燥症(2)	高脂血症(2)
5	高脂血症(3)	眼干燥症(2)	高脂血症(2)	失眠症(2)	围绝经期综合征(2)
6	围绝经期综合征(3)	失眠症(2)	骨质疏松(2)	高脂血症(2)	胆石症(1)
7	更年期综合征(2)	高脂血症(2)	多囊卵巢综合征(2)	便秘(2)	子痫(1)
8	多囊卵巢综合征(2)	更年期综合征(2)	糖尿病(2)	围绝经期综合征(2)	便秘(1)
9	帕金森病(1)	帕金森病(1)	帕金森病(1)	IgA 肾病(1)	感觉统合失调(1)
10	中风(1)	中风(1)	卵巢储备功能下降(1)	脱发(1)	帕金森病(1)

3. **肝肾阴虚证的症状聚类分析** 根据聚类分析结果，将肝肾阴虚证候的症状分布分为 7 大组。

第一组：脉数，苔少，头晕、耳鸣。

第二组：舌质红、脉细。

第三组：失眠。

第四组：口干、腰酸。

第五组：多梦、健忘、膝软无力、脉弦。

第六组：咽干、盗汗、五心烦热。

第七组：易怒、头痛、心烦。

4. **肝肾阴虚证的疗程分析**

对 233 篇肝肾阴虚文中涉及的疾病情况进行分析，28 天为所有疗程中出现频次最高者。

(三) 肝肾阴虚证的已有标准情况

1. 诊断标准情况

(1)《中医临床诊疗术语 证候部分》肝肾阴虚证：肝肾阴液亏虚、虚热内扰,以眩晕耳鸣,五心烦热,低热颧红,胁痛,腰膝酸软,舌红少苔,脉细数等为常见症的证候。

(2)《中医常见证诊断标准》肝肾阴虚证

定义:肝肾阴液亏虚,虚热内扰所表现的头晕、目眩、耳鸣、腰酸、腰痛、盗汗、手足心热、遗精等证候。

必备证素:肝,肾,阴虚。或兼证素:[热(火)],血虚,动风。

常见证候及计量值:头晕 / 头重脚轻 =2;肢颤 / 头摇 =2;肢体肌肤麻木 =2;耳久鸣,耳失聪 =3;眼干涩 =3;目昏 / 目眩 =2;胁痛 =1;腰痛 =2;腰膝酸软 =2;口渴 / 咽干 / 无热饮多 =2;多食易饥 =1;盗汗 =2;心烦 =1;失眠 =1;多梦 =1;健忘 =1;遗精 =2;月经量少 =2;大便干结 =1;手足心热 =2;形体消瘦 =1;颧红 =1;舌赤 =1;苔剥 / 苔少 / 无苔 =1;脉弦 =1;脉细 =1;脉数 =1;血压高 =2。

2. **疗效判断情况** 对 233 篇肝肾阴虚证文献中疗效判断依据的引用情况进行分析,共出现 139 次引用,39 种表达。对数据规范后,引用频次前 4 位者见表 1-34。

表 1-34 肝肾阴虚证疗效判断依据引用情况

名称	引用频次
《中药新药临床研究指导原则(试行)》	56
《中医老年颤证诊断和疗效评定标准(试行)》	15
《中医病证诊断疗效标准》	9
《中医妇产科学(第 2 版)》	5

2002 年发布的《中药新药临床研究指导原则(试行)》对肝肾阴虚证的疗效评价为“多指标改善”。包括耳鸣健忘、头晕目眩、腰膝酸软、口干咽干、多梦健忘、盗汗等;如果采用症状积分,建议积分减少 68% 为有效。

(四)肝肾阴虚证的规范化标准提议及验证

1. **主症症状群** 经过对 233 篇文献统计,并以《中医临床常见症状术语规范》进行术语规范分析,为验证来自文献分析的证候诊断标准,课题组从 2010 年 12 月—2015 年 12 月的文献中筛选出来 64 组肝肾阴虚证证候的症状组,分别使用症状及舌脉标准数据,对原始数据进行标注并逐条记录症状、舌脉数据，统计原始数据、症状、舌脉数据项目个数，统计总体满足百分比。总体满足百分比为 68.68%，比较满意。并统计出肝肾阴虚证临床表现的频次，将其与《中医临床诊疗术语 证候部分》与《中医常见证诊断标准》中肝肾阴虚证证型常见表现进行对比，前 20 位结果见表 1-35。

表 1-35 肝肾阴虚证症状加权排序

文献症状结点	文献中频次比重	标准频次比重	综合权重	加权调整后排序
脉细	0.073 647 871	0.040 816 327	0.114 464 198	1
舌质红	0.071 346 375	0.040 816 327	0.112 162 702	2
耳鸣	0.062 140 391	0.040 816 327	0.102 956 718	3
头晕	0.059 838 895	0.040 816 327	0.100 655 222	4
苔少	0.054 085 155	0.040 816 327	0.094 901 482	5
脉数	0.048 331 415	0.040 816 327	0.089 147 742	6
腰酸	0.044 879 171	0.040 816 327	0.085 695 498	7
失眠	0.047 180 667	0.020 408 163	0.067 588 830	8
口干	0.044 879 171	0.020 408 163	0.065 287 334	9
膝软无力	0.024 165 708	0.040 816 327	0.064 982 035	10
五心烦热	0.037 974 684	0.020 408 163	0.058 382 847	11
腰膝酸软	0.016 110 472	0.040 816 327	0.056 926 799	12
咽干	0.032 220 944	0.020 408 163	0.052 629 107	13
膝软	0.011 507 480	0.040 816 327	0.052 323 807	14
眩晕	0.009 205 984	0.040 816 327	0.050 022 311	15
无苔	0.006 904 488	0.040 816 327	0.047 720 815	16
盗汗	0.026 467 204	0.020 408 163	0.046 875 367	17
头昏	0.004 602 992	0.040 816 327	0.045 419 319	18
多梦	0.024 165 708	0.020 408 163	0.044 573 871	19
便结	0.018 411 968	0.020 408 163	0.038 820 131	20

根据综合权重、术语联合出现情况，结合专业知识分析，筛选肝肾阴虚证诊断标准的主症症状群为：耳鸣健忘、头晕目眩、腰膝酸软、口干咽干、多梦健忘、盗汗、五心烦热、大便秘结、舌质红、苔少、脉细数。

2. **准确性** 对2010年12月—2015年12月肝肾阴虚证实际症状群统计，根据其症状实际出现频次进行排序，分析其是否在给出标准中，并统计其高频症状满足百分比。前20位症状统计结果见表1-36，根据结果可知标准的包含性及准确性佳。

表1-36 肝肾阴虚证主症症候群准确性分析

序号	症状名称	出现频次	是否出现在标准中	高频满足百分比
1	舌质红	49	是	9.18%
2	耳鸣	45	是	8.43%
3	腰膝酸软	45	是	8.43%
4	头晕	41	是	7.68%
5	脉细	41	是	7.68%
6	口干	36	是	6.74%
7	苔少	36	是	6.74%
8	五心烦热	33	是	6.18%
9	失眠	31	否	5.81%
10	咽干	25	是	4.68%
11	多梦	18	是	3.37%
12	盗汗	18	是	3.37%
13	目眩	17	是	3.18%
14	健忘	13	是	2.43%
15	大便秘结	11	是	2.06%
16	心烦	8	否	1.50%
17	头痛	7	否	1.31%
18	眼干	7	否	1.31%
19	脉数	7	是	1.31%
20	乏力	6	否	1.12%

3. **灵敏度和特异度** 对肝肾阴虚证诊断指标的灵敏度和特异度进行分析，随机抽取20篇文献的肝肾阴虚证症状，进行基于提出证候标准的数据提

取。根据数据抽取结果，计算抽取 3~10 项指标的灵敏度及特异度。如图 1-21 所示，在 6~7 项时灵敏度及特异度出现交叉，因此建议采用 6 项指标作为肝肾阴虚证的诊断标准。

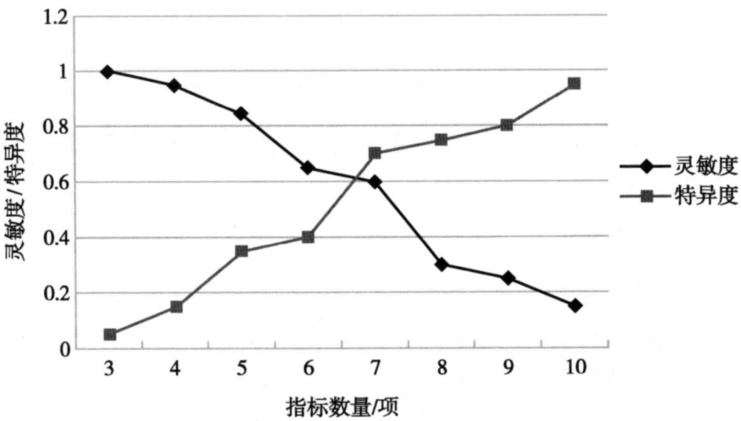

图 1-21　肝肾阴虚证灵敏度与特异度折线图

（五）结论

综合分析肝肾阴虚证临床文献 233 篇和标准文献 2 篇，得出肝肾阴虚证的文献分析结论如下。

1. **代表疾病**　高血压、肝炎、帕金森病和围绝经期综合征等疾病中肝肾阴虚证出现频率较高，可选择作为代表疾病。

2. **肝肾阴虚证证候诊断标准**　①耳鸣健忘、头晕目眩、腰膝酸软、口干咽干、多梦健忘、盗汗、五心烦热、大便秘结；②舌质红、苔少、脉细数。具备①中 3 项、②中 3 项，即可诊断。

3. **疗效评价**　肝肾阴虚证的疗效评价为“多指标改善”，包括耳鸣健忘、头晕目眩、腰膝酸软、口干咽干、多梦健忘、盗汗等；如果采用症状积分，建议积分减少 70% 为显效。

4. **疗程评价**　肝肾阴虚的疗程评价，建议 28 天。

（六）代表性疾病

根据收集的文献数据，高血压、帕金森病、围绝经期综合征、眼干燥症、肝硬化、高脂血症、功能失调性子宫出血、不孕不育等疾病中肝肾阴虚证出现频率较高。

1. **高血压** 高血压是最常见的心血管疾病之一，也是心血管疾病的重要危险因素。根据高血压的临床表现，本病可对应于中医“眩晕”“头痛”等病证。《素问》中有“诸风掉眩，皆属于肝”，认为病位在肝。因本病常见于中老年患者，病程较长，常出现本虚标实，阴虚阳亢的变化，加之久病由肝及肾，造成肝肾阴虚之证。

吴智春等通过文献研究探讨高血压肝肾阴虚证的症状特征，提炼其核心症状为：腰膝酸软、脉弦细、阴虚发热、舌红少苔、健忘。盛婕等认为肝肾阴虚既是眩晕病发生的直接病理因素，又可作为间接因素而使亢阳上扰、瘀血内停、痰湿内生致病。周次清老先生提出应根据患者年龄、体质及病期的不同，运用初期治肝、后期治肾、中期肝肾兼顾的治疗方法。

2. **帕金森病** 帕金森病又称震颤麻痹，是一种神经系统变性疾病，常见于中老年，临床主要表现为静止性震颤、运动迟缓、肌强直及姿势步态异常。本病起病隐匿，进展缓慢，症状多由一侧上肢开始，逐渐扩展至同侧下肢，对侧上肢，对侧下肢，最终影响全身。根据临床症状，本病可归入中医“震颤”“颤证”等范围。周仲瑛认为本病病因主要有两方面，一是中年后肝肾不足、肾精亏虚使得阴精亏虚、神机失养，筋脉失濡而成震颤；二是老年患者年迈多病，久病及肾，水不涵木，因此使得肝阴不足，同时可形成风痰火毒变化，阴液亏虚，筋脉濡养失司，致身体肢体震颤。

帕金森病作为难治性疾病，临床上仍以西药治疗为主。经积极治疗后，部分患者的症状可得到一定缓解。结合中医药治疗可从整体出发，辨证施治，辅以针刺治疗等个体化治疗方案，减轻西药不良反应，发挥增效减毒的作用。

3. **围绝经期综合征** 围绝经期综合征属于中医“绝经前后诸证”范畴，表现为妇女在绝经期前后月经紊乱或绝经期出现的不适证候如烘热汗出、烦躁易怒、情绪不安、失眠心悸等。《素问》中有“七七任脉虚，太冲脉衰少，天癸绝”，这是女性衰老的自然规律。七七之年，天癸渐绝，肾阴不足，又因乙癸同源，肾阴不足则精亏不能化血，导致肝血不足、肝阴亏损，最终造成肝肾阴虚。因此在治疗上应滋肾养肝，平肝潜阳。

九、肝胆湿热证规范化研究

（一）研究目的

基于文献对肝胆湿热证的证候诊断和疗效评价指标、标准、疗程等关键要素进行分析，了解肝胆湿热证在临床中的疾病分布、证候诊断、证候疗效评价的情况。通过对文献数据的分析，找到肝胆湿热证证候疗效评价的关键技术要素，并探索对其进行适宜的方法学研究的可行性。

（二）文献数据分析

通过电子文献检索基于临床的有关肝胆湿热证的期刊文献，检索范围为中国中医药数据库、中国知网、万方数据库，采用关键词或主题词检索“肝胆湿热”，检索时间为 1949—2015 年。根据纳入、排除标准，最后确定入选文献 835 篇。对研究数据，分别采用频数分析、系统聚类分析、相关分析、单因素方差分析等方法，研究肝胆湿热证的诊断标准、疗效评价指标、疗效评价标准、临床疗程的预测等疗效评价关键技术要素，对其灵敏度和特异度进行分析。

1. **肝胆湿热证的疾病分布情况及对应的症状**　对 835 篇肝胆湿热证文献中涉及的疾病情况进行分析，去除重复数据，规范术语后，选取出现频次在前 20 位的疾病，如图 1-22 所示，出现最多的疾病是肝炎，数量达 242 次。

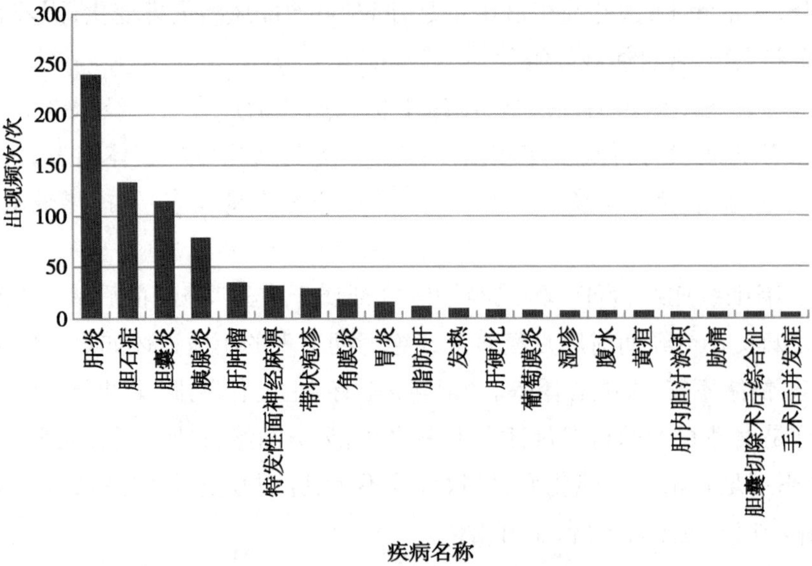

图 1-22　肝胆湿热证的疾病分布情况

以下是出现频次前10位中的8种疾病对应的症状分布。

肝炎常见症状中出现频次最高的为恶心，为65次。

胆石症常见症状中出现频次最高的为苔黄，为45次。

胰腺炎常见症状中出现频次最高的为苔黄，为31次。

肝肿瘤常见症状中出现频次最高的为脉数，为11次。

面神经麻痹常见症状中出现频次最高的为苔黄，为16次。

带状疱疹常见症状中出现频次最高的症状为脉弦，为13次。

角膜炎常见症状中出现频次最高的为舌质红，为12次。

胃炎常见症状中出现频次最高的为嗳气，为7次。

2. **肝胆湿热证的症状分布情况**　选取前10位症状的常见疾病分布进行比较，见表1-37、表1-38。

表1-37　肝胆湿热证常见前10位症状（频次）与其常见疾病分布合并比较（上）

排序	1. 苔黄	2. 苔腻	3. 口苦	4. 脉弦	5. 脉数
1	肝炎（61）	肝炎（52）	肝炎（57）	肝炎（41）	肝炎（64）
2	胆囊炎（47）	胆囊炎（48）	胆囊炎（50）	胆囊炎（34）	胆囊炎（42）
3	胆石症（45）	胆石症（44）	胆石症（41）	胆石症（29）	胆石症（38）
4	胰腺炎（31）	胰腺炎（25）	胰腺炎（14）	胰腺炎（27）	胰腺炎（26）
5	面神经麻痹（16）	面神经麻痹（13）	面神经麻痹（13）	肝肿瘤（11）	面神经麻痹（14）
6	角膜炎（10）	带状疱疹（13）	肝肿瘤（9）	面神经麻痹（9）	肝肿瘤（9）
7	肝肿瘤（10）	肝肿瘤（8）	带状疱疹（8）	角膜炎（8）	角膜炎（9）
8	带状疱疹（8）	角膜炎（7）	发热（6）	发热（7）	带状疱疹（9）
9	发热（6）	发热（6）	胃炎（6）	带状疱疹（7）	发热（7）
10	肝硬化（6）	肝硬化（5）	角膜炎（6）	葡萄膜炎（4）	湿疹（5）

表1-38　肝胆湿热证常见前9位症状（频次）与其常见疾病分布合并比较（下）

排序	6. 舌质红	7. 恶心	8. 脉滑	9. 呕吐	10. 纳差
1	胆石症（27）	胆囊炎（28）	胆囊炎（12）	胆囊炎（16）	胆石症（27）
2	胆囊炎（26）	胆石症（24）	胆石症（7）	胆石症（14）	胆囊炎（27）
3	胰腺炎（21）	胰腺炎（17）	胰腺炎（7）	面神经麻痹（5）	发热（6）

续表

排序	6. 舌质红	7. 恶心	8. 脉滑	9. 呕吐	10. 纳差
4	角膜炎(12)	面神经麻痹(6)	肝肿瘤(6)	湿疹(4)	肝肿瘤(6)
5	带状疱疹(11)	肝肿瘤(7)	脂肪肝(4)	角膜炎(4)	胰腺炎(5)
6	面神经麻痹(9)	带状疱疹(7)	胆心综合征(3)	肝硬化(3)	胆囊切除术后综合征(3)
7	肝肿瘤(8)	角膜炎(4)	肝硬化(3)	发热(3)	面神经麻痹(3)
8	发热(7)	发热(3)	热淋(3)	肝肿瘤(3)	胃炎(3)
9	肝硬化(5)	脂肪肝(3)	胃炎(3)	胰腺炎(3)	胆心综合征(2)

3. **肝胆湿热证的症状聚类分析** 根据聚类分析结果，将肝胆湿热证证候的症状分布分为 7 大组。

第一组：目黄、身黄、胸闷、目赤、尿黄赤。

第二组：心烦、寒热往来、咽干、便秘。

第三组：发热、黄疸、腹痛。

第四组：腹胀、乏力、纳差。

第五组：恶心、呕吐。

第六组：苔黄、苔腻、脉弦、脉数、脉滑、舌质红。

第七组：口干、口苦、尿黄。

4. **肝胆湿热证的疗程分析** 对 835 篇肝胆湿热证文献中涉及的疾病情况进行分析，30 天为所有疗程中出现频次最高者。

(三) 肝胆湿热证的已有标准情况

1. **诊断标准情况**

(1)《中医临床诊疗术语 证候部分》肝胆湿热证：湿热内蕴，肝胆疏泄失常，以身目发黄、发热、口苦、胁肋胀痛或胁下有痞块、纳呆呕恶、厌油腻、尿黄、舌红苔黄腻、脉滑数等为常见症的证候。

(2)《中医常见证诊断标准》肝胆湿热水泛证

定义：湿热内蕴、肝胆疏泄失常所表现的身目俱黄，胁痛胁胀，肝胆肿大等证候。

必备证素：肝，胆，热（火），湿。或兼证素：血热，气滞，动血，毒。

常见证候及计量值：胁胀 =2；胁痛 =4；胀痛或窜痛 =2；肝大，胆囊肿大 =3；脘痞胀 / 腹胀 =1；恶心 =2；呕吐 =2；纳呆恶食 =2；厌油腻 =3；口渴 / 渴不欲饮 =1；发热 =2；身目俱黄 =6；面黄如橘 =3；尿黄褐 / 尿短黄 =3；舌赤 =2；舌苔黄 =2；舌苔腻 =2；脉弦 =1；脉滑 =2；脉数 =2。

2. **疗效标准情况** 对 835 篇肝胆湿热证文献中疗效判断标准的引用情况进行分析，共出现 125 次疗效标准引用，56 种表达。对数据规范后，引用频次前 4 位的标准见表 1-39。

表 1-39 肝胆湿热证疗效判断标准引用情况

名称	引用频次
《中药新药临床研究指导原则（试行）》	27
《中医病证诊断疗效标准》	21
《病毒性肝炎中医辨证标准》	18
《中医临床诊疗术语 证候部分》	3

2002 年发布的《中药新药临床研究指导原则（试行）》对肝胆湿热证的疗效评价为“多指标改善”。包括胁肋腹胀痛、发热、口干口苦、身目俱黄、恶心呕吐、纳差、尿黄；如果采用症状积分，建议积分减少 70% 为显效。

（四）肝胆湿热证的规范化标准提议及验证

1. **主症症状群** 经过对 835 篇文献统计，并以《中医临床常见症状术语规范》进行术语规范分析，为验证来自文献分析的证候诊断标准，课题组从 2010 年 12 月—2015 年 12 月的文献中筛选出 77 组肝胆湿热证证候的症状组，分别使用症状及舌脉标准数据，对原始数据进行标注并逐条记录症状、舌脉数据，统计原始数据、症状、舌脉数据项目个数，统计总体满足百分比。总体满足百分比为 72.6%，比较满意。并统计出肝胆湿热证临床表现的频次，将其与《中医临床诊疗术语 证候部分》与《中医常见证诊断标准》中肝胆湿热证证型常见表现进行对比，前 20 位结果见表 1-40。

表 1-40 肝胆湿热证症状加权排序

文献症状结点	文献中频次比重	标准频次比重	综合权重	加权调整后排序
苔黄	0.083 178 006	0.05	0.133 178 006	1
苔腻	0.075 256 291	0.05	0.125 256 291	2
脉数	0.062 674 744	0.05	0.112 674 744	3
恶心	0.050 093 197	0.05	0.100 093 197	4
口苦	0.074 557 316	0.025	0.099 557 316	5
脉弦	0.074 324 324	0.025	0.099 324 324	6
呕吐	0.043 336 440	0.05	0.093 336 440	7
纳差	0.039 841 566	0.05	0.089 841 566	8
舌质红	0.056 150 979	0.025	0.081 150 979	9
尿黄	0.028 657 968	0.05	0.078 657 968	10
黄疸	0.024 231 128	0.05	0.074 231 128	11
脉滑	0.044 501 398	0.025	0.069 501 398	12
身黄	0.008 620 690	0.05	0.058 620 690	13
胁肋胀痛	0.007 688 723	0.05	0.057 688 723	14
食欲不振	0.006 523 765	0.05	0.056 523 765	15
腹胀	0.029 123 952	0.025	0.054 123 952	16
呕恶	0.003 727 866	0.05	0.053 727 866	17
发热	0.028 424 977	0.025	0.053 424 977	18
口干	0.027 958 993	0.025	0.052 958 993	19
咽干	0.018 173 346	0.025	0.043 173 346	20

根据综合权重、术语联合出现情况，结合专业知识分析，筛选肝胆湿热证诊断标准的主症症状群为：胁肋胀痛、腹胀、发热、口干口苦、身目俱黄、恶心呕吐、纳差、尿黄、舌质红、苔黄腻、脉弦数滑。

2. **准确性** 对 2010 年 12 月—2015 年 12 月肝胆湿热证实际症状群统计，根据其症状实际出现频次进行排序，分析其是否在给出标准中，并统计其高频症状满足百分比。前 20 位症状统计结果见表 1-41，根据结果可知标准的包含性及准确性佳。

表 1-41　肝胆湿热证主症症候群准确性分析

序号	症状名称	出现频次	是否出现在标准中	高频满足百分比
1	苔黄	39	是	9.09%
2	口苦	34	是	7.93%
3	纳差	32	是	7.46%
4	脉弦	31	是	7.23%
5	舌质红	28	是	6.53%
6	苔腻	28	是	6.53%
7	恶心	27	是	6.29%
8	呕吐	26	是	6.06%
9	腹胀痛	24	是	5.59%
10	胁胀痛	19	是	4.43%
11	口干	17	是	3.96%
12	目黄	17	是	3.96%
13	尿黄	15	是	3.50%
14	身黄	14	是	3.26%
15	胸胀痛	8	是	1.86%
16	咽干	7	是	1.63%
17	心烦	6	否	1.40%
18	腹胀	6	是	1.40%
19	黄疸	6	否	1.40%
20	便秘	5	否	1.17%

3. **灵敏度和特异度**　为对肝胆湿热证诊断指标的灵敏度和特异度进行分析，随机抽取 20 篇文献的肝胆湿热证症状，进行基于提出证候标准的数据提取。根据数据抽取结果，计算抽取 1~8 项指标的灵敏度及特异度。如图 1-23 所示，在 5~6 项时灵敏度及特异度出现交叉，因此建议采用 5 项指标作为肝胆湿热证的诊断标准。

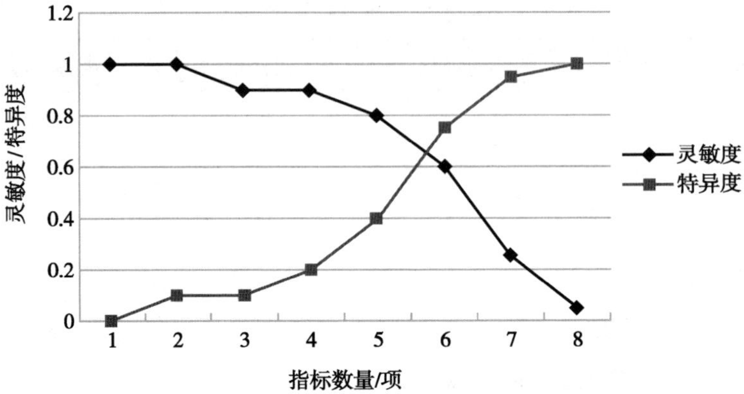

图 1-23　肝胆湿热证灵敏度与特异度折线图

(五) 结论

综合分析肝胆湿热证临床文献 835 篇和标准文献 2 篇，得出肝胆湿热证的文献分析结论如下。

1. **代表疾病**　肝炎、胆石症、胆囊炎、胰腺炎等疾病中肝胆湿热证出现频率较高，可选择作为代表疾病。

2. **肝胆湿热证证候诊断标准**　①胁肋腹胀痛、发热、口干口苦、身目俱黄、恶心呕吐、纳差、尿黄；②舌质红、苔黄腻、脉弦数滑。具备①中 3 项、②中 2 项，或①中 2 项、②中 3 项，即可诊断。

3. **疗效评价**　肝胆湿热证的疗效评价为“多指标改善”，包括胁肋腹胀痛、发热、口干口苦、身目俱黄、恶心呕吐、纳差、尿黄；如果采用症状积分，建议积分减少 70% 为显效。

4. **疗程评价**　肝胆湿热证的疗程评价，建议 30 天。

(六) 代表性疾病

根据收集的文献数据，肝炎、胆石症、带状疱疹等疾病中肝胆湿热证出现频率较高。

1. **肝炎、胆石症**　肝炎、胆石症可对应中医“胁痛”“黄疸”等病证范畴，肝炎后期引起肝硬化腹水时可对应“鼓胀”，均属于胆系疾病。

肝炎是肝脏炎症的统称，在我国慢性乙型肝炎及酒精性肝炎较为常见。

由于外邪侵袭、搏结于胁、日久郁而生热腐蚀肝叶，或嗜食酒液，酒性湿热，郁于肝中，肝失疏泄调达，导致疾病的发生。疏泄失职，故有胁痛；湿热中阻，故有痞闷恶心、厌食油腻；肝病及胆，胆汁外溢时可有黄疸。胆石症也与肝胆湿热密切相关，湿热蕴结胆腑，煎熬胆汁结为砂石，砂石阻塞胆道，不通则痛，胆汁外泄，则见黄疸。

在治疗肝胆湿热型肝炎及胆石症时，一旦发生黄疸应特别注意辨别阳黄之湿热轻重。热重于湿，主症为黄色鲜明，同时伴有发热口渴，小便黄赤，大便秘结。而湿重于热时，身目俱黄，不如热重者鲜明，伴有头身困重、痞满呕恶等表现。

2. **带状疱疹** 带状疱疹是一种由水痘 - 带状疱疹病毒引起的皮肤病，临床表现为排列呈带状的簇集性丘疱疹、水疱，常沿一侧周围神经分布，并伴有明显的神经痛。带状疱疹对应的中医疾病名为“蛇串疮”。肝胆湿热型蛇串疮主要表现为皮损鲜红、灼热刺痛，伴有口苦、咽干、心烦易怒、小便短赤、大便干结等，治疗以清泻肝胆湿热为主，以龙胆泻肝汤加减。严妍等发现对比西医常规用药，龙胆泻肝汤能明显改善带状疱疹患者红斑、水疱及疼痛等临床症状，降低后遗神经痛发生率。此外，中医外治法如火针配合刺络拔罐对肝胆湿热型带状疱疹也有较好疗效。

十、肝郁脾虚证规范化研究

（一）研究目的

基于文献对肝郁脾虚证的证候诊断和疗效评价指标、标准、疗程等关键要素进行分析，了解肝郁脾虚证在临床中的疾病分布、证候诊断、证候疗效评价的情况。通过对文献数据的分析，找到肝郁脾虚证证候疗效评价的关键技术要素，并探索对其进行适宜的方法学研究的可行性。

（二）文献数据分析

通过电子文献检索基于临床的有关肝郁脾虚证的期刊文献，检索范围为中国中医药数据库、中国知网、万方数据库，采用关键词或主题词检索“肝郁脾虚”，检索时间为1949—2015年。根据纳入、排除标准，最后确定入选文献401篇。对研究数据，分别采用频数分析、系统聚类分析、相关分析、单因素方差分析等方法，研究肝郁脾虚证的诊断标准、疗效评价指标、疗效评价标准、临床疗程的预测等疗效评价关键技术要素，对其灵敏度和特异度进行分析。

1. **肝郁脾虚证的疾病分布情况及对应的症状**　对401篇肝郁脾虚证文献中涉及的疾病情况进行分析，去除重复数据，规范术语后，选取出现频次在前19位的疾病，如图1-24所示，出现最多的疾病是肝炎，数量达70次。

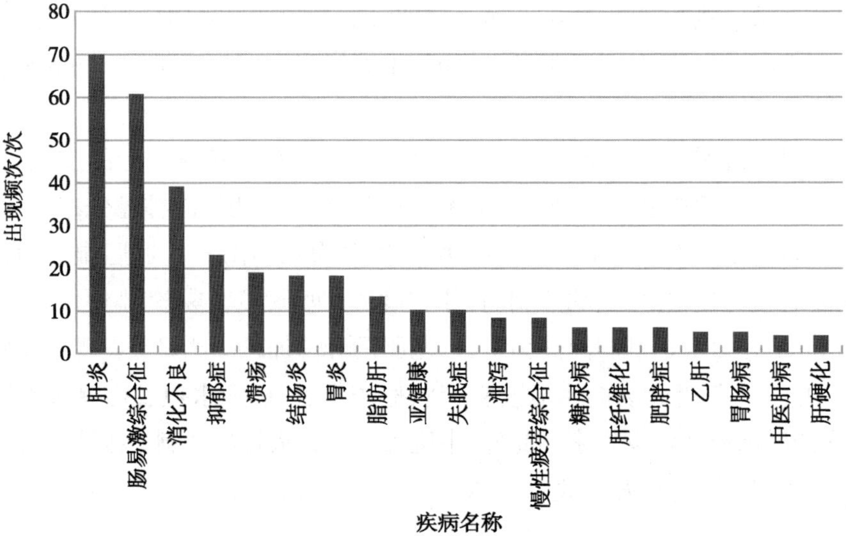

图1-24　肝郁脾虚证的疾病分布情况

以下是出现频次前10位中的8种疾病对应的症状分布。

肝炎常见症状中出现频次最高的为乏力，为13次。

肠易激综合征常见症状中出现频次最高的为脉弦，为13次。

消化不良常见症状中出现频次最高的为脉弦，为12次。

抑郁症常见症状分布平均，均为1次。

溃疡常见症状中出现频次最高的为苔黄，为16次。

结肠炎常见症状中出现频次最高的为脉弦，为5次。

胃炎常见症状中出现频次最高的为脉弦，为8次。

脂肪肝常见症状中出现频次最高的为纳差，为5次。

2. **肝郁脾虚证的症状分布情况**　选取前10位症状的常见疾病分布进行比较，见表1-42、表1-43。

表 1-42　肝郁脾虚证常见前 10 位症状（频次）与其常见疾病分布合并比较（上）

排序	1. 腹胀	2. 便溏	3. 抑郁	4. 善太息	5. 食少
1	肝炎（10）	肝炎（10）	肝炎（8）	肝炎（6）	消化不良（8）
2	消化不良（8）	消化不良（10）	消化不良（6）	消化不良（6）	脂肪肝（4）
3	肠易激综合征（5）	亚健康（3）	胃炎（4）	肠易激综合征（4）	慢性疲劳综合征（4）
4	失眠症（3）	胃炎（3）	脂肪肝（4）	失眠症（3）	肝炎（3）
5	抑郁症（3）	泄泻（3）	失眠症（3）	脂肪肝（3）	失眠症（2）
6	脂肪肝（3）	脂肪肝（3）	慢性疲劳综合征（3）	糖尿病（3）	糖尿病（2）
7	脾胃病（2）	糖尿病（3）	肝硬化（3）	结肠炎（3）	胃炎（2）
8	结肠炎（2）	肠易激综合征（3）	肠易激综合征（3）	慢性疲劳综合征（3）	便秘（1）
9	肝郁脾虚证（2）	抑郁症（2）	结肠炎（2）	抑郁症（3）	胆囊炎（1）
10	慢性疲劳综合征（2）	脾胃病（1）	亚健康（2）	胃炎（1）	功能性胃十二指肠疾病（1）

表 1-43　肝郁脾虚证常见前 10 位症状（频次）与其常见疾病分布合并比较（下）

排序	6. 脉弦	7. 纳差	8. 苔白	9. 脉细	10. 乏力
1	肠易激综合征（13）	肝炎（11）	肝炎（10）	消化不良（12）	肝炎（13）
2	消化不良（12）	消化不良（9）	肠易激综合征（9）	肠易激综合征（8）	消化不良（12）
3	肝炎（11）	肠易激综合征（6）	消化不良（6）	肝炎（5）	胃炎（6）
4	胃炎（8）	胃炎（5）	胃炎（5）	脂肪肝（4）	肠易激综合征（3）
5	结肠炎（5）	脂肪肝（5）	失眠症（3）	失眠症（3）	抑郁症（3）
6	抑郁症（5）	失眠症（3）	脂肪肝（3）	糖尿病（3）	亚健康（2）
7	失眠症（4）	亚健康（2）	结肠炎（2）	结肠炎（3）	胆囊炎（2）
8	脂肪肝（4）	肝硬化（2）	肥胖症（2）	慢性疲劳综合征（3）	慢性疲劳综合征（2）
9	糖尿病（4）	肝郁脾虚证（2）	肝硬化（2）	胃炎（3）	肝硬化（2）
10	慢性疲劳综合征（3）	慢性疲劳综合征（2）	泄泻（2）	胆囊炎（2）	泄泻（2）

3. **肝郁脾虚证的症状聚类分析** 根据聚类分析结果，将肝郁脾虚证候的症状分布分为7大组。

第一组：乏力、便溏、泛酸、嗳气。

第二组：神疲、食入腹胀、舌胖大、脘腹胀痛、多梦、失眠、心烦、易怒。

第三组：舌红、腹泻、胸胁胀满。

第四组：口苦、口干、胸胁胀闷、头痛、头晕、恶心、呕吐。

第五组：舌淡红、脉缓、苔薄、苔黄、乏味、口淡。

第六组：脉细、脉弦、苔白、纳差、善太息。

第七组：肠鸣辘辘、矢气作响。

4. **肝郁脾虚证的疗程分析** 对401篇肝郁脾虚文中涉及的疾病情况进行分析，28天、30天为所有疗程中出现频次最高者，因此建议疗程为28~30天。

（三）肝郁脾虚证的已有标准情况

1. **诊断标准情况**

(1)《中医临床诊疗术语 证候部分》肝郁脾虚证：在该标准中，并未找到肝郁脾虚证的相关信息。因此，可参考肝郁（气滞）证的相关信息进行分析。

(2)《中医常见证诊断标准》肝郁脾虚证

定义：肝失疏泄、脾失健运所表现的胁痛、腹痛，胁胀、腹胀，情志抑郁，食少、便溏等证候。

必备证素：脾，肝；气滞，气虚。或兼证素：胃，水停，血虚。

常见证候及计量值：胁胀=3；胁痛=3；抑郁或忧虑，善太息，急躁易怒=2；乳房胀=2；胸闷=1；久不欲食=3；腹痛=2；腹胀=2；脘腹痞胀，食后痞胀=2；胀痛或窜痛=2；嗳气=2；神疲=2；倦怠乏力=2；气短=1；大便先干后稀/大便时结时溏=3；经常便溏=3；腹痛欲泻=1；排便不爽=2；肠鸣亢进=1；月经错乱=1；面色萎黄=1；脉弦=2；脉缓/脉虚=2。

2. **疗效标准情况** 对401篇肝郁脾虚证文献中疗效判断标准的引用情况进行分析，共出现128次疗效标准引用，21种表达。对数据规范后，引用频次较高的标准见表1-44。

表 1-44　肝郁脾虚证疗效判断标准引用情况

名称	引用频次
《中药新药临床研究指导原则(试行)》	86
《中医病证诊断疗效标准》	10
《病毒性肝炎中医辨证标准》	5
《功能性消化不良中医诊疗规范(草案)》	3

2002 年发布的《中药新药临床研究指导原则(试行)》对肝郁脾虚证的疗效评价为“多指标改善”。包括胸胁胀痛、神疲乏力、腹胀、便溏、纳差、抑郁、嗳气、泻下不爽;如果采用症状积分,建议积分减少 70% 为显效。

(四)肝郁脾虚证的规范化标准提议及验证

1. **主症症状群**　经过对 401 篇文献统计,并以《中医临床常见症状术语规范》进行术语规范分析,为验证来自文献分析的证候诊断标准,课题组从 2010 年 12 月—2015 年 12 月的文献中筛选出 58 组肝郁脾虚证候的症状组,分别使用症状及舌脉标准数据,对原始数据进行标注并逐条记录症状、舌脉数据,统计原始数据、症状、舌脉数据项目个数,统计总体满足百分比。总体满足百分比为 76.78%,比较满意。并统计出肝郁脾虚证临床表现的频次,将其与《中医临床诊疗术语　证候部分》与《中医常见证诊断标准》中肝郁脾虚证常见表现进行对比,前 20 位结果见表 1-45。

表 1-45　肝郁脾虚证症状加权排序

文献症状结点	文献中频次比重	标准频次比重	综合权重	加权调整后排序
脉弦	0.075 970 273	0.05	0.125 970 273	1
腹胀	0.043 765 483	0.05	0.093 765 483	2
善太息	0.038 810 900	0.05	0.088 810 900	3
食少	0.028 901 734	0.05	0.078 901 734	4
腹痛	0.028 075 970	0.05	0.078 075 970	5
纳差	0.051 197 358	0.025	0.076 197 358	6
便溏	0.042 939 719	0.025	0.067 939 719	7

续表

文献症状结点	文献中频次比重	标准频次比重	综合权重	加权调整后排序
胁肋胀痛	0.016 515 277	0.05	0.066 515 277	8
胁痛	0.015 689 513	0.05	0.065 689 513	9
抑郁	0.040 462 428	0.025	0.065 462 428	10
肋痛	0.009 083 402	0.05	0.059 083 402	11
胸胁胀痛	0.009 083 402	0.05	0.059 083 402	12
胸部胀闷	0.009 083 402	0.05	0.059 083 402	13
胁胀	0.008 257 638	0.05	0.058 257 638	14
胸胁胀满	0.007 431 874	0.05	0.057 431 874	15
苔白	0.050 371 594	0	0.050 371 594	16
嗳气	0.024 772 915	0.025	0.049 772 915	17
神疲	0.023 121 387	0.025	0.048 121 387	18
脉细	0.046 242 775	0	0.046 242 775	19
乏力	0.045 417 011	0	0.045 417 011	20

根据综合权重、术语联合出现情况，结合专业知识分析，筛选肝郁脾虚证诊断标准的主症症状群为：胸胁胀痛、神疲乏力、腹胀、便溏、纳差、抑郁、嗳气、泻下不爽、舌淡红、舌有齿痕或舌体胖大、苔白、脉细。

2. **准确性** 对2010年12月—2015年12月肝郁脾虚证实际症状群统计，根据其症状实际出现频次进行排序，分析其是否在给出标准中，并统计其高频症状满足百分比。前20位症状统计结果见表1-46，根据结果可知标准的包含性及准确性佳。

表1-46 肝郁脾虚证主症症候群准确性分析

序号	症状名称	出现频次	是否出现在标准中	高频满足百分比
1	脉弦	42	是	8.04%
2	纳差	40	是	7.45%
3	乏力	39	是	7.25%
4	便溏	38	是	7.06%
5	苔白	36	是	5.69%

续表

序号	症状名称	出现频次	是否出现在标准中	高频满足百分比
6	抑郁	31	是	5.69%
7	胸胁胀痛	23	是	4.31%
8	善太息	19	是	4.31%
9	嗳气	19	是	3.92%
10	泄泻	15	是	3.53%
11	脘腹胀痛	14	否	3.14%
12	舌有齿痕	14	是	2.94%
13	舌淡红	14	是	2.94%
14	胁肋胀痛	13	是	2.75%
15	泻下不爽	12	是	2.55%
16	腹胀	12	否	2.35%
17	失眠	11	是	2.35%
18	神疲	11	否	2.16%
19	舌质淡	11	是	2.16%
20	恶心	10	是	1.96%

3. **灵敏度和特异度** 对肝郁脾虚证诊断指标的灵敏度和特异度进行分析，随机抽取20篇文献的肝郁脾虚证症状，进行基于提出证候标准的数据提取。根据数据抽取结果，计算抽取1~8项指标的灵敏度及特异度。如图1-25所示，在9~10项时灵敏度及特异度出现交叉，因此建议采用9项指标作为肝郁脾虚证的诊断标准。

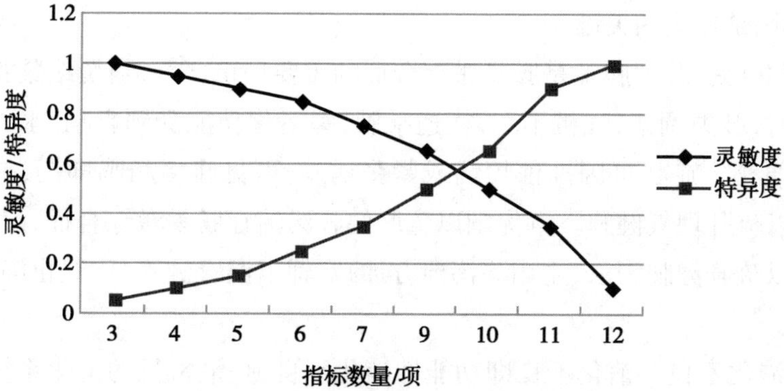

图1-25 肝郁脾虚证灵敏度与特异度折线图

(五) 结论

综合分析肝郁脾虚证临床文献 401 篇和标准文献 2 篇，得出肝郁脾虚证的文献分析结论如下。

1. **代表疾病** 肝炎、肠易激综合征、抑郁症、消化不良等疾病中肝郁脾虚证出现频率较高，可选择作为代表疾病。

2. **肝郁脾虚证证候诊断标准** 症状群：①胸胁胀痛、神疲乏力、腹胀、便溏、纳差、抑郁、嗳气、泻下不爽；②舌淡红、舌有齿痕或舌体胖大、苔白、脉细。具备①中 6 项、②中 3 项，即可诊断。

3. **疗效评价** 肝郁脾虚证的疗效评价为“多指标改善”，包括胸胁胀痛、神疲乏力、腹胀、便溏、纳差、抑郁、嗳气、泻下不爽；如果采用症状积分，建议积分减少 70% 为显效。

4. **疗程评价** 肝郁脾虚的疗程评价，建议 28~30 天。

(六) 代表性疾病

肝郁脾虚证在多种疾病中均可出现，其中肝炎、肠易激综合征、抑郁症和消化不良等疾病可作为典型代表。

1. **肠易激综合征** 肠易激综合征是一种常见的慢性肠道功能紊乱疾病，其病因和发病机制尚不明确，临床上主要表现为肠道功能紊乱、腹痛、腹胀及排便异常。西医治疗主要以解痉止痛药、止泻药、泻药、肠道微生物制剂及心理疗法为主，治疗效果不理想。本病属于中医“腹痛”“泄泻”“便秘”等病证范畴。李培根据临床实践经验认为，肝郁脾虚，气机升降失调后导致大肠传导失司是本病发病的关键病机。李建华等认为在本病中痛、泻产生的基础是脾虚，肝郁则是致病的关键。

由此可见，肝郁脾虚是肠易激综合征的重要病机之一，当情绪紧张或忧虑恼怒之时，肝失调达，气机不利，横逆乘脾，脾运化功能受到影响，水谷失司则泄泻或便秘。症状可因抑郁烦恼或紧张诱发，可见腹痛肠鸣即泻，或便秘不通。治以疏肝理气健脾。章优幽以疏肝健脾汤治疗肠易激综合征，疗效显著。庄步辉以疏肝健脾为法，主用痛泻要方加减，辅以温肾健脾、化湿止泻，治疗效果颇佳。

2. **消化不良** 消化不良即功能性消化不良，是最常见的消化系统疾病之一，以上腹疼痛、胀满、嗳气、反酸、烧心等症状为主并持续 4 周以上，排除各种器质性疾病后方可诊断。根据其临床表现，本病属于中医"痞满""胃痛""纳呆"等病证范畴。董建华对于消化不良的分析和用药经验丰富，他认为脾虚是发病的基础，肝郁是致病的条件。由于脾气虚弱，水湿内停，引起气滞痰结食积；脾属土，肝属木，土得木而达，土壅则木郁，因此肝气郁结，脾胃受其害。在治疗上以疏肝、健脾、降胃为手段，以气机调畅为度。

十一、脾肾阳虚证规范化研究

（一）研究目的

基于文献对脾肾阳虚证的证候诊断和疗效评价指标、标准、疗程等关键要素进行分析，了解脾肾阳虚证在临床中的疾病分布、证候诊断、证候疗效评价的情况。通过对文献数据的分析，找到脾肾阳虚证证候疗效评价的关键技术要素，并探索对其进行适宜的方法学研究的可行性。

（二）文献数据分析

通过电子文献检索基于临床的有关脾肾阳虚证的期刊文献，检索范围为中国中医药数据库、中国知网、万方数据库，采用关键词或主题词检索"脾肾阳虚"，年限设定为1995—2015年。根据纳入、排除标准，最后确定入选文献3 542篇。对研究数据，分别采用频数分析、系统聚类分析、相关分析、单因素方差分析等方法，研究脾肾阳虚证的诊断标准、疗效评价指标、疗效评价标准、临床疗程的预测等疗效评价关键技术要素，对其灵敏度和特异度进行分析。

1. **脾肾阳虚证的疾病分布情况及对应的症状** 对3 542篇脾肾阳虚证文献中涉及的疾病情况进行分析，去除重复数据，规范术语后，选取出现频次前20位的疾病，如图1-26所示，出现最多的疾病是结肠炎，数量达475次。

以下是出现频次前10位的疾病对应的症状分布。

结肠炎常见症状中出现频次最高的为腹痛，为139次。

肾炎常见症状中出现频次最高的为浮肿，为97次。

泄泻常见症状中出现频次最高的为泄泻，为49次。

肾病综合征常见症状中出现频次最高的为浮肿，为106次。

肾衰竭常见症状中出现频次最高的为恶心、乏力，均为60次。

糖尿病常见症状中出现频次最高的为腰酸，为27次。

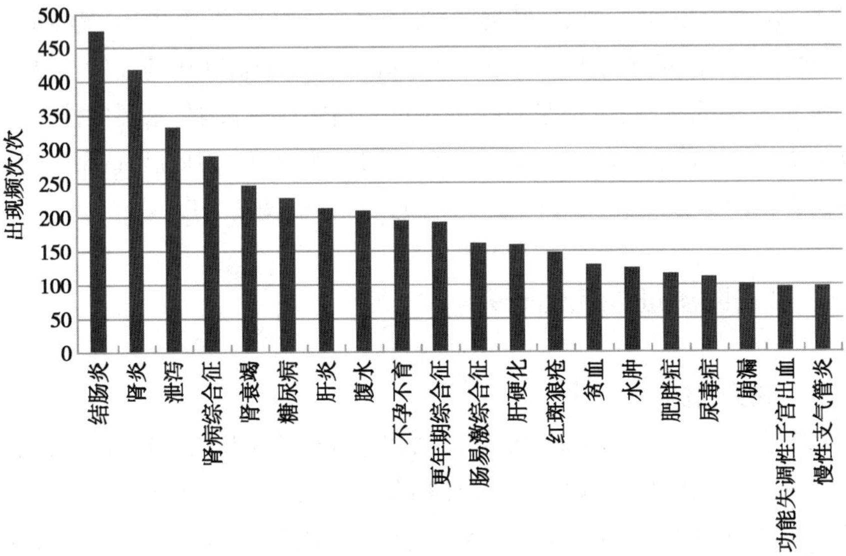

图 1-26　脾肾阳虚证的疾病分布情况

肝炎常见症状中出现频次最高的症状为大便溏薄、乏力，均为 38 次。

腹水常见症状中出现频次最高的为腹胀，为 37 次。

不孕不育常见症状中出现频次最高的为舌淡，为 17 次。

更年期综合征常见症状中出现频次最高的为脉沉、大便溏薄，均为 16 次。

2. **脾肾阳虚证的症状分布情况**　选取前 10 位症状的常见疾病分布进行比较，见表 1-47、表 1-48。

表 1-47　脾肾阳虚证常见前 10 位症状（频次）与其常见疾病分布合并比较（上）

排序	1. 舌淡	2. 脉沉	3. 四肢冷	4. 脉细	5. 腰酸
1	结肠炎（94）	肾炎（92）	肾炎（85）	结肠炎（83）	肾炎（82）
2	肾炎（89）	结肠炎（84）	结肠炎（79）	肾炎（76）	结肠炎（73）
3	肾病综合征（64）	肾病综合征（68）	肾病综合征（58）	肾病综合征（63）	肾病综合征（56）
4	泄泻（46）	肾衰竭（45）	肾衰竭（51）	泄泻（39）	肾衰竭（51）
5	肾衰竭（39）	泄泻（32）	泄泻（43）	肾衰竭（26）	糖尿病（27）
6	肝炎（27）	红斑狼疮（26）	腹水（25）	红斑狼疮（25）	泄泻（20）
7	红斑狼疮（22）	糖尿病（25）	便秘（19）	糖尿病（23）	肥胖症（18）

续表

排序	1. 舌淡	2. 脉沉	3. 四肢冷	4. 脉细	5. 腰酸
8	腹水(22)	腹水(24)	肝硬化(19)	肠易激综合征(19)	红斑狼疮(17)
9	糖尿病(21)	肥胖症(18)	糖尿病(19)	腹水(18)	贫血(17)
10	肠易激综合征(20)	肝炎(18)	肝炎(16)	肝炎(17)	肠易激综合征(16)

表 1-48　脾肾阳虚证常见前 10 位症状(频次)与其常见疾病发布合并比较(下)

排序	6. 大便溏薄	7. 苔白	8. 畏寒	9. 纳呆	10. 乏力
1	肾炎(71)	结肠炎(82)	肾炎(78)	肾炎(78)	肾衰竭(60)
2	肾病综合征(55)	肾炎(48)	肾衰竭(49)	肾病综合征(53)	肾炎(57)
3	肾衰竭(39)	泄泻(44)	结肠炎(49)	肾衰竭(53)	肝炎(38)
4	肝炎(38)	肾病综合征(42)	肾病综合征(37)	结肠炎(36)	肾病综合征(30)
5	结肠炎(33)	肠易激综合征(20)	糖尿病(24)	肝炎(31)	结肠炎(29)
6	泄泻(22)	肾衰竭(18)	肝炎(23)	腹水(28)	糖尿病(20)
7	糖尿病(21)	便秘(16)	腹水(21)	肝硬化(20)	泄泻(18)
8	红斑狼疮(17)	婴儿腹泻(15)	泄泻(17)	糖尿病(17)	高脂血症(16)
9	贫血(17)	贫血(14)	便秘(14)	泄泻(16)	贫血(15)
10	腹水(17)	腹水(14)	肝硬化(13)	贫血(11)	腹水(15)

3. **脾肾阳虚证的症状聚类分析**　根据聚类分析结果，将脾肾阳虚证证候的症状分布分为 6 大组。

第一组：畏寒、面色白、脉弱、舌胖大、舌嫩、舌有齿痕、食少、大便溏薄。

第二组：苔薄、苔白、脉沉、脉细、舌淡、恶寒、四肢冷。

第三组：腰膝酸软无力。

第四组：纳呆、腹胀、乏力、神疲。

第五组：浮肿、尿少。

第六组：便下黏液、肠鸣辘辘、泄泻、腹痛、消瘦、大便秘结。

4. **脾肾阳虚证的疗程分析** 对3 542篇脾肾阳虚证文献中涉及的疾病情况进行分析，30天为所有疗程中出现频次最高者。

(三) 脾肾阳虚证的已有标准情况

1. **诊断标准情况**

(1)《中医临床诊疗术语 证候部分》脾肾阳虚证：脾肾阳气亏虚、虚寒内生，以畏冷肢凉，面色皖白，腰酸，腹部冷痛，久泄久痢，或完谷不化，或浮肿少尿，舌淡胖，苔白滑，脉沉迟无力等为常见症的证候。

(2)《中医常见证诊断标准》脾肾阳虚水泛证

定义：脾肾阳气亏虚、虚寒内生所表现的腰膝酸软，久泄、便溏，性欲衰退，畏冷、肢凉等证候。

必备证素：脾，肾，阳虚。或兼证素：寒，湿，气虚，气陷，阳浮。

常见证候及计量值：经常畏冷=3；四肢凉=3；脘腹或腰背冷=2；腰膝酸软=2；腰痛=1；冷痛=1；经常腹泻/经常便溏=2；五更腹泻=3；完谷不化=3；久不欲食=2；腹胀=1；久病气喘/喘不能卧=2；水肿/面睑浮肿=3；尿清长/尿少=2；夜尿多/长期尿频=1；性欲衰退=2；神疲=1；倦怠乏力=1；气短=1；懒言=1；面色皖白=3；舌淡胖=2；舌边齿印=3；舌苔白/舌苔润滑=3；脉虚=2；尺脉弱=1。

2. **疗效标准情况** 对3 542篇脾肾阳虚证文献中疗效判断标准的引用情况进行分析，共出现496次疗效标准引用，305种表达。对数据规范后，引用频次较高的标准见表1-49。

表1-49 脾肾阳虚证疗效判断标准引用情况

名称	引用频次
《中药新药临床研究指导原则(试行)》	87
《中医病证诊断疗效标准》	50
《延缓衰老中药的筛选规程和临床观察规范》	12
《临床疾病诊断依据治愈好转标准》	10

2002年发布的《中药新药临床研究指导原则(试行)》对脾肾阳虚证的疗效评价为“多指标改善”。包括畏寒肢冷、大便溏薄或泄泻、腰膝无力或腰痛

膝冷、纳呆腹胀、神疲乏力、面色白；如果采用症状积分，建议积分减少 70% 为显效。

（四）脾肾阳虚证的规范化标准提议及验证

1. **主症症状群** 经过对 1995 年 1 月—2015 年 12 月的 3 542 篇文献统计，并以《中医临床常见症状术语规范》进行术语规范分析，为验证来自文献分析的证候诊断标准，课题组从 2010 年 12 月—2015 年 12 月的文献中筛选出 77 组脾肾阳虚证候的症状组，分别使用症状及舌脉标准数据，对原始数据进行标注并逐条记录症状、舌脉数据，统计原始数据、症状、舌脉数据项目个数，统计总体满足百分比。总体满足百分比为 75.92%，比较满意。并统计出脾肾阳虚证临床表现的频次，将其与《中医临床诊疗术语 证候部分》与《中医常见证诊断标准》中脾肾阳虚证证型常见表现进行对比，前 20 位结果见表 1-50。

表 1-50 脾肾阳虚证症状加权排序

文献症状结点	文献中频次比重	标准频次比重	综合权重	加权调整后排序
舌淡	0.062 557 6	0.060 606	0.123 163 6	1
四肢冷	0.054 339 4	0.060 606	0.114 945 4	2
腰酸	0.047 254 7	0.060 606	0.107 860 7	3
苔白	0.044 916 8	0.060 606	0.105 522 8	4
畏寒	0.042 862 2	0.060 606	0.103 468 2	5
浮肿	0.029 897 3	0.060 606	0.090 503 3	6
脉沉	0.057 244 1	0.030 303	0.087 547 1	7
脉弱	0.025 433 9	0.060 606	0.086 039 9	8
舌胖大	0.025 150 5	0.060 606	0.085 756 5	9
泄泻	0.018 136 7	0.060 606	0.078 742 7	10
面色白	0.017 782 5	0.060 606	0.078 388 5	11
腹痛	0.016 578 1	0.060 606	0.077 184 1	12
大便溏薄	0.046 475 4	0.030 303	0.076 778 4	13

续表

文献症状结点	文献中频次比重	标准频次比重	综合权重	加权调整后排序
尿少	0.015 373 7	0.060 606	0.075 979 7	14
纳呆	0.040 524 3	0.030 303	0.070 827 3	15
乏力	0.039 532 4	0.030 303	0.069 835 4	16
神疲	0.029 401 3	0.030 303	0.059 704 3	17
腹胀	0.027 488 5	0.030 303	0.057 791 5	18
膝软无力	0.023 166 8	0.030 303	0.053 469 8	19
脉细	0.053 418 3	0	0.053 418 3	20

根据综合权重、术语联合出现情况，结合专业知识分析，筛选脾肾阳虚证诊断标准的主症症状群为：畏寒肢冷、大便溏薄或泄泻、腰膝酸软无力、纳呆腹胀、浮肿、神疲乏力、面色白。舌淡胖或齿痕，苔白，脉沉细或弱。

2. **准确性** 对2010年12月—2015年12月脾肾阳虚证实际症状群统计，根据其症状实际出现频次进行排序，分析其是否在给出标准中，并统计其高频症状满足百分比。前20位症状统计结果见表1-51，根据结果可知标准的包含性及准确性佳。

表1-51 脾肾阳虚证主症症候群准确性分析

序号	症状名称	出现频次	是否出现在标准中	高频满足百分比
1	肢冷	62	是	100%
2	脉沉	62	是	100%
3	苔白	46	是	100%
4	腰酸	41	是	100%
5	脉细	40	是	100%
6	畏寒	39	是	100%
7	大便溏薄	31	是	100%
8	膝软	29	是	100%
9	脉迟	28	否	89%

续表

序号	症状名称	出现频次	是否出现在标准中	高频满足百分比
10	乏力	26	是	90%
11	腹痛	25	否	82%
12	纳呆	21	是	83%
13	脉弱	21	是	85%
14	脉虚	18	是	86%
15	腰痛	17	否	80%
16	神疲	15	是	81%
17	面白	15	是	82%
18	泄泻	14	是	83%
19	舌有齿痕	13	否	79%
20	恶寒	12	是	80%

3. **灵敏度与特异度**　为了对脾肾阳虚证诊断指标的灵敏度和特异度进行分析，随机抽取20篇文献的脾肾阳虚证症状，进行基于提出证候标准的数据提取。根据数据抽取结果，计算抽取1~8项指标的灵敏度及特异度。如图1-27所示，在5~6项时灵敏度及特异度出现交叉，因此建议采用5项指标作为脾肾阳虚证的诊断标准。

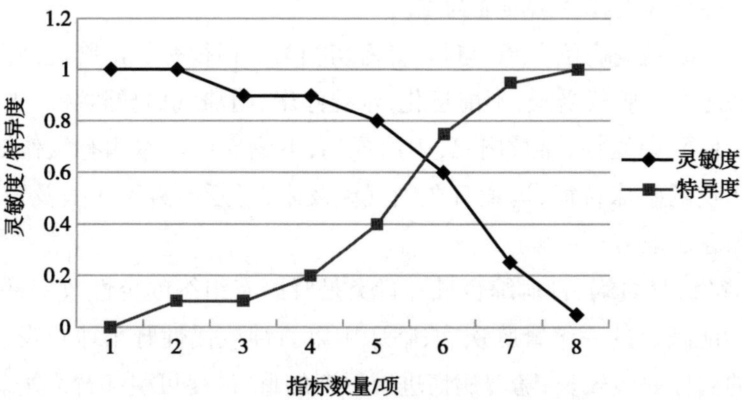

图1-27　脾肾阳虚证灵敏度与特异度折线图

（五）结论

综合分析脾肾阳虚证临床文献 3 542 篇和标准文献 2 篇，得出脾肾阳虚证的文献分析结论如下。

1. **代表疾病** 结肠炎、肾炎、泄泻、肾病综合征、肾衰竭等疾病中脾肾阳虚证出现频率较高，可选择作为代表疾病。

2. **脾肾阳虚证证候诊断标准** 症状群：①畏寒肢冷、大便溏薄或泄泻、腰膝酸软无力、纳呆腹胀、浮肿、神疲乏力、面色白；②舌淡胖或齿痕，苔白，脉沉细或弱。具备①中 3 项、②中 2 项，或①中 2 项、②中 3 项，即可诊断。

3. **疗效评价** 脾肾阳虚证的疗效评价为“多指标改善”，包括寒肢冷、大便溏薄或泄泻、腰膝无力或腰痛膝冷、纳呆腹胀、神疲乏力、面色白；如果采用症状积分，建议积分减少 70% 为显效。

4. **疗程评价** 脾肾阳虚证的疗程评价，建议 30 天。

（六）代表性疾病

根据收集的文献数据，结肠炎、肾炎、泄泻、肾病综合征、肾衰竭、糖尿病、肝炎、腹水、不孕不育、更年期综合征等疾病中脾肾阳虚证出现频率较高。

1. **结肠炎** 结肠炎是指由各种原因引起的结肠炎性病变，根据其病因不同可出现感染性结肠炎、缺血性结肠炎、溃疡性结肠炎和结肠克罗恩病（colonic Crohn disease）等。而临床中以溃疡性结肠炎多见，临床表现以反复发作或持续性的腹痛、腹泻、黏液脓血便为主，病变部位主要位于直肠、乙状结肠。因国内溃疡性结肠炎的发病率呈上升趋势，且与结肠癌关系密切，下文以介绍溃疡性结肠炎脾肾阳虚证为主。

溃疡性结肠炎病位在肠，与脾、肾密切相关。田德禄提出脾虚乃溃疡性结肠炎发病之本。脾气受损，不能运化，水湿停聚，阻滞气血导致肠络失和，进一步发展后使肠膜受损，血败肉腐，内溃成疡，下痢赤白。本病有发作期与缓解期交替出现的临床特征，泻痢日久则气虚及阳，迁延不愈则久病及肾，最后导致脾肾阳虚之证。

2. **肾炎、肾衰竭、肾病综合征** 肾炎是肾固有组织的炎性改变，引起不同程度肾功能减退的一组肾脏疾病，临床中以急性或慢性肾小球肾炎多见。慢性肾炎的病程一般较长，随着病情进展逐渐加重，最终可引起肾衰竭。肾病综合征是各种原因引起的大量蛋白尿、低蛋白血症、明显水肿和 / 或高脂血症的临床综合征。以上三种疾病或综合征在中医中均属于肾系病证,与中医的“肾风”“水肿”“关格”等相对应。

肾系病证的发生往往与脾肾虚损有关,《诸病源候论》中有“水病无不由脾肾虚所为,脾肾虚则水妄行,盈溢肌肤而令周身肿满”,脾肾由虚损极致劳衰,精微反为浊邪,浊邪属阴,进一步损伤脾肾之阳,气机闭塞不通,或致水液潴留泛溢肌肤发为水肿,或病证加剧发展导致肾元衰败。在治疗上应以益气健脾,补肾助阳为法。

3. **泄泻** 泄泻是以排便次数增多,粪便稀溏,甚至泻出如水样为主症的病证。泄泻的病变主脏在脾,脾虚湿盛是导致泄泻发生的关键病机。泄泻日久,肾阳虚衰,不能温煦脾胃,运化失常。常表现为黎明时分脐腹作痛则泻,又称为“五更泄泻”。此外,还可见形寒肢冷,腰膝酸软,脉沉细。治疗上应温补脾肾,涩肠止泻,根据兼证以四神丸加减。

十二、肝郁气滞证规范化研究

(一) 研究目的

基于文献对肝郁气滞证的证候诊断和疗效评价指标、标准、疗程等关键要素进行分析,了解肝郁气滞证在临床中的疾病分布、证候诊断、证候疗效评价的情况。通过对文献数据的分析,找到肝郁气滞证证候疗效评价的关键技术要素,并探索对其进行适宜的方法学研究的可行性。

(二) 文献数据分析

通过电子文献检索基于临床的有关肝郁气滞证的期刊文献,检索范围为中国中医药数据库、中国知网、万方数据库,采用关键词或主题词检索“肝郁气滞”,检索时间为1949—2015年。根据纳入、排除标准,最后确定入选文献1 920篇。对研究数据,分别采用频数分析、系统聚类分析、相关分析、单因素方差分析等方法,研究肝郁气滞证的诊断标准、疗效评价指标、疗效评价标准、临床疗程的预测等疗效评价关键技术要素,对其灵敏度和特异度进行分析。

1. **肝郁气滞证的疾病分布情况及对应的症状** 对1 920篇肝郁气滞证文献中涉及的疾病情况进行分析,去除重复数据,规范术语后,选取出现频次前20位的疾病,如图1-28所示,出现最多的疾病是纤维囊性乳腺病,数量达137次。

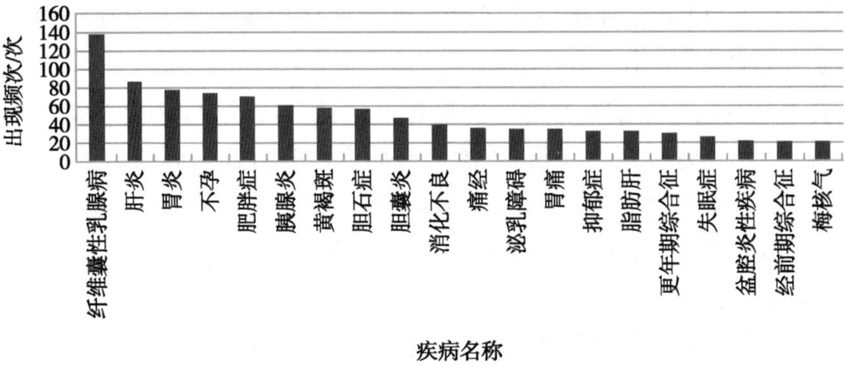

图 1-28 肝郁气滞证的疾病分布情况

以下是出现频次前 10 位中的 7 种疾病对应的症状分布。

纤维囊性乳腺病常见症状中出现频次最高的为脉弦,为 39 次。

肝炎常见症状中出现频次最高的为纳呆,为 34 次。

胃炎常见症状中出现频次最高的为嗳气,为 29 次。

不孕常见症状中出现频次最高的为脉弦,为 24 次。

胰腺炎常见症状中出现频次最高的为恶心,为 26 次。

黄褐斑常见症状中出现频次最高的症状为脉弦,为 21 次。

胆石症常见症状中出现频次最高的为口苦,为 18 次。

2. **肝郁气滞证的症状分布情况** 选取前 10 位症状的常见疾病分布进行比较,见表 1-52、表 1-53。

表 1-52 肝郁气滞证常见前 10 位症状(频次)与其常见疾病分布合并比较(上)

排序	1. 脉弦	2. 苔薄	3. 苔白	4. 舌红	5. 易怒
1	纤维囊性乳腺病(39)	纤维囊性乳腺病(29)	纤维囊性乳腺病(27)	纤维囊性乳腺病(15)	纤维囊性乳腺病(33)
2	肝炎(25)	肝炎(19)	肥胖症(21)	胃炎(11)	不孕(16)
3	不孕(24)	黄褐斑(18)	肝炎(17)	胰腺炎(10)	黄褐斑(16)
4	肥胖症(24)	不孕(18)	胰腺炎(17)	不孕(9)	更年期综合征(13)
5	胃炎(21)	胰腺炎(18)	胃痛(14)	肝炎(8)	肝炎(8)

续表

排序	1. 脉弦	2. 苔薄	3. 苔白	4. 舌红	5. 易怒
6	黄褐斑(21)	胃炎(17)	胃炎(13)	黄褐斑(7)	痛经(7)
7	胰腺炎(21)	胆石症(14)	不孕(12)	肥胖症(6)	经前期综合征(6)
8	胆囊炎(18)	胃痛(13)	胆囊炎(11)	胆囊炎(5)	肥胖症(5)
9	胆石症(16)	胆囊炎(12)	黄褐斑(11)	视神经萎缩(5)	前列腺增生(4)
10	胃痛(15)	肥胖症(12)	脂肪肝(10)	更年期综合征(5)	寻常痤疮(3)

表 1-53 肝郁气滞证常见前 10 位症状(频次)与其常见疾病分布合并比较(下)

排序	6. 胁痛	7. 心烦	8. 胸部胀闷	9. 胁胀	10. 抑郁
1	肝炎(26)	纤维囊性乳腺病(35)	纤维囊性乳腺病(23)	肥胖症(20)	抑郁症(15)
2	黄褐斑(16)	不孕(16)	肥胖症(14)	纤维囊性乳腺病(8)	纤维囊性乳腺病(13)
3	纤维囊性乳腺病(11)	黄褐斑(13)	胆石症(10)	肝炎(7)	不孕(9)
4	脂肪肝(10)	更年期综合征(11)	肝炎(7)	泌乳障碍(6)	泌乳障碍(7)
5	胆囊炎(10)	肝炎(7)	更年期综合征(7)	脂肪肝(5)	肝炎(6)
6	胆石症(6)	经前期综合征(6)	脂肪肝(6)	胆囊炎(5)	更年期综合征(5)
7	更年期综合征(6)	痛经(6)	泌乳障碍(5)	不孕(5)	胃炎(5)
8	肝肿瘤(5)	肥胖症(6)	胃痛(5)	黄褐斑(5)	视神经炎(4)
9	视神经炎(4)	抑郁症(5)	胆囊炎(4)	胆石症(43)	经前期综合征(4)
10	胃痛(4)	头痛(4)	不孕(4)	胃炎(3)	乳腺肿瘤(3)

3. **肝郁气滞证的症状聚类分析** 根据聚类分析结果,将肝郁气滞证证候的症状分布分为 12 大组。

第一组：恶心、呕吐、右上腹痛、腹痛、大便秘结、疼痛、胃痛、嗳气酸馊、嗳气。

第二组：纳呆、乏力。

第三组：胸部胀闷、胁胀。

第四组：脉弦、苔薄、苔白。

第五组：抑郁、善太息。

第六组：心烦、易怒、乳房发胀。

第七组：舌红、苔黄。

第八组：口苦、咽干、口干、脉数。

第九组：胁痛、肋痛、胸痛。

第十组：头晕、头痛、失眠、多梦、心悸。

第十一组：苔腻、脉滑、舌淡红。

第十二组：月经不调、舌暗红、性急、舌暗、脉涩、脉沉、舌淡。

4. **肝郁气滞证的疗程分析**　对1 920篇肝郁气滞证文献中涉及的疾病情况进行分析，30天为所有疗程中出现频次最高者。

（三）肝郁气滞证的已有标准情况

1. **诊断标准情况**

(1)《中医临床诊疗术语　证候部分》肝郁（气滞）证：同义词为肝气郁结（滞）证，即以肝失疏泄、气机郁滞、情志抑郁、喜叹息、胸胁或少腹胀闷窜痛、妇女乳房胀痛、月经不调、脉弦等为常见症的证候。

(2)《中医常见证诊断标准》肝郁气滞证

定义：肝失疏泄、气机郁滞所表现的情志抑郁、胁胀、胁痛等证候。

必备证素：肝，气滞。或兼证素：心神（脑），胆，胞宫。常见证候及计量值：抑郁或忧虑/善太息=3；情志有关=2；烦躁/急躁易怒=2；胸闷=2；胁胀=3；腹胀/脘痞胀=2；乳房胀=3；乳房痛=3；胁痛/右上腹痛=3；胀痛或窜痛=2；排便不爽=1；大便时溏时结=2；嗳气=1；咽部异物感=1；口苦=1；痛经=2；月经错乱=2；乳房结块=2；肝大/胆囊肿大/脾大=2；脉弦=2。

2. **疗效标准情况**　对1 920篇肝郁气滞证文献中疗效判断标准的引用情况进行分析，共出现496次疗效标准引用，305种表达。对数据规范后，引用频次较高的标准见表1-54。

表 1-54　肝郁气滞证疗效判断标准引用情况

名称	引用频次
《中药新药临床研究指导原则(试行)》	87
《中医病证诊断疗效标准》	50
《延缓衰老中药的筛选规程和临床观察规范》	12
《临床疾病诊断依据治愈好转标准》	10

2002 年发布的《中药新药临床研究指导原则(试行)》对肝郁气滞证的疗效评价为“多指标改善”。包括心烦,头胸胃脘胁肋胀闷痛,抑郁,月经不调,乳房发胀,善太息,性急易怒,嗳气,口苦;如果采用症状积分,建议积分减少 70% 为显效。

(四) 肝郁气滞证的规范化标准提议及验证

1. **主症症状群**　经过对 1 421 篇文献统计,并以《中医临床常见症状术语规范》进行术语规范分析,为验证来自文献分析的证候诊断标准,课题组从 2010 年 12 月—2015 年 12 月的文献中筛选出 38 组肝郁气滞证证候的症状组,分别使用症状及舌脉标准数据,对原始数据进行标注并逐条记录症状、舌脉数据,统计原始数据、症状、舌脉数据项目个数,统计总体满足百分比。总体满足百分比为 63.33%,比较满意。并统计出肝郁气滞证临床表现的频次,将其与《中医临床诊疗术语 证候部分》(GB/T 16751.2—1997)与《中医常见证诊断标准》中肝郁气滞证证型常见表现进行对比,前 20 位结果见表 1-55。

表 1-55　肝郁气滞证症状加权排序

文献症状结点	文献中频次比重	标准频次比重	综合权重	加权调整后排序
脉弦	0.093 545 683	0.030 303 03	0.123 848 713	1
心烦	0.039 564 124	0.060 606 061	0.100 170 185	2
胁痛	0.036 043 588	0.060 606 061	0.096 649 648	3
胸部胀闷	0.034 702 431	0.060 606 061	0.095 308 491	4
抑郁	0.028 331 936	0.060 606 061	0.088 937 997	5
月经不调	0.020 117 351	0.060 606 061	0.080 723 412	6
乳房发胀	0.016 596 815	0.060 606 061	0.077 202 875	7

续表

文献症状结点	文献中频次比重	标准频次比重	综合权重	加权调整后排序
善太息	0.016 261 526	0.060 606 061	0.076 867 586	8
胸痛	0.013 076 278	0.060 606 061	0.073 682 339	9
性急	0.011 567 477	0.060 606 061	0.072 173 538	10
肋痛	0.006 873 428	0.060 606 061	0.067 479 489	11
胀痛	0.006 370 495	0.060 606 061	0.066 976 555	12
易怒	0.035 540 654	0.030 303 03	0.065 843 684	13
嗳气	0.033 864 208	0.030 303 03	0.064 167 238	14
苔薄	0.060 184 409	0	0.060 184 409	15
口苦	0.027 829 003	0.030 303 03	0.058 132 033	16
腹痛	0.016 596 815	0.030 303 03	0.046 899 845	17
苔白	0.046 605 197	0	0.046 605 197	18
头痛	0.013 076 278	0.030 303 03	0.043 379 309	19
胃痛	0.010 561 609	0.030 303 03	0.04 086 464	20

根据综合权重、术语联合出现情况，结合专业知识分析，筛选肝郁气滞证诊断标准的主症症状群为：心烦，头胸胃脘胁肋胀、闷痛，抑郁，月经不调，乳房发胀，善太息，性急易怒，嗳气，口苦；苔薄或白，脉弦。

2. **准确性** 对2010年12月—2015年12月肝郁气滞证实际症状群统计，根据其症状实际出现频次进行排序，分析其是否在给出标准中，并统计其高频症状满足百分比。前20位症状统计结果见表1-56，根据结果可知标准的包含性及准确性佳。

表1-56 肝郁气滞证主症症候群准确性分析

序号	症状名称	出现频次	是否出现在标准中	高频满足百分比
1	脉弦	558	是	100%
2	苔薄	359	是	100%
3	苔白	278	是	100%
4	心烦	236	是	100%
5	胁痛	215	是	100%

续表

序号	症状名称	出现频次	是否出现在标准中	高频满足百分比
6	易怒	212	是	100%
7	胸部胀闷	207	是	100%
8	纳呆	205	否	90.97%
9	嗳气	202	是	91.71%
10	舌红	197	否	84.91%

3. **灵敏度与特异度** 对肝郁气滞证诊断指标的灵敏度和特异度进行分析,随机抽取20篇文献的肝郁气滞证症状,进行基于提出证候标准的数据提取。根据数据抽取结果,计算抽取1~7项指标的灵敏度及特异度。如图1-29所示,在4~5项时灵敏度及特异度出现交叉,因此建议采用4项指标作为肝郁气滞证的诊断标准。

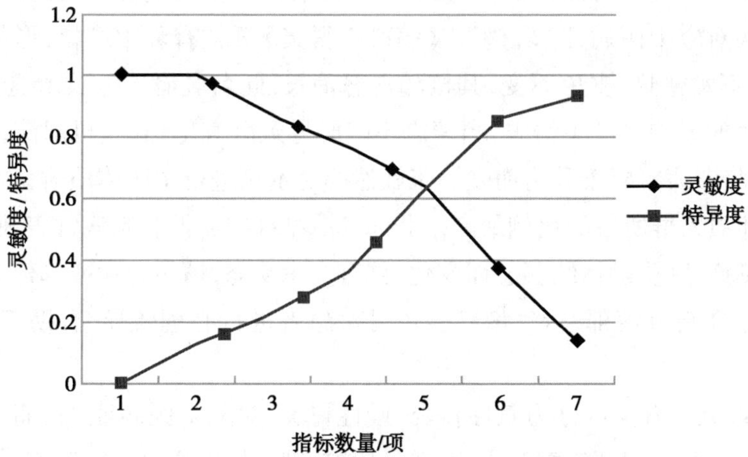

图1-29 肝郁气滞证灵敏度与特异度折线图

(五)结论

综合分析肝郁气滞证临床文献1 920篇和标准文献2篇,得出肝郁气滞证的文献分析结论如下。

1. **代表疾病** 纤维囊性乳腺病、肝炎、胃炎、不孕、肥胖症、胰腺炎、黄褐斑、胆石症等疾病中肝郁气滞证出现频率较高,可选择作为代表疾病。

2. **肝郁气滞证证候诊断标准** 症状群:①心烦,头胸胃脘胁肋胀闷痛,抑郁,月经不调,乳房发胀,善太息,性急易怒,嗳气,口苦;②苔薄或白,脉弦。具备①中 2 项、②中 2 项,或①中 3 项、②中 1 项,即可诊断。

3. **疗效评价** 肝郁气滞证的疗效评价为“多指标改善”,包括心烦,头胸胃脘胁肋胀、闷痛,抑郁,月经不调,乳房发胀,善太息,性急易怒,嗳气,口苦;如果采用症状积分,建议积分减少 70% 为显效。

4. **疗程评价** 肝郁气滞证的疗程评价,建议 30 天。

(六) 代表性疾病

根据收集的文献数据,纤维囊性乳腺病、肝炎、胃炎、不孕、肥胖症、胰腺炎、黄褐斑、胆石症等疾病中肝郁气滞证出现频率较高,可选择作为代表疾病。

1. **纤维囊性乳腺病** 纤维囊性乳腺病是乳腺组织良性增生性疾病,常见于中年女性。突出的症状是乳房胀痛和肿块,部分呈周期性且与月经周期有关。本病对应中医病证“乳癖”。《疡科心得集》云:“有乳中结核,形如丸卵,不疼痛,不发寒热,皮色不变,其核随喜怒消长,此名乳癖。”可见情志对于本病有较大的影响。肝主情志,当情志不畅时导致肝气郁结,气机阻滞,痰浊内生,肝郁气滞痰凝阻于乳络而发。张敬然等对本病进行中医体质辨识评估,发现气郁体质人群所占的比例最高。肝郁气滞型纤维囊性乳腺病常表现为乳房胀痛或刺痛,肿块随情绪喜怒而变化,伴有多思易怒,情绪急躁或抑郁等症状。此治疗重在疏肝解郁,行气散结。还可对患者进行心理疏导,有助于疾病的康复。

2. **胃炎** 胃炎可分为急性胃炎、慢性胃炎,对应中医病证“胃痛”。胃炎常以各种性状的胃部疼痛为主症,兼见胃脘部胀满、呃逆、反酸、胁胀。本病病位在胃,与肝密切相关,当情志不遂伤肝,肝气郁结横逆犯胃,致使肝胃气滞。因此肝气郁滞型胃炎常常表现为胃脘胀痛,时有连及胁痛,且因情绪波动而加重或减轻。治法为疏肝理气和胃,方药为柴胡疏肝散加减。

3. **不孕** 婚后未避孕、有正常性生活、同居 2 年而未受孕者称为不孕症,可分为原发性不孕和继发性不孕等。历代医家重视对不孕的研究,提出瘀血、痰湿、七情内伤、肝肾不足等病因病机,强调夫妻双方调治,种子必先调经等。肝郁气滞是不孕的重要病因病机之一,是由于平素情绪不畅或久不受孕继发肝气不疏，致使情绪低落，郁郁寡欢，肝气郁结。而肝郁气滞致使冲任不调难以受孕，而不孕更加重了肝郁，二者互为因果，导致肝郁气滞型不孕。症状表现为婚久不孕，烦躁易怒或抑郁，胸胁乳房胀痛。

肝郁气滞型不孕可用开郁种玉汤，此方出自《傅青主女科》，傅氏重视肝郁，肝郁则乘脾土，而致脾气受困，使“腰脐之气不利，必不能通任脉而达带脉”，致使胞胎之门闭而不能孕矣。

（李 娟　高含佳　李海燕）

第六节　现代生物学技术在中医证候研究中的应用

一、证候动物模型在中医证候研究中的运用

疾病动物模型是中医药实验中不可或缺的研究手段之一，这类模型保证了实验对象疾病的系统性，却难以排除中医证候的差异性，存在病同证不同的情况，并不符合中医辨证论治的基本原则。因此构建中医证候动物模型尤为重要。

证候动物模型是在中医整体观念及辨证论治等中医药传统理论的指导下，把人类疾病的某些特征在动物身上复制重现，使其具有与人体疾病的某些证候相同或相似的症状和病理改变。其研究始于19世纪60年代，伴随“证”的研究而形成，经过不断探索，现已能够复制百余种证型，对揭示“证”本质及中医新药研究起到了巨大的推进作用。

（一）证候动物模型的造模方式

一般造模方式包括西医病因病理、中医病因病机和病证结合三类，也可根据处理因素的多寡分为单因素造模和复合因素造模。具体的造模方法多种多样，包括使用生化制品或中药制剂、调控饲养环境、情志刺激等。

1. **根据西医病因病理造模**　依据西医病因病理复制的模型，可分为诱发性和自发性动物模型。

诱发性动物模型是指研究者利用物理、化学或生物等方面的因素作用于动物，致使动物的组织、器官受到一定损害，出现某些类似人类疾病的模型，如高脂饮食诱发大鼠营养性肥胖、高糖高脂饲料加链脲佐菌素诱发大鼠 2 型糖尿病、气道内滴注弹性蛋白酶诱发小鼠肺气肿等。

自发性动物模型是指实验动物未经任何人为处理，在自然情况下出现疾病的模型。诱发性动物模型能大量复制，并能通过有效措施严格控制各种因素使复制出的模型适合研究需要。诱发性动物模型和自发性动物模型存在一定差异，且有些人类疾病至今仍不能用人工诱导的方法在动物身上复制出来，因此研究者们对自发性动物模型的建立十分重视。这类模型的最大优点就是疾病的发生、发展与人类相应的疾病十分相似，其应用价值很高，如小鼠的快速老化、小鼠的各种自发性肿瘤、中国地鼠的自发性真性糖尿病、大鼠的自发性高血压、山羊的遗传性甲状腺肿等。但是获得这类模型较困难，有的研究者甚至对猫、狗的疾病进行大规模的筛选，以便发现自发性动物模型，然后通过遗传学方法，将这种模型保留下来，以供研究。自发性动物模型在遗传病、免疫缺陷病、代谢病等方面的应用日益增多，由于无须人为附加外界致病因素，故这种模型更稳定、均一，可保证疾病过程中的中医证候相对稳定，因此更易于建立理想的病症结合动物模型。

2. **根据中医病因病机造模** 根据中医理论，模拟出中医的致病因素，如六淫外邪、情志刺激等，从而使实验动物出现与人类相同或相似的证候，这一方法具有较强的中医学特点，实验结果也与中医理论较易吻合。根据中医病因病机造模分为外感疾病与内伤疾病两种。制备外感模型常用人工气候箱，通过控制箱内温度、湿度和光照等，构建自然界的各种气候类型，模拟六淫致病因素。郭彩云等通过对风速（外风）、温度（外寒、外热）和湿度（外湿）的不同组合，模拟出不同的气候环境来刺激小鼠，复制了风寒、寒湿和湿热三个证候模型。内伤疾病则较为复杂，一个证可有多个病因，因而复制同一证候可采用符合中医病因病机的多种方法。根据“饥则损气”和“劳倦最能伤脾”理论，可采用控制饮食和游泳力竭的方法，利用复合因素构建脾气虚模型。大黄、芒硝苦寒攻下，易伤正气，厚朴、枳实、山楂等行气力强，过服则破气耗气，将这些苦寒攻下的破气药混入动物饲料中喂养或制成汤药灌胃，能够复制脾气虚证。根据情志因素，肝气郁结，横逆犯脾，而致脾气虚弱，运化失职，通过对实验大鼠施加慢性温和不可预知的刺激，模拟人类产生负面情绪的状态，最接近人类肝郁脾虚证的发病条件和机制。又如结合番泻叶溶液灌胃与湿冷环境刺激，导致大鼠出现精神不振、安静少动、体温降低等脾肾阳虚的表现，从而构建脾肾阳虚证大鼠模型。这些造模方法很好地模拟了临床上中医证候的复杂性，也提示在确定造模方式时，应该根据具体的病因病机选择合适的干预手段。多因素造模如药物诱导联合辅助刺激等更符合中医证候与个体的发生关系，并成为目前主要的造模方法。

3. **病证结合造模** 病证结合动物模型是指把现代医学的诊疗理论与中医传统的辨证论治相结合建立起来的动物模型，使之既有西医疾病的特点又有中医证候的特征。

病证结合动物模型可以是在中医“证”的基础上建立西医“病”的模型。如包素珍等采用苦寒泻下、强制游泳和禁食等方法成功制备脾虚模型后，皮下注射肿瘤细胞悬液，复制“脾虚证”肺癌小鼠模型。亦可对疾病动物施以中医的病因。如朱继孝等在异硫氰酸 -1- 萘酯灌胃诱导大鼠肝损伤的基础上，利用湿热造模箱模拟高温高湿环境，并予高糖高脂饮食，复制“阳黄证”黄疸大鼠模型。张北华采用新生期母子分离建立内脏高敏感模型，在此基础上进行番泻叶溶液灌胃诱导肠易激综合征，并联合慢性束缚刺激模拟肝郁脾虚证候，成功建立肠易激综合征肝郁脾虚病证结合大鼠模型。

病证结合造模避免了“病”与“证”的相互独立，是现代中医药研究模式的发展趋势，在探讨疾病与证候的关系以及同病异治等方面显示出极大的优势。但这类模型所复制的多为西医的“病”，并不能与中医的“病”画等号，因而也受到一定的质疑，理想的病证结合动物模型应该是中医“病”和“证”的结合。

动物实验是所有医学基础研究的基石，目前最适用于中医药基础研究的动物模型是病证结合动物模型，其优点主要有：①疾病模型为根据现代医学的病理病因理论复制所得，符合现代医学理论对动物模型的要求；②基于中医整体观念及辨证论治等中医药特色传统理论，把人类疾病某特定阶段所表现出来的症状在动物身上加以复制，使其具有中医药特色；③符合现代医学与传统医学的相关理论，所以对于中医药基础研究来说，病证结合动物模型是中医药研究与现代医学的结合点。但其缺点同样是明显的：①目前评估证候动物模型成功与否的标准尚未能从定性向定量转变，即使有学者提出相关的定量标准也没有得到大多数人的认可；②难以用现代医学的生化指标或者病理标准去评估证候动物模型是否成功；③病证结合动物模型的制备尚无统一的标准，都是依据各自对传统医学的理解来设置相关的应激因素，通常是单一因素或多个因素，这与人类生活中由综合性病因引起疾病的发生有一定的差别；④与单纯的疾病动物模型制备和证候动物模型制备相比，病证结合模型的制备较为困难，且重复性较低，不利于推广。目前对于病证结合动物模型的评估大多采取以方测证或者以药测证的方法评估动物模型证候方面的表现，同时用现代医学的行为表现学、生理病理学表现评估动物模型疾病方面的表现。病证结合动物模型作为一种现代医学知识理论和传统医学知识理论相结合的产物，对中医药基础研究有着不可或缺的作用，虽然目前存在着许多问题，但今后会在不断发展中变得完善，为中医药理论和现代医学理论相融合作出巨大的贡献。

（二）证候动物模型的评价

模型评价是证候动物模型发展的基础，是体现中医证候动物模型的重复性、客观性、公认性的首要环节，关系到模型稳定性、可复制性和中医药实验的科学性、可信性。系统生物学通过整合实验数据与计算模型，从整体层面研究生物系统的组成结构及其动态相互作用，揭示不同条件下各组分间的复杂网络关系。作为中西医结合发展的桥梁，系统生物学在中医证候本质、中药复方疗效物质基础、针灸效应物质基础等中医药领域得到广泛应用。在秉承中医传统医疗特色的前提下，通过探寻疾病特点与证候表征的客观内涵，综合更多的生物学信息与模型动物的生理、病理特点，系统生物学评价方法改进了原有模型评价标准中的缺陷，进一步完善和规范中医证候动物模型评价体系。通常从宏观表征、微观指标、以方测证三方面对证候动物模型进行评价。

1. **以宏观表征进行评价**　望、闻、问、切是中医辨证的常用手段，对证候动物模型的评价也离不开对其症状和体征的判断。如李莉等复制胃热阴虚型血热证候模型时，观察记录大鼠情况，模型组大鼠出现烦躁尿黄，牙龈红肿出血，舌红以及鼻黏膜层均数、唇黏膜层均数、胃出血溃疡数增加等胃热阴虚型血热证的症状和类似变化。尤其是在情志研究中，除了观察精神状态、活动量、反应力等，还常用到一些行为学指标实验。如旷场实验、强迫游泳、悬尾实验等，可以较为全面地反映实验动物的整体变化特征，尤其是反映动物细微的心理情绪变化。目前评判动物模型的标准多是建立在人的证候诊断标准的基础上，但是动物与人存在一定的区别，若完全遵循临床模式的“望、闻、问、切”“四诊八纲”，对于动物来说缺乏可行性。同时，对于很多宏观表征的观察又具有一定的主观性，尤其是对实验动物精神状态、情志变化的判断，这将影响实验的客观性和可信度。

2. **以微观指标进行评价** 在中医药实验研究中，研究人员也试图寻找各种证候的客观指标，如病理形态改变、内分泌及功能变化、血液及微循环改变等，甚至是分子、基因层面的变化。董浩然等研究新西兰兔心衰心气虚证模型的建立及评价，使用了心电图、血清检测、基因芯片技术等手段，发现心电图中异常波段抬高反映了心律失常和脉象的变化，血清 cAMP 含量降低、cGMP 含量升高是心衰和心气虚的敏感性指标，且该模型存在基因表达水平的改变。史红从 76 项备选微观指标中初步筛选了 18 项，包括免疫学、病理形态学、分子生物学、生物化学四个方面，对西北燥证动物模型进行评价和探索。微观指标评价依托于“证”本质研究的不断深入，然而受限于“证”本身所具有的复杂性，其研究势必艰难且耗时，但是随着广大研究者的不懈探索，以及代谢组学、基因工程等技术的引入，很多证候的特异性病理指标得以发现，为模型的评价提供了科学依据。

3. **以方测证进行评价** 中医组方遣药要求“法随证立，方从法出”，所选用的药物或方剂与其主治证候具有密切的关联性，因而方剂亦可作为检测证候是否复制成功的有效手段。史旭芹等以当归补血汤治疗慢性失血法复制的血虚证大鼠模型，其具有很好的恢复作用，提示造模成功。黄晶晶等研究气阴两虚证腹泻动物模型的构建，采用苦寒泻下、劳倦力竭复合因素造模，中药治疗组的症状及相关指标都有所恢复，反证该模型方法较为可行。然而，以方测证的方法需解决“一证多方”的问题，因为动物模型的证候较为固定，经方则根据病因和兼证不同而有所加减，故疗效存在差异。

中医证候模型评价体系的发展应当充分结合先进生物学技术，坚持以中医学理论特点探寻复杂疾病的一般性规律，针对机体的复杂性在整体层面上分析实验动物多水平指征变化，然后结合中医辨证理论审查动物证候表征信息，以人体疾病原型、临床证候的诊断依据为标准，结合临床实际综合进行判断，建立具有中医特色优势、科学合理的中医证候模型评价体系。

（三）证候动物模型在证候类新药研究中的运用

证候研究是中医理论与临床研究相结合的核心，而中医证候动物模型则是从基础到临床的桥梁，也是证候类新药研究及中医药现代化的关键。以方测证是目前通过动物证候模型研究证候类新药的主要手段。2023 年 2 月颁布的《中药注册管理专门规定》第三十五条指出，主治为证候的中药复方制剂，是指在中医药理论指导下，用于治疗中医证候的中药复方制剂，包括治疗中医学的病或者症状的中药复方制剂，功能主治应当以中医专业术语表述。故建立正确的证候动物模型对证候类新药的研究至关重要。

（四）研究实例举隅

有实验基于"方证结合"理论建立慢性心力衰竭阳虚证大鼠模型，观察《伤寒论》温阳三方干预心肌梗死后心衰心阳虚证候模型大鼠的药效作用，并探讨该动物证候模型的证候病机。

研究对象与方法

1. 材料

（1）实验动物：雌性 SPF 级 Wistar 大鼠 140 只，8 周龄，体质量（230 ± 20）g。（标明购买厂家、批号、饲养地点及饲养条件）

（2）药物：温心阳的代表方桂枝甘草龙骨牡蛎汤、温脾利水的代表方苓桂术甘汤、温阳利水的代表方真武汤，分别按照人民卫生出版社 2003 年 12 月出版《伤寒论讲义》的组成和用量，并结合常用量折算。三方均加活血化瘀药当归 10g，川芎 10g。

桂枝甘草龙骨牡蛎汤：桂枝 10g，甘草 10g，龙骨 10g，牡蛎 10g，当归 10g，川芎 10g；苓桂术甘汤：桂枝 9g，茯苓 12g，白术 6g，甘草 6g，当归 10g，川芎 10g；真武汤：附子 10g，茯苓 9g，白术 6g，白芍 9g，生姜 9g，当归 10g，川芎 10g。（标明生产厂家、批号及规格）

2. 动物分组及模型制备 大鼠麻醉，行经口气管插管，开胸，呼吸机正压辅助呼吸。在左心耳与肺动脉圆锥交界稍下 1~2mm 稍偏右边外，以左冠状静脉为标志，结扎冠状左前降支。当心电图 Ⅰ 导联显示 ST 段显著抬高，QRS 波宽大畸形后，缝合关胸。全程无菌操作，术后给予青霉素 30 万 U、庆大霉素 2 万 U 腹腔注射，连续 3d 以预防感染。术后常规喂养 8 周。于术后第 9 周开始予以腹腔注射 *N*- 硝基 -*L*- 精氨酸（*L*-NNA）7.5mg/（kg·d），连续 4 周。

动物随机分为手术组与假手术组，其中假手术组 12 只，手术过程仅穿线、不结扎，给予同体积 0.9% 氯化钠溶液腹腔注射。其余为手术组。手术造模成功并存活至第9周的动物共80只，予腹腔注射*L*-NNA 7.5mg/(kg·d)，连续4周，至第12周结束。随机分组及造模方式见表1-57。

表1-57　分组及造模方式

分组		造模方式（持续4周）
手术组	桂甘龙牡汤组	术后第9周，每日6.2g/kg，按0.3ml/100g灌胃
	苓桂术甘汤组	术后第9周，每日5.5g/kg，按0.3ml/100g灌胃
	真武汤组	术后第9周，每日6.5g/kg，按0.3ml/100g灌胃
	模型组	给予同体积无菌0.9%氯化钠溶液
假手术组		给予同体积无菌0.9%氯化钠溶液

3. **检测指标及方法**

1）一般情况：包括大鼠活动、进食、睡眠、精神状态、皮毛、舌象及死亡情况。

2）心电图检测：术后第3天、第85天，给予大鼠10%水合氯醛溶液300mg/kg腹腔注射麻醉后，背位固定，以BL-420E生物机能实验系统收集心电图，对动物成模情况进行评价，并记录心率。

3）呼吸频率、体温检测：术后第10周、第12周最后一天的上午8:00—10:00，在室温（25±2）℃下对安静状态中的大鼠进行观察，记录其呼吸频率，用红外耳温计测量大鼠耳温3次，计算均值。

4）力竭游泳时间检测：术后第82天，将大鼠尾根部绑缚其体质量10%的重物，测定力竭游泳时间。以头部下沉10s定为力竭标志。

5）夜尿尿量检测：术后第83天，大鼠早晨统一灌胃5ml水后，置代谢笼内收集（8:00—12:00）尿液，收集期间禁食不禁水。

6）超声心动图检测：术后第84天，给予大鼠10%水合氯醛溶液300mg/kg腹腔注射麻醉后，背位固定行超声心动图检测（提前1d用10%硫化钠溶液胸部脱毛）。以8L5探头置于其左胸，测量E峰值，并计算短轴缩短率（FS）、左室射血分数（LVEF）、E/A值。

7）有创血流动力学检测心功能：术后第85天，各组随机取5只大鼠称量体质量，再给予10%水合氯醛溶液300mg/kg腹腔注射麻醉，背位固定，检测心电图后，PE50塑料导管内充盈2%肝素0.9%氯化钠溶液，连接YH-1型血压换能器，经右侧颈总动脉行左心室插管，通过BL-420E生物机能实验系统记录左心室收缩压(LVSP)、左心室舒张末期压力(LVEDP)、左心室内压最大上升速率和下降速率。

8)心脏质量指数、左心室质量指数:动物过度取血处死,取心脏,预冷磷酸缓冲液冲洗,剪除心脏周围结缔组织及血管,清洁滤纸吸干水分,精确称量全心质量(HW)、左心室质量(LVM),结合体质量(BM),计算心脏质量指数(HMI)、左心室质量指数(LVMI)。HMI=HW/BM,LVMI=LVM/BM。

结果与分析

1. 研究人员通过对分子生物学标志物含量进行统计分析,了解药物干预后分子生物学标志物表达水平与中医证型的关系,分析其相关性。

2. 统计学方法:所有实验数据,均应通过选择恰当的检验方法,进行统计学处理和评价。

二、分子生物技术在中医证候研究中的运用

分子生物技术的应用推动生命科学的发展,同时也给中医药研究以启示。近年来分子生物技术被广泛运用于中医证候研究中,这将有利于从分子水平研究和探讨中医的基本理论和中医药防治相关疾病的机制,发挥中医辨证施治的优势和个体化治疗的特色。

(一)中医证候与分子生物技术

目前,医学分子生物技术包括核酸提取与鉴定、印迹杂交技术、生物芯片、聚合酶链反应以及重组 DNA 技术。应用分子生物技术研究同一疾病的不同证候和同一证候的不同疾病,以及同一个体的不同状态等情况之间的基因差异,能够找出其共同点和不同点,针对基因突变和异常表达与疾病的关系进行分析,为中医证候研究提供分子生物学基础,同时为中医异病同治、同病异治等理论提供有力的依据。

基因芯片技术为中医证候研究的基本手段,其研究对象主要为微 RNA(miRNA)、长链非编码 RNA(lncRNA)及环状 RNA(circRNA)。较为成熟的 miRNA 是一类非编码的单链小分子 RNA,其长度为 20~24 个核苷酸,由高等真核生物基因组编码,在细胞核与细胞质中,由具有发夹结构的 70~90 个碱基大小的单链前体 RNA 经过 Dicer 酶加工后生成。

miRNA 的调控机制主要分为两种类型：一是与靶 mRNA 不完全互补的 miRNA，通常结合在 miRNA 的 3' 端非翻译区，抑制蛋白质翻译；二是与靶位点完全互补（或几乎完全互补），通常在 mRNA 的编码区，往往引起靶 mRNA 的降解。在人体内，以第一种调节方式较为常见。李白雪等将 miRNA 引入慢性乙型肝炎中医证候研究中，建立与证候相关的 miRNA 调控网络，寻找特异性证候生物学标志谱。

（二）分子生物技术在证候类新药研究中的运用

现代医学对于中药的作用机制并不完全明确，随着分子生物技术在中药研究中的不断应用，中药的作用机制能够被有效探讨。南京大学生命科学院张辰宇等在中药金银花中发现一种小核酸 miRNA-2911，其作用对象主要为 H1N1、H5N1 和 H7N9 等多种甲型流行性感冒病毒，小鼠服用金银花汤剂后 miRNA-2911 被肠黏膜细胞吸收然后运送到血浆及肺组织。实验证实 miRNA-2911 的靶基因是流行性感冒病毒复制 H1N1 必需的 PB2 和 NS1 基因，miRNA-2911 通过抑制这两种基因的表达而影响流行性感冒病毒的复制，且外源性的 miRNA-2911 与金银花汤剂中天然存在的 miRNA-2911 都能够有效地保护小鼠免受 H1N1 病毒侵袭，这种有效的保护机制主要依靠 miRNA-2911 在 PB2 和 NS1 基因的结合部位进行调控。结果显示甲型流行性感冒模型组小鼠服用金银花汤剂后死亡率显著降低，此外，miRNA-2911 还能够抑制 H5N1 与 H7N9 病毒的复制。

三、蛋白质组学在中医证候研究中的运用

蛋白质组学应用组学技术研究一定条件下的蛋白质组，包括其组成、结构规律、分布、相互作用、功能和条件变异等，建立和应用蛋白质信息数据库。以蛋白质组学为代表的后基因时代的到来，必然使分子生物学从局部观走向整体观，从线性思维走向复杂思维。分子生物学对于蛋白质研究在技术上的突破将为证候与蛋白质的结合研究奠定基础，在这一方面，有关蛋白质芯片的深入研究、纳米技术的使用将为蛋白质的研究、中医证候的研究提供发展的契机。

蛋白质组学具有高通量、全方位、多层次、动态研究的特点，其内容包括分析蛋白质丰度、揭示蛋白质结构、阐明蛋白质功能、研究蛋白质作用。蛋白

质组学的研究方法包括前期的样本提取纯化，中期的蛋白分离鉴定以及后期的数据处理分析。蛋白质分离技术包括双向电泳（2-DE），双向差异凝胶电泳（2D-DIGE）以及多维液相色谱技术。2-DE是等电聚焦电泳和SDS聚丙烯酰胺凝胶电泳（SDS polyacrylamide gel electrophoresis，SDS-PAGE）的组合。蛋白分离后再结合不同的质谱分析方法进行蛋白分析鉴定，目前主要应用的质谱鉴定技术包括电喷雾串联质谱（ESI-MS/MS）、基质辅助激光解吸电离飞行时间质谱（MALDI-TOF-MS）和表面增强激光解吸电离飞行时间质谱（SELDI-TOF-MS）等；而定量分析技术包括等重同位素标签相对和绝对定量技术（isobaric tag for relative and absolute quantification，iTRAQ）、细胞培养氨基酸稳定同位素标记技术（stable isotope labeling with amino acids in cell culture，SILAC）和全理论碎片离子顺序采集（sequential window acquisition of all theoretical fragment ions，SWATH）等。酵母双杂交技术则利用酵母的转录激活因子GAL4具有两个独立结构域的特性来研究蛋白质之间的相互作用，具有较高灵敏度。最后以生物信息学方法辅助获取信息，并进一步分析信息。

王琪等采用iTRAQ技术，对非肾虚痰瘀型和肾虚痰瘀型糖尿病患者，以及健康人的血液进行分析，筛选差异蛋白，发现肾虚痰瘀型组与健康对照组相比，21种蛋白上调（微管蛋白、踝蛋白、胰岛素样生长因子Ⅱ等），15种蛋白下调（血清白蛋白、抗凝血酶Ⅲ、血小板反应蛋白、角蛋白等）。肾虚痰瘀型组与非肾虚痰瘀型组相比，13种蛋白下调（角蛋白2、角蛋白1、脂联素等），7种蛋白上调（踝蛋白、微管蛋白等）。该研究提示通过对血小板反应蛋白的关注，可以对早期肾虚痰瘀型2型糖尿病做出诊断。张北华对肠易激综合征肝郁脾虚证大鼠近端、远端结肠及全脑组织进行蛋白质组学分析，发现大量共表达的差异蛋白，涉及5-羟色胺降解信号、整合素信号、抗原呈递通路、上皮黏着连接信号、线粒体功能障碍等生物通路，部分蛋白与临床报道一致，提示该模型具备肠易激综合征病理特征。

四、基因组学在中医证候研究中的运用

中医学认为“有诸于内，必形诸于外”，“证”为有疾病的外在规律的病理表现，在内必有其规律的物质支配机制。这样就能够通过外在去寻找内在的证候，从基因的多态性演变为分子的联系性。因此，可以通过研究证候与相关

易感基因的关系，探索证候的相关易感基因型及其表达，寻找证候易感性差异的遗传学基础。基因的多态性可为证候学的研究提供现代基因组学的依据。

（一）中医证候与基因组学

基因组学是研究基因组的组成、结构、功能及表达产物的学科，是揭示生命全部信息的前沿学科。基因组学的主要研究内容包括结构基因组学、功能基因组学、比较基因组学。中医证候具有整体性、时空性、传变性和差异性4个特征。许多基因具有的多态性变化与某些疾病的发生有密切相关性，而某一病证的不同中医证候发生频率在一定范围内的分布则是相对稳定的，中医临床证候因其多样性和复杂体系正好是基因多态性与临床表型多样性关系的最好研究对象。

基因芯片技术具有高通量、快速响应、同步检测等优势，能够同时分析样本中成千上万个基因的表达水平，实现高精度、高效率的基因表达谱研究。证候基因学研究需要分析大量非线性信息，利用虚拟现实、基因组信息学、计算机数据库管理知识等现代数学和信息处理技术可为中医证候研究提供有效的解决途径。谌兵来等报道了高血压肝阳上亢证与酪氨酸羟化酶（TH）基因扩增有关；欧阳涛等研究发现，ApoE第一内含子增强子BspLI位点的G/G基因型可能是冠心病及冠心病痰证及痰瘀互阻证的易感基因型之一；陈卫衡等通过ApoAⅠ、ApoB基因多态性与非创伤性股骨头坏死证候相关性研究发现，ApoAⅠ基因启动子-75bp位点多态性、ApoAⅠ基因启动子-内含子位点多态性及ApoB基因XbaⅠ基因型与非创伤性股骨头坏死证候分型有一定相关性；谢毅强等通过2型糖尿病大血管病变患者脂代谢紊乱与ApoE基因多态性及中医证候的研究发现，2型糖尿病大血管病变患者的血脂随着病情的加重和病程的延长存在不同程度的异常，各种中医证候之间脂代谢的差异与ApoE基因的多态性有一定关系。基因甲基化修饰也在中医证候形成中发挥一定作用。向忠军通过基因芯片检测冠心病血瘀证患者DNA甲基化差异基因，发现影响脂质代谢的DES、CTNNB1基因甲基化修饰可能是冠心病血瘀证的危险因素，尤其DES基因甲基化可能是冠心病血瘀证发病机制之一。

（二）基因组学在证候类新药研究中的运用

近年基因芯片技术被用于研究中药复方。传统研究方法仅限于对中药复方某一方面或几方面的作用研究，很难对复方形成全面认识，尤其是对证候类新药的认识和开发。而应用基因芯片技术能够迅速了解复方对基因组中某些基因表达的影响，从而不仅了解复方的原有功能，还有可能发现复方组方后可能出现的新作用。刘磊等发现，肝癌组织中周期蛋白 B1（cyclin B1）的基因表达水平明显高于癌旁正常组织；cyclin B1 基因表达水平与肝癌患者血清甲胎蛋白（AFP）含量具有相关性，在肝肾阴虚、热毒瘀滞证及湿热蕴毒证中都处于高表达，在肝癌虚证中表达则相对较低，表明 cyclin B1 基因、AFP 蛋白共同参与了肝癌的发生、发展和浸润、转移。杨海燕则采用甲基化 DNA 免疫沉淀测序（methylated DNA immunoprecipitation sequencing，MeDIP-seq）分析肥胖痰湿证大鼠的脂肪组织基因启动子甲基化情况，发现 19 个低表达启动子、36 个高表达启动子，经温胆汤干预后，与痰湿证有关的 B4galt7、Elof1、Iws1、Kynu、Sc5d、Mutyh、Tgif2 呈显著改变，提示温胆汤对肥胖痰湿证相关基因启动子具有一定调控作用。随着芯片技术的不断发展，基因组学在药物开发、靶标寻找等方面得到广泛应用，这有利于确定中药的有效活性成分和有效活性部位，为开发证候新药提供简便、快捷的新途径。

五、代谢组学在中医证候研究中的运用

代谢组学与基因组学、转录组学和蛋白质组学共同构成了系统生物学的核心内容。基因组学、转录组学及蛋白质组学为生物过程提供物质基础，而代谢组学信息则提示生物进程中已经发生的物质改变。

（一）中医证候与代谢组学

代谢组学是效仿基因组学和蛋白质组学的研究思想，对生物体内所有代谢物进行定量分析，并寻找代谢物与生理病理变化的相对关系的研究方式。其研究对象是小分子内源性代谢物，样本包括体液（血液、尿液、唾液、淋巴液、脑脊液、关节腔液等）、细胞、组织、粪便等生物样本。分析流程包括样本收集及预处理、检测分析、数据采集和数据处理及解释。

常用的代谢组学分析工具主要是质谱（MS）、液 - 质联用（LC-MS）、气 - 质联用（GC-MS）和核磁共振（NMR）等。其中色谱具有分离度高、检测效率高等特点；质谱可实现高选择性和低检测限；核磁共振具有非破坏性、非选择性的优势。数据处理的基本策略是将化学计量学和多元统计相结合，对多维大

数据进行降维和归类分析，并根据P值、FC值和VIP值筛选显著改变的代谢物。同时，联合应用代谢数据库如美国国家标准与技术研究院（NIST）、人类代谢组数据库（HMDB）、京都基因与基因组百科全书（KEGG）等搜寻代谢物相关生物功能及代谢通路，确定与疾病密切相关的潜在生物标志物和代谢通路。

中医“证”是对当前病因、病位、病性、病势等的全局性、病理性概括。因此，对于中医证候的研究需从整体角度出发。“证”的标准化、客观化研究历来是中医研究的热点。临床中医证型主要由医者的主观经验判定，很难标准量化。因此，运用代谢组学研究不同证型实验动物体内小分子内源性代谢产物，可以更客观地反映证型间的差异性。

代谢组学具有整体性和系统性的特点，已被广泛运用于探索寒、热证型的科学内涵。其通过高分辨、高通量、高灵敏度的分析手段，定性或定量检测体液、组织或细胞、菌群中内源性小分子物质（分子量<1 000Da），探索机体在外部环境或疾病影响下的动态变化，并找到潜在生物标志物及相关代谢通路。运用代谢组学技术可以从代谢物及代谢通路角度阐述中医寒证、热证的本质，并建立精准量化的“证”的标准。李英帅等采用核磁共振氢谱（^{1}H-NMR）研究阴虚体质人与平和体质人，发现尿液中发生变化的代谢物是甘氨酸、葡萄糖、肌酐等，血浆中发生变化的代谢物是乳酸、丙氨酸、*N*-乙酰糖蛋白等。肌酐反映精氨酸和脯氨酸代谢途径，乳酸反映丙氨酸-糖酵解、丙酮酸代谢途径，二甲胺与氧化三甲胺反映甲烷代谢途径，柠檬酸反映三羧酸循环代谢途径，甘氨酸与丙氨酸分别反映甘氨酸/丝氨酸/苏氨酸和丙氨酸/天冬氨酸代谢途径，葡萄糖反映糖酵解/糖异生代谢途径，马尿酸反映消化道微生物代谢途径，*N*-乙酰糖蛋白反映糖代谢途径。

（二）代谢组学在证候类新药研究中的运用

中药复方作用机制具有多成分、多层次、多靶点、多代谢途径的特点，为阐明中药复方的作用机制，可采用代谢组学手段研究中药复方，发现与其相关的代谢产物，为研究证候类新药提供基础。张凤霞等采用超高效液相色谱-离子阱-飞行时间质谱法（UPLC-IT-TOF MS）对通心络干预的抑郁-动脉粥样硬化大鼠的血浆代谢谱进行研究，发现通心络干预模型大鼠血浆中丙酰肉碱、色氨酸、马尿酸、甘氨胆酸等发生变化，趋于正常组大鼠。色氨酸会影响神经系统，熊脱氧胆酸、甘氨胆酸、鹅脱氧胆酸与胆汁酸代谢有关。施旭光采用

^{1}H-NMR 分析脾虚证大鼠和补中益气汤组、升麻柴胡汤组之间的代谢物谱差异，选取血清中生物标志物。发现各给药组与模型组比较，血糖浓度、β- 羟丁酸与糖代谢、糖异生相关，低密度脂蛋白（LDL）与脂肪代谢相关，乳酸与能量代谢相关。王喜军教授团队基于中药血清药物化学与代谢组学技术，将证候与方剂有机结合，正式提出中医方证代谢组学方法和研究策略，将中医方证代谢组学定义为：以代谢组学技术发现证候的代谢轮廓及生物标志物，以证候轮廓及生物标志物为指标评价方剂的效应，在有效状态下，利用中药血清药物化学方法分析鉴定有效状态下方剂的体内成分，并将体内成分与证候生物标志物相关联，提取与生物标志物轨迹变化高度关联的体内成分，从而鉴定表达方剂临床疗效的药效物质基础的应用科学。该创新理论包括 4 个核心技术：基于代谢组学技术的代谢生物标志物的发现、基于代谢生物标志物的证候模型制备、利用中药血清药物化学鉴定方剂体内直接作用物质、外源性方剂显效成分与内源性证候生物标志物之间的相关性分析。中医方证代谢组学的提出有助于揭示临床常见中医证候生物标志物并开展相关方剂有效性评价研究。

六、表观遗传学在中医证候研究中的运用

表观遗传学是基因组区域染色质结构变化导致在细胞有丝分裂过程中该区域的转录沉默或者激活而且可遗传的现象。表观遗传学主要涉及有丝分裂中基因表达的稳定改变，但不改变相关 DNA 序列。在哺乳类动物细胞中，研究比较深入的表观遗传学机制包括 CG 二核苷酸的甲基化、组蛋白翻译后修饰和 RNA 干扰。近年来，表观遗传学的研究思路和相关技术逐渐被应用于中医药研究中，从微观角度解释中医证候、中药的作用机制。中医证候是内外环境与人体相互影响的阶段性病理概括，但未能用现代医学合理解释“证候”机体功能改变。因此，表观遗传学的“微观概念”是中医证候的研究切入点。

（一）中医证候与表观遗传学

不同的疾病会产生不同的证候，同一疾病的不同发展阶段其证候也不尽相同，正如现代医学认为在同一种疾病的不同发展阶段，其生化、病理学指标也随之进展一样，相同的证候也可能存在共同的物质基础，而这种物质基础或许能反映在基因、细胞、分子等微观水平上。因此，通过对疾病的生理、病理、生化等方面的客观指标进行分析，可以进一步揭示证候的内在机制，并且可以

把这些客观指标作为疾病证候诊断的必要补充。

近年来的研究表明，DNA 甲基化等表观遗传学参与了冠心病的形成。冠心病的 DNA 甲基化研究主要集中在与雌激素受体、免疫、脂质代谢、氧化应激、凝血等相关的基因上。一些群体研究表明，总体 DNA 甲基化升高与冠心病密切相关。中医认为冠心病的病因有正虚、痰浊、瘀血、气滞、寒凝之不同，但血瘀作为基本病机可与其他病机相兼，出现气虚血瘀、痰凝血瘀、气滞血瘀、寒凝血瘀等不同证候。可见血瘀证是冠心病的基础证候，二者的关系得到了表观遗传学的生物学基础的研究证实。

研究表明雌激素受体对心血管具有保护作用，雌激素 α 受体（ER-α）基因启动子区域的甲基化水平升高可能导致了早发冠心病血瘀证的发生和发展。血小板糖蛋白Ⅵ（GP Ⅵ）基因、血管紧张素Ⅱ受体相关蛋白（AGTRAP）基因在焦磷酸测序的实验中显示其甲基化水平显著升高，这种升高出现在早发冠心病血瘀证患者的外周血液中，提示其甲基化状态可能和早发冠心病血瘀证的发生具有相关性。

（二）表观遗传学在证候类新药研究中的运用

表观遗传学涵盖的 DNA 甲基化、组蛋白修饰、miRNA 调控等机制在中医证候研究中发挥一定作用，对阐明中医药作用机制具有重要意义。张绍杰对不同中医证候的狼疮性肾炎患者进行血浆外体 miRNA 检测，发现 hsa-miR-127-3p 与 hsa-miR-4497 在脾肾阳虚证患者中异常升高，对辨证具有一定意义。赵哲则发现清热活血法及典型中药单体雷公藤甲素可通过促进 H3K27 位点三甲基化，抑制 Th17 分化，从而减轻强直性脊柱炎炎症程度。

目前中医药的表观遗传学研究仅限于揭示中医药理论，缺少应用表观遗传学思路的创新，尤其是在证候类新药的研究方面。因此后续研究应该立足于应用创新，运用表观遗传学的复杂性推动证候类新药的发展。

将现代生物学技术应用到中医证候研究中，从蛋白质、分子、基因水平上将中医证候客观化、定量化，填补中医缺乏微观还原分析的空白，不但有利于中医从朴素的方法论尽快转移到现代辨证的方法上来，也有利于基因组学这一纽带将传统的中医证候与现代医学紧密结合，为证候类新药研究提供更多的客观化指标。

（田启航　张潇潇）

第二章

证候类中药及其疗效标准化研究

传统的中药新药研发多以病证结合模式作为干预对象，以现代医学的诊断标准和疗效评价标准对中药新药进行评价，不验证中药新药本身所具有的辨证治疗的特点，忽视了中药新药临床治疗的针对性，不利于体现中药临床优势与特色及中药新药的长远发展。而证候类中药以证候为干预对象，以辨证论治理论为基础，异病同治，其本身就体现了中医学的整体观念，有利于评价中医药的优势与特色，因此其研发之初就受到了众多专家学者的关注。中成药“六味地黄丸”即为该类药物的典型代表，其适用范围摆脱了现代疾病的束缚，自上市以来，因其简便效廉、适用范围广的特性，受到广大人民群众的欢迎，大大提高了中医药的健康服务能力。因此该类药物的研发推广，势必将进一步推动中医药事业的发展。

第一节 证候类中药研究概述

2018 年，国家药品监督管理局发布的《证候类中药新药临床研究技术指导原则》中指出，证候类中药新药是指主治为证候的中药复方制剂新药。目前上市的中成药包括许多经典方剂，可以用于证候治疗的品种已经不少，为何还要研发证候类新药？其原因为虽然目前已经上市的中成药品种较多，但这些品种中，有的是早年上市，临床定位宽泛，未开展规范的临床研究，难以实现精确用药；有的来源于经典方剂，但随着时代变迁，疾病的中医证型谱也发生了明显的变化，原来的处方已经难以满足临床用药需求。以消渴（糖尿病）为例，古籍记载的多是“阴虚燥热”证型，现在由于诊断技术的应用，能够早发现、早治疗，临床上更多出现的是“胃火亢盛”等证型，这就需要新的治疗手段。因此，开发证候类新药是中医“因人制宜、因时制宜”思想的体现，其根本目的是满足临床需求和实现精确治疗。

一、证候类中药研究的起源及特点

（一）证候类中药研究的起源

20 世纪 80—90 年代，我国开始系统研发针对特定中医证候的中药新药，主要由中华中医药学会及相关协作组推动。代表性药物列举如下。

病证结合系列：心病类（补心气口服液、滋心阴口服液），胃病类（气滞胃痛冲剂、虚寒胃痛冲剂），肝病类（乙肝养阴活血冲剂等），多基于西医病种结合突出证候。

经典名方转化：七宝美髯口服液（源自七宝美髯丹，主治肝肾两虚）、健延龄胶囊（施今墨遗方，调补精气阴血）。

证候特色制剂：雷龙片（补肾壮阳，针对体力消耗或慢性病肾阳虚证）、百令胶囊（发酵冬虫夏草菌粉，补益肺肾）。

此类药物多源于古方或名医经验，功能主治明确指向证候（如肾阳虚、肝阳上亢），但多数仍关联具体疾病（如慢性气管炎、眩晕）。随着审评标准提高，纯证候类新药研发减少，目前以经典方改剂型（如补中益气口服液）或病证结合品种为主，单独申报证候适应证的难度显著增加。

为了继承和发扬中医药的诊疗特色和优势，完善符合中药特点的技术评价体系，我国 2007 年版《药品注册管理办法》中，就中药复方制剂注册分类，首次提出了“证候类中药新药”这一分类情形，即“主治为证候的中药复方制剂”。2008 年国家食品药品监督管理局颁布的《中药注册管理补充规定》，对主治为证候的中药复方制剂注册要求做了进一步规定。其中，在中药 6.1 类复方制剂中专门列出了中药经典名方类制剂、主治为证候类新药（包括中医疾病名和证候）、主治为病证结合的中药复方制剂中的“病”是指现代医学的疾病，“证”是指中医的证候三类，其功能用中医专业术语表述、主治以现代医学疾病与中医证候相结合的方式表述。《中药注册管理补充规定》明确把证候类中药作为单独一类药物来分类，对其具体要求做了较为详细的规定。为落实上述规定，国家药品审评中心自 2008 年起组织相关领域专家召开了多次专题研讨会，就证候类中药新药的研发和技术要求进行专题研究和讨论。2011 年，国家食品药品监督管理局药品审评中心正式将“证候类中药新药疗效评价方法研究”项目作为国家中医药行业科研专项基金立项。在近 8 年的研究时间里，参与该项目调研、座谈和讨论的全国相关领域专家超过 500 人，最终形成了《证候类中药新药临床研究一般考虑（征求意见稿）》，并于 2018 年 11 月颁布了《证候类中药新药临床研究技术指导原则》，为证候类中药新药研究提供了技术指导，促进中医药临床研究的发展。

2020 年《药品注册管理办法》进行了修订，提出国家药品监督管理局支持中药传承和创新,建立和完善符合中药特点的注册管理制度和技术评价体系,鼓励运用现代科学技术和传统研究方法研制中药,加强中药质量控制,提高中药临床试验水平。2020 年 12 月发布的《国家药监局关于促进中药传承创新发展的实施意见》中提出强化“中医药理论 - 人用经验 - 临床试验”三结合的证据体系要求。2023 年发布的《中药注册管理专门规定》进一步明确:证候类新药需提供中医理论支持、人用经验数据,并允许基于真实世界研究优化临床试验设计。2024 年 4 月 23 日,国家药监局药审中心发布了《按古代经典名方目录管理的中药复方制剂药学申报资料撰写指导原则(试行)》细化理论阐述要求,强调证候与方药的逻辑关联性。近年获批的证候类新药(如 2022 年“苓桂术甘颗粒”)均体现了“病证结合”模式,但单纯证候适应证仍较少,反映了审评对临床定位精准性的要求。

(二)证候类中药研究的特点

根据《证候类中药新药临床研究技术指导原则》,证候类中药新药是指主治为证候的中药复方制剂新药。证候类中药新药的处方应来源于临床实践,符合中医药理论,体现理、法、方、药相一致的原则。2019 年发布的《中共中央国务院关于促进中医药传承创新发展的意见》中指出“加快构建中医药理论、人用经验和临床试验相结合的中药注册审评证据体系”。三结合评审体系是国家对中医药的政策扶持措施,目的在于助推一批长期临床应用、有前期基础的人用经验类制剂向中药新药转化,从而缩短研发周期、降低研发成本、提高研发成功率和加快中药新药上市。结合中医药自身特点,人用经验的研究设计也应当本土化,不能完全照搬国外的药品上市研究模式。因此应当鼓励和采用某些结合了中医药特点及当前药监部门认可的研究设计,建立符合中药特点的循证医学评价方法,促进中医药人用经验类制剂向中药新药转化。

证候类中药新药申请临床试验应有充分的人用历史证明性文献材料,包括处方来源、组方合理性、临床应用情况(包括提供临床实践完善处方的演变过程)、功能主治、用法用量等相关内容。如拟开发的证候类中药新药是来源于中医临床经验的积累,针对临床常见基本证候的,应提供相关证明;如是源于医案中对比分析研究所发现的相对成熟有效的处方,应提供典型医案和系列医案;如具有一定临床研究基础且有相应数据证明的成熟有效的处方,应提供相关临床研究总结报告,该总结报告应明确具体中医证候、疗效特点和安全性信息；如是源于国家科技立项的临床研究成果，应提供临床研究部分的总结资料及相关的成果鉴定材料。

证候类中药新药的临床应用应定位于消除、改善或控制具有内在关联性的一组疾病的主要临床症状、体征等，也可定位于通过改善证候达到治疗疾病等目的。

证候类中药新药的证候诊断方面，中医证候诊断标准可以参照有关国家标准、行业标准或团体标准等进行制定，如无适用的诊断标准，可自行制定并经专家论证达成共识。证候诊断的构成要素可采用定性或半定量方式，或主次症的方法，鼓励制定具有中医特色的证候诊断量表，并可根据具体研究内容辅以客观诊断指标。

证候类中药新药临床研究思路方面，可有多种模式，如单纯中医证候研究模式、中医病证结合研究模式或中医证统西医病的研究模式，无论何种研究模式，证候类中药新药研究均应对所研究证候的动态变化规律及相关西医疾病所处的特定阶段有明确的界定。

在证候类中药新药的有效性评价方面，应采用科学公认的中医证候疗效评价标准，根据研究目的确定主要疗效指标和次要疗效指标，应重视证候疗效的临床价值评估。疗效指标选择如下。

1. 以改善目标症状或体征为目的者，应以目标症状或体征消失率 / 复常率，或临床控制率为疗效评价指标，但同时应注意观察对目标症状或体征痊愈时间和 / 或起效时间的评价。

2. 建议引入患者报告结局指标，将患者“自评”与医生“他评”相结合。

3. 鼓励采用能够反映证候疗效的客观应答指标进行评价。证候疗效的客观指标包括现代医学中的理化指标、生物标志物等。临床试验期间需观察评估中医证候疗效的起效时间、缓解时间或消失时间。

4. 基于生存质量或生活能力、适应能力改善等方面的考虑，推荐采用公认具有普适性或特异性的生存质量或生活能力、适应能力等量表进行疗效评价。也可采用基于科学原则所开发的中医证候疗效评价工具进行疗效评价。

5. 鼓励采用反映疾病的结局指标或替代指标进行疗效评价。

与既往的病证结合模式相比，证候类中药研究以证候为主线，从纳入人群时就需要对证候进行考量，即便纳入西医疾病时也应注意把握证候与西医治疗之间的关系。在有效性评价方面亦须考虑证候的改善，并非既往研究中以西医客观指标为依据，而忽略中医证候的改变。

二、证候类中药研究现状

证候类新药开发是符合中医药特色的、具有独立创新性的新药研发模式，包括单纯中医证候研究、中医病证研究、证病结合研究三大类，而证候的选择与诊断，如何进行临床疗效判定，如何获得高质量的循证医学证据是其研究的难点。

（一）证候类中药新药的定义逐步明确

研制证候类中药新药，首先需要明确其内涵。早在2008年，国家食品药品监督管理局颁发的《中药注册管理补充规定》中已指出，“主治为证候的中药复方制剂，是指在中医药理论指导下，用于治疗中医证候的中药复方制剂，包括治疗中医学的病或症状的中药复方制剂”，其中提到证候、病和症状三个中医临床诊断术语，如果证候类中药新药包括这三个干预对象，等于说三者是属性相同、彼此不分的。但实际操作时便会发现，三者之间既互有区别，又互相交叉与包含，正是这三者之间、三者与证之间的关系长期混淆不清，导致临床辨证、辨证论治、中医药干预因素的疗效评价等陷入难以摆脱的混乱。显而易见，如果证候、病和症状三者是含义相同的术语，就没有必要在证候类中药新药的定义中特别强调“包括治疗中医学的病或症状的中药复方制剂”；如果三者是含义不同的术语，就不应该将干预三者的中药新药一并作为证候类中药新药对待。故“证候类中药新药”的界定存在概念模糊的问题，而定义模糊不仅影响新药研发的规范性，更为临床疗效评价带来根本性的困扰。要推进证候类中药新药的科学发展，首先需要厘清这些基本概念的内涵与外延。

2018年11月，国家药品监督管理局发布《证候类中药新药临床研究技术指导原则》，对证候类中药新药的处方来源、临床定位、证候诊断、临床试验基本研究思路等方面提出要求，为证候类中药新药临床试验的开展和有效性、安全性评价提供基础性指导。其中对证候的定义为：对疾病（泛指非健康）发展到一定阶段的病因、病性、病位及病势等的高度概括，具体表现为一组有内在联系的症状和体征，是中医临床诊断和治疗的依据。证候类中药新药是指主治为证候的中药复方制剂新药。但在处方来源方面要求证候类中药新药的处方应来源于临床实践，符合中医药理论，体现理、法、方、药相一致的原则。证候类中药新药申请临床试验应有充分的人用历史证明性文献材料，包括处方来源、组方合理性、临床应用情况（包括提供临床实践完善处方的演变过程）、功能主治、用法用量等相关内容。

《证候类中药新药临床研究技术指导原则》强调了证候类中药新药进入临床研究阶段所必需的前提条件，例如处方应具有充分的人用基础，并在前期临床实践中通过较为规范的临床观察提示该证候类中药新药的初步疗效和安全性。鉴于目前中医证候动物模型的开发和药效学研究仍有一定局限性，故证候类中药新药的前期人用数据在证据等级上要优先于单纯的动物实验。《证候类中药新药临床研究技术指导原则》建议目前证候类中药新药临床试验设计可以采取单纯中医证候研究模式、中医病证结合研究模式和以证统病研究模式，鼓励研制者可以根据品种特点自行选择适合的临床研究路径。

（二）证候类中药四诊信息采集尚需继续规范

在现阶段中药新药临床试验各机构仍然将望、闻、问、切四诊作为信息采集方法，也就是根据研究人员的主观感受对临床病历资料信息进行收集，然而四诊信息采集缺乏规范化，造成临床信息采集无法达成一致，无法客观地搜集症状，因此，在新药临床试验病例报告表的填写过程中，面对同一患者，研究人员不同，采集的四诊信息也不同。一些中医诊疗的现代仪器已经出现，并在局部地区试用，如脉诊仪、舌诊仪等，但准确性尚未能满足需求。如脉诊仪诊断的准确性与手放的位置和施加的压力关系非常大；光线的明暗和判断时关注的特征（舌色、舌形、苔质等）也会影响舌诊仪的诊断。

1. **四诊信息术语名称欠规范** 中医四诊信息内容丰富，但相当多的症状和体征内涵模糊，表述不精确，尤其是有些症状含义相同而表述各异。例如，与纳呆含义相似的症状有纳差、胃纳减少、少食、食欲减退等；与腰膝酸软含义相似的症状有腰酸肢软、腰酸膝软、腰腿酸软等；与形寒肢冷含义相似的症状有身寒肢冷、形寒怕冷、肢体畏寒等。这种现象不利于证候类中药新药辨证标准和疗效判定标准的确定。此外，在《中药新药临床研究指导原则（试行）》中还有许多与某一个症状组合而成的复合症状，如与头痛组成的复合症状有头痛咳嗽、头痛咽干、头痛头晕、发热头痛等；和眩晕相关的复合症状有头晕心烦、眩晕耳鸣、目赤眩晕、头晕胸闷等。这些复合症状在病例报告表中不利于研究者对试验资料的收集,并存在如何量化的问题。实际上,这些问题往往源于四诊信息术语的不规范而严重影响研究者对信息的理解和把握,导致病例报告表中四诊信息采集时缺乏客观性。

2. **病例报告表编制欠科学** 编制病例报告表是为了保证参与试验的研究者根据试验方案的要求,有效、完整地记录每个受试者的信息。在中药新药的临床试验中,病例报告表是临床资料的记录方式,贯穿临床试验始终,其科学性关系到整个临床试验的成效;病例报告表的观察指标应该简单明了,意义明确。证候类新药的病例报告表中临床四诊信息的采集部分,是针对受试者真实的临床信息而设计的,如何既能符合中医四诊理论,又能按研究中药新药适应证候的要求全面采集所需四诊信息,是制定证候类中药新药临床试验病例报告表的关键内容之一。如果研究者在设计病例报告表时,缺乏科学性,没有经过信度、效度的检测,就会影响病例报告表中四诊信息采集的客观性、可靠性。

3. **信息采集操作过程欠统一** 目前各临床试验单位的研究者根据病例报告表的设计,通过望、闻、问、切收集受试者的病历资料,结合受试者的主观感受,加之其对受试者的主观判断,记录各类临床信息。不同的研究者虽然已经过统一培训,可以依据统一的病例报告表采集资料,但信息采集的结果却存在着不同程度的差异,这是因为缺乏统一、标准的四诊信息采集程序和方法,严重影响了四诊信息采集的客观性和可靠性。例如同样是问“腰膝酸软”,但因缺乏对“腰膝酸软”规范的定义表述和明确的程度划分及问诊方式、方法,造成不同患者不一样的回答。

(三)证候类中药研究临床疗效评价有待进一步规范

证候与辨证论治,是中医临床理论体系区别于其他医学体系的一大特色。中药新药研制与中医证候学理论有着密切的关系,但是近 20 年来,中药新药的临床研究均是套用了化学药物的研究模式,针对疾病而进行,其评价模式亦是以疾病评价为中心。如果完全沿用西医的指标体系来衡量中医中药的疗效,以此来说明中医药的有效性和科学性,而忽视了中医证候疗效的评价,则不能客观地反映中药临床疗效的真实性,既违背了中医辨证论治的理念,又不利于中医药学的发展。因此,证候类中药新药的研究近来反复被提及,但其临床评价方法却是研究的难点。

1. **证候类中药疗效评价指标难确定** 中药有效性的主要指标判断对比西药较为复杂。在西药的研究中，主要指标是基本固定的，例如判断低血压或高血压的指标是血压，冠心病的指标是心电图、运动平板等。但中药新药如果将证候作为主要指标，或者主要指标之一，那么与证候相关的症状、体征等公认指标如何确定，也是实践中的一大难题，而且与证候相关的症状、体征一般是多个，如果分开统计则临床样本量会大大增加。因此，整合成中医证候综合评分比较合适。但是目前形成共识的中医证候综合评分量表还远远不够，需要加快相关研究的探索。

2. **证候类中药疗效评价工具尚需进一步完善** 目前对中药的临床疗效评价要求分别对疾病和证候进行评价。辨证论治是中医药的特色之一，所以证候的疗效评价自然也就成为中药临床疗效评价的特色。当前证候疗效评价方法主要有四级标准法、循证医学法、量表评价法。

(1)四级标准法：采用无、轻、中、重四级加权积分法评价证候改善，通过治疗前后症状积分变化评估疗效。但存在未区分证候诊断与评价、分级标准不统一、缺乏客观量化依据等局限性。

(2)循证医学法：倡导以循证医学方法构建中医特色评价体系，但当前研究存在研究质量参差(多数中药临床研究设计不规范，随机对照试验比例低，盲法应用不足)，证据转化困难(需结合定性研究与中医特色指标)等不足。

(3)量表评价法：通过量化工具反映证候动态变化，具有兼顾定性与定量、操作简便等优势，但也存在现有量表(如 QOL)与中医证候评价目标不完全匹配，标准化受地域、时间及理解差异影响等问题。

总之，当前评价方法各具特点：四级标准法简单但主观性强，循证法科学但实施门槛高，量表法实用但需进一步优化。在中药临床疗效评价中，中医证候的研究贯穿始终，所以逐步完善中医证候的疗效评价方法具有重要的意义。当前中医证候疗效评价尚未能完全体现中医证候特色，未来需整合多种方法，建立兼具科学性与中医特色的评价体系。

3. **证候类中药研究安慰剂制作困难** 众所周知，在不同的临床研究阶段，药物研究目的及方法各不相同。根据研究目的选择适宜的临床试验设计，才能最大程度回答与临床安全性、有效性相关的问题。

安慰剂对照试验能可靠地证明药物的疗效，检测绝对的有效性和安全性，使对照试验具有较高的效率。设置安慰剂对照的目的在于克服研究者、受试者和参与评价人员等由于心理因素等影响而形成的偏倚,可以消除疾病自然进展的影响,同时安慰剂对照也可分离出由于试验药物所引起的真正的不良反应。通常在临床试验Ⅱ期、Ⅲ期可采用安慰剂对照,有时Ⅰ期也会采用这类对照。有效性设计是安慰剂对照试验所必须采用的。

若应用安慰剂对照存在伦理学问题时,如在严重疾病和威胁生命的情况下,必须使用现已证实的有效治疗,进行阳性药对照研究。但是阳性药对照研究在解释结果时特别困难,所以只有当安慰剂对照不可以使用以及有充分理由预期中药治疗有效时才采用阳性药对照法。在临床研究中,如果只有阳性药对照而无安慰剂对照,则有假阳性的可能。如果在临床研究中选择了一个名为有效而实则无效的上市药物作为阳性对照,而受试药的疗效与所谓阳性药"等效",就有可能得出一个假阳性的结论:受试药对某一适应证有疗效。而实际上阳性药物是无效的,阳性药组的一系列观察指标的改善仅是安慰剂效应而已。

此外,证候类中药的核心评价指标是药物对证候相关指标的改善情况,而西医药物是没有证候治疗针对性的,因此也就没有了比较的针对性。因此,应选择安慰剂作为对照。在国家科技支撑计划"重大疑难疾病中医防治研究"重大项目课题"冠心病血运重建后中医综合干预的临床研究"中,通过对临床研究用药"冠心病方(协定)(免煎颗粒)"安慰剂的研制,初步探索总结出一套中药安慰剂的制作方法及其效果评价的方法。测试结果显示,安慰剂与冠心病方主要在气味上有一定差别,而外观基本达到一致,这与中药某些特殊气味不易模仿有关,但在两者不互相比较以及患者没有长期服用中药的前提下,可以认为不容易破盲。模拟临床试验的结果显示,冠心病方与安慰剂在外观、气味上的差异无统计学意义($P>0.05$),患者不易区分两者的差别。但中药是一种天然药物,其基本特征之一是有寒、热、温、凉四气和酸、苦、甘、辛、咸五味之分,中药制剂由几味或十几味中药配伍而成,其口味有很大的特殊性,不同品种的制剂口味也相差悬殊,因此,安慰剂的制作就不可能统一固定为一个模式,对于每一个品种的具体选料和配比还要在生产中不断地摸索。

(高瑞珂　杨琳蔚　吴静远)

第二节 证候类中药研究的模式

《证候类中药新药临床研究技术指导原则》规定，证候类中药新药是以中医证候为主治对象的中药复方制剂，其处方需源于临床实践并符合中医药理论，体现理法方药的统一性。临床定位既可针对特定症状群的改善，也可通过调节证候实现疾病治疗。诊断标准优先采用现行标准规范，若无则需制定专家共识，可采用主次症分级、定性 / 半定量评价或中医特色量表，并可结合现代客观指标辅助诊断。证候类中药新药的基本研究思路及试验设计，可分为单纯中医证候研究模式、中医病证研究模式、中医证病结合研究模式。证候类中药新药的研究模式可以不局限于单一的研究思路和方法，根据实际情况采用混合方法学的思路去解决证候类中药新药研究过程中出现的问题。

一、单纯中医证候研究

根据《证候类中药新药临床研究技术指导原则》(以下简称《指导原则》)，单纯中医证候研究是指选择符合某个中医证候诊断标准的适应人群进行研究，观察药物对该中医证候所涉及的症状、体征以及相关指标的改善情况。

(一) 研究人群

根据《指导原则》中单纯中医证候研究的规定，其研究人群为符合某一中医证候诊断标准的适应人群。证候诊断标准的制定，是证候类中药新药临床试验方案设计中极为重要的一环。而如何确定中医证候诊断标准是中医药研究需解决的最基本问题。中医证候诊断确定后，适应人群如何选择亦需要深入思考。

证候诊断应遵循现行公认的标准、原则执行。证候名称必须标准化，需要按照国家标准或行业标准确定，如已发布的国家标准《中医病证分类与代码》(GB/T 15657—2021)、《中医临床诊疗术语 第 2 部分：证候》(GB/T16751.2—2021)等。证候诊断需标准化、客观化，在证候诊断量表选择上，此类研究亦选用单纯证候诊断量表,即在不考虑西医疾病的情况下所制定的量表。当前通过研制证候量表,建立不同疾病常见证候的诊断常模是证候量化诊断标准最理想的表达方式,其优势主要体现在 3 个方面:①使用量表研究、规范中医的辨证,对症状、证素、基础证、复合证进行量化处理,最大程度克服辨证的模糊性、主观性和不确定性;②量表研制步骤的严谨性能够有效保障所测量证候的效度、信度;③量表的结构和形式便于临床采集信息,可操作性强。当前单纯证候量表研究中较为成熟的量表为中国中医科学院广安门医院王阶团队研制的气滞血瘀证诊断量表,其特异度为 81.91%,灵敏度为 80.35%,判断准确率为 80.94%;以及北京中医药大学东直门医院高颖团队研制的肝郁化热证证候诊断量表,其灵敏度为 93.91%,特异度为 92.94%,判断准确率为 93.50%。

适应人群应结合处方药物在临床实践中适用的人群,亦需要结合现代药理研究结果,例如有学者对治疗脾气虚的方药进行了分析。四君子汤可促进脾虚大鼠胃液体排空,提高脾气虚证患者组织及血浆中胃动素水平和降低生长抑素(SST)和胆囊收缩素(CCK)水平。加味四君子汤(炙黄芪、党参、茯苓、炒白术、炙甘草)能调理实验性脾虚证大鼠紊乱的回肠电 - 机械活动。香砂六君子汤(四君子汤,加陈皮、半夏、木香、砂仁)能使慢性胃炎所致脾气虚的指标恢复正常。补中益气汤可降低促胃液素受体过高的亲和力,升高一氧化氮(NO)含量,达到对脾虚证的治疗作用。此外,乐胃饮(怀山药、炒薏苡仁、陈皮等组成)也可改善促胃液素、胃动素异常。据临床报道,四君子汤单用,或与其他药物合用,常用于治疗溃疡性结肠炎、慢性萎缩性胃炎、消化性溃疡、功能性消化不良、类风湿性关节炎消化道症状、慢性浅表性胃炎、粘连性肠梗阻及慢性泄泻等疾病;香砂六君子汤能保护胃黏膜,促进胃排空,抑制小肠过快蠕动等,临床广泛应用于治疗胃肠道疾病,如慢性胃炎、消化性溃疡、溃疡性结肠炎、功能性消化不良、肠易激综合征、胃肠功能障碍及糖尿病性胃轻瘫等疾病;补中益气汤在临床上应用广泛,常用于治疗慢性萎缩性胃炎、老年人习惯性便秘、肝硬化低蛋白血症、糖尿病性胃轻瘫以及骨科手术后疲劳综合征。这些汤剂主要是以治疗消化道疾病为主,当然,其他如妇、外、儿、口腔及肿瘤科等疾病也有所涉及。需要强调的是,对于脾气虚证,以消化系统疾病作为主要研究对象,较契合,也方便临床研究,可以实际操作。

寻找中医优势人群是当前中医药治疗的热点,优势人群的提出给中医药研究带来新的方向。优势人群特征与中医证候内涵有同有异。证候是对疾病当前所处阶段的病理性概括，代表中药处方的适应“证”，以“证”论治，主观性较强；而中医优势人群特征，是对中药处方治疗适应“症”的概括，来源于客观临床资料，是对证候的补充与完善，尤其是系列微观生物标志物，可丰富中医证候的科学内涵。故可以通过探索中医优势人群特征，利用多样性临床资料，可充实中医证候内涵，为分子生物学机制研究奠定基础。

因此在单纯中医证候研究模式下，在选定研究的中医证候后，从临床实际出发，结合药理研究，应选择临床常见且具有中医药治疗优势的疾病人群作为研究对象。

（二）研究药物

根据《指导原则》中单纯中医证候研究的规定，在研究药物选择上应选择治疗某一证候的药物，其处方可以来源于临床实践，符合中医药理论，能体现理、法、方、药相一致的原则即可。证候类中药新药申请临床试验前需准备充分的人用历史证明性文献材料，包括处方来源、组方合理性、临床应用情况（包括提供临床实践完善处方的演变过程）、功能主治、用法用量等相关内容。如拟开发的证候类中药新药是来源于中医临床经验的积累，针对临床常见基本证候的，应提供相关证明；如源于医案中对比分析研究所发现的相对成熟有效的处方，应提供典型医案和系列医案；如具有一定临床研究基础且有相应数据证明的成熟有效的处方，应提供相关临床研究总结报告，该总结报告应明确具体中医证候、疗效特点和安全性信息；如源于国家科技立项的临床研究成果，应提供临床研究部分的总结资料及相关的成果鉴定材料。如来自七宝美髯丹的七宝美髯口服液、遗方健延龄制成的健延龄胶囊，均属于较为典型的中医证候类中药新药，来源于临床实践，符合中医药理论。但在既往药物研发中，未进行循证医学研究，但其处方来源可为现代单纯中医证候研究提供一定的参考。

（三）疗效指标

根据《指导原则》，单纯中医证候研究中药物疗效的判定，可以药物对该中医证候所涉及的症状、体征以及相关指标的改善情况为依据。在现阶段，较为现实的做法是，以证候积分的形式进行疗效评价。对构成证候的症状，进行权重和设计分值，随后观察治疗前后的变化，进行加权求和的计算，如采用尼莫地平法。证候积分观察及评价标准：一般积分总值减少 95% 以上，为痊愈（或临床控制）；减少 70%~95%，为显效；减少 30%~70%，为有效；减少 30% 以下，为无效。在试验结束时，可以从每个受试者的生命体征、相应的理化指标的变化程度或病情趋势，进行综合分析，可以明确判定预后。可以制定对应西医疾病的疗效评定标准，但这一标准与中医疗效评价不直接挂钩，仅作为西医疾病转归的评级，如设为好转、稳定、无效或恶化。安全性方面，需关注患者服用药物后出现的证候变化，是否出现证候不良事件，例如患者服用补气药物后是否会“上火”而出现口舌生疮、便秘、腹胀等症状，患者服用泻下药物是否出现纳呆、胃脘冷痛等苦寒伤胃的症状；同时需观察药物的干预是否促使了证候的转化，而证候转化之后是否会使得疾病加重，因此证候的变化是安全性观察的重要内容。

二、中医病证研究

根据《指导原则》，在符合某一中医疾病诊断标准的基础上，选取该病的某一证候进行研究，观察药物对该证候所涉及的症状、体征以及相关指标的改善情况。

（一）研究人群

根据《指导原则》中中医病证研究的规定，其研究人群为在符合某一中医疾病诊断标准的基础上，选取该病某一证候的人群进行研究。中医疾病诊断标准的制定，是此类临床试验方案设计中极为重要的一环。此外，中医证候的选取及中医证候标准的确定亦需要认真思考。

中医疾病诊断需要遵循现行公认的标准执行，如《中医临床诊疗术语 第 1 部分：疾病》（GB/T 16751.1—2023）、《中医病证分类与代码》（GB/T 15657—2021）等，临床应用时需优先采用最新版本的国家 / 行业标准，专科疾病可参考相应团体标准或指南，国际项目需兼顾 WHO/ISO 标准。特殊病种若无现行标准，需经专家共识程序制定临时标准并备案。在纳入标准方面，《中药新药临床研究的技术要求》中规定，以病种为主时，除符合基本诊断标准外，应确定其适应证候，将辨病与辨证相结合来选择受试者。2002 年颁布的《中药新药临床研究指导原则（试行）》中规定，中医疾病名诊断标准应参照全国统一标准制定，若无现行标准，可考虑参照最新版的高等医药院校教材制定，也可采用全国专业学会标准或国际会议等提出的标准。因此在中医病证研究中，可以参考《中医病证诊断与疗效评价规范制修订通则》(ZY/T 10—2024)、《中医病证诊断疗效标准》(ZY/T 001.1~001.9)、《24 个专业 105 个病种中医诊疗方案(试行)》等。在中医疾病诊断明确的基础上，需选定符合某种证候的人群进行相关的研究。中医证候诊断的诊断标准要求同单纯中医证候研究相同。

（二）研究药物

根据《指导原则》中，其处方可以来源于临床实践，符合中医药理论，能体现理、法、方、药相一致的原则即可。因此在研究药物选择方面，要能提供充分的人用历史证明性文献材料，包括处方来源、组方合理性、临床应用情况（包括提供临床实践完善处方的演变过程）、功能主治、用法用量等相关内容。具体要求及建议可参考单纯中医证候研究。

（三）疗效指标

根据《指导原则》，中医病证候研究中药物疗效的判定，可以药物对该中医证候所涉及的症状、体征以及相关指标的改善情况为依据。因此其疗效指标评价的建议亦可参考单纯中医证候研究。病证结合的临床研究建议引入循证医学和转化医学的研究证据，从而使药效的客观评价更准确和规范。

三、证病结合研究

根据《指导原则》，证病结合研究的概念为在中医“异病同治”“以证统病”诊治思维模式的指导下，基于不同疾病发生发展过程中的某个阶段出现有相同病机特点、相似证候要素的，可以在同一证候下选择至少 3 个不同西医疾病来进行研究，突出以证候为中心的设计理念，观察药物对中医证候疗效以及西医疾病的疗效。

（一）研究人群

根据《指导原则》中证病结合研究的规定，其需在同一证候下选择至少 3 种不同西医疾病的人群进行研究。因此在研究人群选择时需确定中医证候诊断标准及西医疾病诊断标准。

中医证候诊断同单纯中医证候研究中对中医证候诊断的要求相同，中医证候名称须符合国家标准或行业标准。其证候诊断量表的选择亦同单纯中医证候研究诊断量表的选择相同。

西医疾病选择方面，应查阅既往文献、古籍资料，分析临床实际运用情况，准确定位其临床疗效，选择西医疾病。西医疾病的诊断方面，参考所选疾病的国际通用标准或行业通用标准。例如，针对气虚血瘀证进行新药研究，即可选择中风病、冠心病、糖尿病肾病来进行研究，此三种疾病均为血管性疾病，病因病机相似，均为慢性病程，且气虚血瘀证为此三种疾病的常见证候，符合证病结合研究的模式要求。高颖教授团队在对清肝解郁方的疗效进行观察时，中医证候诊断采用其团队前期研制的肝郁化热证证候诊断量表，中医证型根据其药物所治疗证型选择，理、法、方、药一致。西医疾病选择方面，其结合临床实际及既往研究发现，肝郁是偏头痛、失眠症及焦虑共同的病因病机，其中肝郁化热证较为常见，因此西医疾病将其定位于偏头痛、失眠症及焦虑。西医疾病诊断方面，偏头痛：参照国际头痛学会 2004 年 1 月发布的《国际头痛疾病分类》(第二版)中的偏头痛诊断标准中有典型先兆的偏头痛和无先兆的偏头痛。非器质性失眠症：参照美国《精神障碍诊断和统计手册》(第 5 版)非器质性失眠症的诊断标准。广泛性焦虑症：参照美国《精神障碍诊断和统计手册》(第 5 版)广泛性焦虑症的诊断标准。

(二) 研究药物

证病结合研究，以中医证候为核心，因此药物选择研究同单纯中医证候研究相同，其处方可以来源于临床实践，符合中医药理论，能体现理、法、方、药相一致的原则即可。因此在研究药物选择方面，要能提供充分的人用历史证明性文献材料，包括处方来源、组方合理性、临床应用情况(包括提供临床实践完善处方的演变过程)、功能主治、用法用量等相关内容。因本研究模式结合西医治疗疾病，在药物选择方面可将文献、古籍、临床经验相结合，对研究药物进行充分分析，找到其合适的临床定位，提高研究药物的临床疗效。

(三) 疗效判定

根据《指导原则》，证病结合研究的疗效判定需观察药物对中医证候疗效以及西医疾病的疗效。其有效性判定可以目标症状或体征消失率和复常率，或临床控制率为疗效评价指标，亦应采用能够反映证候疗效的客观应答指标进行评价，例如现代医学中的理化指标、生物标志物等。亦可采用公认具有普适性或特异性的生存质量或生活能力、适应能力等量表进行疗效评价。也可采用基于科学原则所开发的中医证候疗效评价工具进行疗效评价。若采用疾病结局事件进行疗效评价，应采用结局指标或替代指标。高颖教授团队进行的针对肝郁化热证的证候类中药新药临床评价研究采用肝郁化热证证候评价量表、生命质量的改善情况等对临床疗效进行评价。安全性评价包括证候与疾病两个方面。证候方面，同单纯中医证候研究相同；疾病方面，应当将与疾病变化密切相关的一些指标例如血压、血糖、心脑血管事件等作为安全性评价指标，观察证候改善后疾病的变化，对证候和疾病的不良反应进行综合观察。在安全性评价中可以结合受试者疾病的相关检查去评估，如某些能够反映疾病病情进展的理化检查指标；安全性评价必须通过与安慰剂或阳性药的平行对照去反映试验药物的安全性。

（高瑞珂　张　乙　吴静远）

第三节 证候类中药疗效评价标准的研究

根据《证候类中药新药临床研究技术指导原则》，证候类中药疗效评价分为有效性评价与安全性评价。有效性评价应采用科学公认的中医证候疗效评价标准，根据研究目的确定主要疗效指标和次要疗效指标，应重视证候疗效的临床价值评估。疗效指标选择如下：以改善目标症状或体征为目的者，应以目标症状或体征消失率 / 复常率，或临床控制率为疗效评价指标，但同时应注意观察对目标症状或体征痊愈时间和 / 或起效时间的评价。建议引入患者报告结局指标，将患者“自评”与医生“他评”相结合。鼓励采用能够反映证候疗效的客观应答指标进行评价，证候疗效的客观指标包括现代医学中的理化指标、生物标志物等。临床试验期间需观察评估中医证候疗效的起效时间、缓解时间或消失时间。基于生存质量或生活能力、适应能力改善等方面的考虑，推荐采用公认具有普适性或特异性的生存质量或生活能力、适应能力等量表进行疗效评价，也可采用基于科学原则所开发的中医证候疗效评价工具进行疗效评价，鼓励采用反映疾病的结局指标或替代指标进行疗效评价。

安全性评价可以结合受试者疾病相关检查去评估，如某些能够反映疾病病情进展的理化检查指标；安全性评价必须通过与安慰剂或阳性药的平行对照去反映试验药物的安全性。临床试验期间，研究者需关注中医证候的变化情况以及疾病的进展情况，及时评估可能存在的用药风险。

一、证候评价方法

为了保证证候评价的客观化，对于证候的疗效评估可同时采用四级标准法、量表评价法，并可引入患者报告结局（patient-reported outcomes，PROs）将患者自评与医生他评相结合。

1. **四级标准法的使用** 可以根据原国家中医药管理局医政司公布的《中医病证诊断疗效标准》（ZY/T 001.1~001.9—94）、国家中医药管理局发布的《中医病证诊断与疗效评价规范制修订通则》（ZY/T 10—2024）等现有的标准确立主症和次症，按照每个症状权重的大小，赋予不同的分值，采用证候计分（确认为证候计分，证候计分是症状分值的总和）的方法对中药干预前后的证候变化进行评价。每次随访时对患者进行计分登记，通过计分的变化，记录证候的动态变化。常规按治疗前后证候积分变化（尼莫地平法）<30%、30%~70%、70%~95%、>95% 分级。一般依据对试验药物和对照药作用强度的推断制定疗效分级的级差，同时还要考虑数学计算结果是否造成分级级差的虚设。例如：证候总积分 10 分，证候积分减少不可能出现 90% 与 100% 之间的结果，95% 的分级就是虚设。

2. **量表评价法的使用** 量表评价法的使用是目前较为认可的临床疗效方法，但是因为量表编制的复杂性，目前的证候量表多针对某一疾病下的证候要素而研制，较为局限，尚无法满足临床研究中复杂证候的评价。因此如果使用量表评价法，可参照现有的量表研制方法，在临床研究前针对所研究证候及疾病先行研制量表，并经过临床验证，验证其灵敏度、特异性后，投入临床研究使用。如王惠茹等在临床治疗失眠中设计和应用了中医从肝论治失眠症临床证候疗效评价量表。冯珊建立了包括功能状态、心理功能、中医证候三个方面内容的广泛性焦虑症疗效评价量表，同时，探讨了制作中医疗效评价量表的方法学问题，提出定性指标与定量指标相结合，按照量表的制作原则筛选定量指标的方法来制作中医疗效评价量表。吴丽丽等借助量表对应激状态下心身反应状态的综合表现进行了量化，定量地比较了应激背景下所出现的主要中医证候的状态差异，这对于有关中医情志致病机制、证候形成规律以及证候诊断的量化研究都具有重要的意义。

3. **自评与他评结合** 因证候的标准化与客观化研究是一项艰巨的工作，证候评价无法做到客观和全面的问题亦屡屡被提及。为使得证候疗效评价更加客观和全面，在《证候类中药新药临床研究技术指导原则》疗效评价指标中，建议引入 PROs 指标，将患者“自评”与医生“他评”相结合，综合考虑医生的客观评价与患者的主观感受。例如 PROs 量表即为突出患者主观感受的量表，可以将其引入到证候类中药新药疗效评价的体系中，或根据其思路制定相关量表，对证候疗效进行评价，例如基于中风患者报告结局的评价量表。以此来评价证候改善时患者自我感受的变化，从而使证候类中药的临床疗效的评价更加客观、全面。

由于量表的编制是一项复杂的工程，目前国内尚无一个可以获得中医界共识的、在临床上通行的中医证候量表。有专家主张应用循证医学的方法，运用 Meta 分析和系统评价的方法来评价既往临床科研的质量，总结出最佳证据。目前循证医学的评价方法虽尚未较好地运用于中药新药的证候疗效评价中，但在今后研究中可借鉴循证医学，开展多种新的随机对照试验，将循证医学的定性研究方法应用于中医疗效评价，来建立并完善中医证候评估体系。

当前中医药临床疗效评价的研究方法多是基于临床流行病学、循证医学等，以临床证据制定的金标准、位于证据强度金字塔顶端的随机对照试验为例，该类研究有严格的纳入、排除标准，以及规范化的治疗方案，只适用于高度同质化的群体，反映群体的平均效应，难以契合中医辨证论治主观性与个性化的特征，也难以从中获得高强度的个体化诊疗证据。因此，如何在着眼于中医辨证论治主观性与个性化特征的前提下，发挥中医药诊疗优势，创新中医药临床疗效评价的方法与技术，构建中医辨证论治个体化疗效评价指标，成为目前亟待解决的关键问题。

一项关于修订《中药新药临床研究一般原则》的调查问卷对“如何构建具有中药特点的疗效评价体系和评价标准”进行了广泛调研，专家之间存在一些争议。有些专家认为中医和西医是两种不同医学体系，西医的评价方法并不能完全体现中医药的特色和优势，并不完全符合中医对疾病的认识规律，目前的评价体系尚不完善，仍需构建反映中医药特色的研究方法及评价体系。

在一些没有客观指标评价或者客观指标评价中医疗效灵敏度低的疾病上，应重视中医特色的评价体系的价值。但制订中医特色的评价指标应开展探索性研究，提供基本的效度和信度的数据，应能够获得公认。如果是量表，则需要按照量表研制的方法规范地研制，对于中医证候评价量表还应注意区分证候属性指标与证候疗效指标。另外，建立中医特点的疗效评价体系并不排斥参考化学药物已有的成熟评价体系，可考虑引入 PROs 等方法。而有些专家认为应该根据不同的情况分类看待：对结局明确的疾病，如死亡、致残等有中西医都公认的结局指标的疾病没必要再建立中医疗效评价体系；对某些疗效指标有争议的疾病，也就是说西医对这些疾病的疗效指标也存在较大争议者，应该加快建立中医临床疗效评价体系。

综合来看，专家的不同意见可能针对的是不同的疾病或临床定位。对于同一种疾病、同一种临床定位，无论是中医还是西医，其评价指标和标准应该是相同的。但对于中医特有的治疗如证候药物，或特有的疾病如中医的病，或中医特有的临床定位如对疾病的综合治疗、患者的综合受益等，或其他一些评价标准尚不明确但中医有治疗优势的疾病，应加快建立符合中医药特点的疗效评价体系及标准，但建立的评价体系及方法应科学、可行、公认。

构建有中医特点的疗效评价体系和评价标准也并非要自立门户，另建一套系统，很多公认的方法都可以借鉴。如对于症状改善的评价可借鉴 PROs 等相关方法。可喜的是，国际上已有一些关于评价指标、疗效结局的指导原则，如美国食品药品监督管理局（FDA）颁布的将 PROs 作为药物说明书声明的临床指导原则等。这些可为构建符合中医药特点的疗效评价体系和评价标准提供方法学指导。同时，也要重视将反映临床价值的共性指标和反映中药特色的个性指标相结合。如对于证候疗效的评价，应探索建立科学公认的证候疗效评价工具和标准。建立证候疗效评价工具应注意区分证候属性指标与证候疗效指标，不能将证候属性指标的变化与疗效指标的变化相混淆，如风寒入里，表证演变为里证，此时风寒证的指标消失，并不是治疗有效。同时，对于证候的变化应注意区分是疾病的演变还是疗效。

评价体系和评价标准决定了采用什么样的方法和标准证明药物价值。对于与现代医学相同的临床定位仍建议采用国际公认的评价体系和标准来进行评价，这源于我们对中医药的自信，我们相信中医药的疗效是客观存在的，因此敢于用同一把尺子去衡量。对于具有中医特色的临床定位，如针对中医证候、中医的病的药物或其他中医特有的临床定位,应考虑建立适合中医药特点的评价体系和标准,鼓励业界对此开展探索和研究。

张伯礼院士在中药新药临床试验研究中强调,中药新药的疗效评价,应以实事求是为指导原则,依据药物的主治分类,突出其临床优势与个性化疗效特点,或以疾病评价指标为主、证候指标为辅,或以证候指标为主、疾病指标为辅,或病、证、症三者疗效评价指标相当。因此,在中医辨证论治的个体化疗效评价指标中,无论是侧重于证候评价,还是疾病评价,都应根据研究的目的、理念或研究设计的不同,进行灵活运用。

二、证候类中药的证候评价方法设计

(一) 证候评价与疾病评价的结合

考虑到中医证候和西医疾病间的复杂关联,疗效评价应当涵盖证候评价与疾病评价,在证病结合、以证统病的模式下,实现共性与个性的结合,评价证候的改善与疾病转归之间的关系。共性指中医证候评价标准的统一性,而个性指西医疾病终点指标设定的个体性。各个疾病组别应当制定统一的证候评价标准,因各疾病的差异而分别制定其疾病评价标准,可采用已在行业内得到公认的西医量表或者相关理化指标等对疾病变化进行评价。以肿瘤疾病为例,在评价中医证候改善时,应预先明确是用于治疗某一相同类型肿瘤还是不同类型肿瘤的相同中医证候分型的患者,即“先界定病种,再限定证候,病证并重”的评价模式。制作合理、公认的证候诊断量表和证候疗效评价量表是研究客观化的前提,构建中医证候临床研究核心指标集是减少不同研究异质性的重要方式。

(二) 疗效评价指标的设定

证候类中药新药疗效评价应当将中药干预前后证候的变化作为主要评价指标,而疾病的变化应当作为次要评价指标。对于证候类中药而言更重要的是证候评价。“证”是中医诊断与疗效评价的核心所在,撇开“证”的改善,完全用西医的指标体系评价中医的疗效,既不符合中医学的辨证论治基本理念,也不利于中医药学的发展。而且中医证候观察是中药新药研究的技术关键,新药对证候的疗效是决定证候类新药获批的关键。因此,证候类中药新药研究应当将中药干预前后证候的变化情况，例如证候平均起效时间、平均痊愈时间等与证候相关的指标作为主要疗效性观测指标。无论采用哪一类疗效评价指标，均应考虑所选评价指标是否与研究目的一致，评价标准是否公认、科学合理，鼓励用具有中医特色的疗效指标（如中医证候分级量化指标）对中医药改善中医证候疗效的临床价值进行评价。

（三）疗程的设定

中医证候的动态变化与临床试验的要求相对稳定之间存在矛盾。有些证候的阶段性特点非常明显，如外感风寒证易迅速入里化热，气虚血瘀证多出现在中风发病 1 个月左右。因此合理设置疗程十分重要。考虑到证候的恒动性，证候类新药研究可采用动态疗程，可以在综合考虑证候因素与疾病因素的基础上，通过前期预实验探索疗程的上限与下限，依据证候疗效评价标准，在服药过程中达到临床痊愈标准，即中医临床症状消失或基本消失，即可停药。但痊愈标准的设定仍需商榷，目前较为通用的是按照尼莫地平法，疗效指数 =（疗前总积分 – 疗后总积分）/ 疗前总积分 × 100%，证候积分减少 ≥ 95% 时，停止观察。但是证候是动态变化的，尚需考虑在疗程内出现证候转化需要停药的问题，因此可设定一个证候要素诊断量表形式的证候判定标准，在证候出现转化、不适合继续服药时停药。此处要说明的是，在疗程内出现证候转化是需要停药的，可是并未达到疗程，可以通过此证候判定标准出组，是在患者疗程内需要考虑的一个重要情况。

（四）安全性指标的设置

证候类中药新药的疗效评价体系需建立多维度指标，包括核心疗效指标（以中医证候改善为主，重点观察药物对证候要素的调节作用）、次要疗效指标（结合现代医学评价，监测相关疾病指标的改善情况）以及安全性评价。安全性评价又可以分为证候相关安全性评价（如补益药可能引发口疮、便秘等阳性症状，清热药可能导致胃痛、纳呆等脾胃虚损的证候偏移）、疾病相关安全性评价（包括常规实验室指标及心脑血管事件等终点事件）。证候不良事件是指证候在干预过程中出现转化，转化为预后相对较差的证候，或因证候转化出现了令患者不适的症状；疾病不良事件是指证候改善了但疾病恶化了，出现了病情加重的情况，需对证候和疾病进行综合评价。

在证候规范化研究中，科学设置安全性指标不仅可以构建“证候 - 疾病”双维评价体系，既监测常规实验室指标，又能够关注中药特有的证候偏移风险，弥补传统药物安全性评价的不足。通过建立证候相关不良事件术语标准，也为中药安全性研究提供了规范化工具。此外，这种设置充分体现了中医“辨证用药”的特色，既能预警药物可能引发的证候转化，又能指导临床及时调整用药方案，不仅提升中药临床应用的安全性，也为建立具有中医特色的现代药物警戒体系奠定了基础，对推动中医药标准化、国际化发展具有重要价值。

（五）对照药物选择

目前，许多已上市的中成药由于历史原因未进行过正式的、系统的临床试验研究，其有效性是存疑的。因而《证候类中药新药临床研究技术指导原则》提出临床研究中对照药首选安慰剂。本应符合科学性的要求，采用安慰剂，即不对患者进行积极治疗，但这很难满足临床伦理的要求。采用近年来新批准的中药新药作为对照药是较好的选择，因为随着科学的进步和管理的规范，近年来新批准的中药新药一般经过了系统的临床试验，有效性比较可靠。而西药是否可以作为对照药，在伦理上是可行的，但从研究的科学性、合理性来看，不建议选西药。主要原因是西药是没有证候治疗针对性的，因此也就没有了针对性的比较。

（高瑞珂　张颖慧　吴静远）

第四节 证候类中药的特色方药研究与开发

2002 年《中药新药临床研究指导原则（试行）》公布后，晁恩祥教授指导研发的苏黄止咳胶囊于 2008 年 2 月获国家食品药品监督管理局批准上市（国药准字 Z20103075，专利号 ZL200310100103.7），该药物的研发为现代证候类中药研发提供了一定参考依据。本节以苏黄止咳胶囊为例，介绍证候类中药的研发过程。

一、中药新药选题思路

苏黄止咳胶囊是治疗《诸病源候论》所载“风咳”一病目前唯一上市的中成药,是针对现代医学的咳嗽变异性哮喘(cough variant asthma,CVA)和感冒后咳嗽而研发的产品。

(一)善于总结临床,注重实际疗效

苏黄止咳胶囊的组方源于全国名老中医晁恩祥教授40余载的临床经验。晁教授在呼吸系统的临证过程中发现,有一类咳嗽以反复不断的干咳为主,伴有咽喉部发痒,痒即咳嗽不止,偶尔有少量不容易咳吐的白痰,咳嗽通常为阵发性、挛急性,剧烈咳嗽者常伴有气急、气不得续,亦有“欲语因咳,言不得竟”等症状,甚至有患者夜间咳嗽剧烈,影响睡眠。有此类咳嗽的患者对周围环境异常敏感,如普通感冒、烟草和香水的气味、运动、演讲、打电话等物理、化学刺激均可以诱发咳嗽,严重影响患者的正常生活。晁教授根据患者“突然发作,时作时止”、气急咳嗽、咽痒明显等症状表现,认为此种咳嗽的病因与风邪相关,符合风性“善行而数变”“风盛则挛急”“风盛则痒”的致病特点,另辟思路,创立“疏风宣肺,解痉止咳”,从风论治的治疗大法。据此组方的苏黄止咳汤应用于临床常效如桴鼓,对患者咳嗽、咽痒、气急等症状均疗效显著,且对气道高反应状态造成的咳嗽气急也有明显的改善作用。由于患者的急需、市场的空白,引发了临床医生开发苏黄止咳胶囊的思考。

(二)结合中医理论,坚持继承创新

肺为娇脏,六淫均可犯肺,非独寒热。风邪犯肺的咳嗽患者往往没有明显的寒热症状。历版教材的“风寒咳嗽、风热咳嗽、风燥咳嗽”分类均是遵照明代张景岳对外感咳嗽的论述而编写。晁教授在查阅古籍文献时发现,《诸病源候论》载“有十种咳。一曰风咳,欲语因咳言不得竟是也”,将风咳列于首位,之后才是寒咳、支咳、肝咳、心咳、脾咳、肺咳等;而临床中晁教授的制方思路也与《临证指南医案》“若因风者,辛平解之,因于寒者,辛温散之”等主张相近,故将此类咳嗽定名为“风咳”。风咳患者之所以久咳不愈,与其气道对外界环境过于敏感的状态有关。呼吸系统检查发现,此类患者肺功能、X线检查通常正常,但支气管激发或舒张试验常呈现阳性,符合咳嗽变异性哮喘的诊断。此病临床表现为长期反复的干咳,而无明显哮喘,是一类不典型的哮喘。

此种咳嗽应用一般的止咳药物、抗生素治疗无效，故应采用哮喘的治疗方案。然而，哮喘治疗方案往往给患者带来很大的压力，患者对应用含激素类的药物依从性差，且疗程过长，伴有一定副作用。同时，止咳类中成药中尚无治疗CVA和感冒后咳嗽表现为“风咳”气道挛急咳嗽的药物，市场品种亦属空白。因此，研发出具有“疏风宣肺，解痉止咳”功能的中成药必定更容易令患者接受。经过查新，国内外尚无治疗该病的中成药品种，将晁恩祥教授治疗咳嗽变异性哮喘的处方进行开发，既填补该病中医药治疗领域的空白，也符合新药开发的要求。

（三）做好市场调研，了解市场需求

除要有良好的临床基础外，中药新药的选题还要经过大量的查新工作。既然是新药研发，所选择的课题应当属于尚未解决或未完全解决的问题，其临床使用价值应当超过市场现有的同类中成药，有自己的特色和生存空间，也能够带来良好的社会效益和经济效益。在立项前要通过广泛搜寻文献资料、中药品种及医疗科技信息等，调查哪些病证在临床上缺少有效药物，该病证近10年国内外的研究动态与发展趋势，中、西医对该病证的认识与常用药物，各种药物的优缺点，疗效评价，以及品种、规格、价格方面的需求等内容。另外，该病证是否属于多发病、常见病等也是决定中药新药研发成败的前期因素之一。

咳嗽变异性哮喘最早于1972年由Glauset提出，认为任何年龄均可患此病，本病唯一症状为慢性咳嗽，无明显的肺部阳性体征。国内普查中有资料提示，咳嗽变异性哮喘误诊率高达95%。大多数被误诊为支气管炎、呼吸道感染或慢性咽炎等，均过度使用抗生素和止咳药，既延误了病情，又造成了抗生素的滥用和耐药性的上升等。近年来，随着对该病诊断标准的明确，确诊率逐渐提高，经调查，普通综合医院呼吸科门诊有38%为慢性咳嗽患者，其中有57%为咳嗽变异性哮喘患者，其比例是相当大的。过去对该病的报道多集中在儿童，但近几年来的临床观察和对文献报道检索表明，中青年以及老年人也占很大比例。

目前，该病的确诊率正逐渐提高，对于西药治疗无效的患者，临床医生往往捉襟见肘，同时汤药处方又难以满足外地患者和大量的临床需求。因此，开发为中成药，形成大规模生产，迫在眉睫。通过查新，研发团队发现目前市场

上和近年来开发的新药大都针对急性或慢性支气管炎、感冒咳嗽、上呼吸道感染等，尚无直接针对咳嗽变异性哮喘及感冒痉愈后仍留有咳嗽等病证的药品。在2004年版《国家基本药物目录》中，治疗咳嗽的药物有66种，但"疏风解痉"治疗CVA和感冒后咳嗽（或称感染后咳嗽）的药物尚未收载，因此无论是基于临床疗效、创新性、市场需求，还是远期经济效益和社会效益，其都将具有广阔的前景。

二、临床研究

因苏黄止咳胶囊来源于晁恩祥教授的经验方，研究人员确定中药处方及研究人群后，开展了一系列临床研究，对经验方进行循证医学评价。

（一）研究人群

从临床实际出发，中医传统理论和西医理论相结合：从中医角度而言，此研究人群为风邪犯肺，肺气失宣证患者；从西医角度而言，此研究人群为咳嗽变异性哮喘或感冒后咳嗽患者。确定中医辨证标准，根据《中药新药临床研究指导原则（试行）》《实用内科学》确定风邪犯肺，肺气失宣之咳嗽变异性哮喘或感冒后咳嗽为观察证型，临床表现为：咳嗽、咽痒，或呛咳阵作，气急，遇冷空气、异味等因素突发或加重，或夜卧晨起咳剧，多呈反复性发作，干咳无痰或少痰；舌苔薄白，脉浮，或紧，或弦。西医诊断标准为全国儿科哮喘防治协作组于1998年修订的《儿童哮喘防治常规（试行）》中有关咳嗽变异性哮喘的标准。①临床症状：阵发性咳嗽持续4周以上，不伴有喘息和呼吸困难；②双肺听诊未闻及哮鸣音；③肺功能检查：大多正常，支气管激发试验或舒张试验阳性；④抗生素、止咳药物无效，$β_2$受体激动剂、氨茶碱等支气管扩张剂和糖皮质激素治疗有效；⑤咳嗽多在夜间发作，可因吸入冷空气、油烟、刺激性挥发性物质等或运动诱发；⑥患者既往有过敏性疾病史或家族史或有上呼吸道感染因素；⑦实验室检查血嗜酸性粒细胞增高，血清IgE增高。

（二）试验设计类型及药物干预

在药物研发过程中，其临床试验设计均随机、双盲、多中心平行对照临床试验，治疗组给予苏黄止咳胶囊（主要成分蜜炙麻黄、紫苏叶、地龙、蝉蜕、炒牛蒡子、五味子、前胡、蜜炙枇杷叶、炒紫苏子），每粒0.45g，每次3粒，每日3次，温开水送服。对照组给予止咳宁嗽胶囊，每粒0.45g，每次3粒，每日3次，温开水送服。疗程为14天。试验期间禁止使用其他治疗咳嗽的中西药物。

（三）疗效评价指标

1. **有效性指标**　咳嗽变异性哮喘疗效判断标准（以咳嗽程度为疗效判定指标），参照《中药新药临床研究指导原则（试行）》。临床治愈：咳嗽症状完全缓解，主症分值为零；显效：主症分值同时下降两个等级；有效：主症分值同时下降1个等级，或1个主症下降两个等级，另1个下降1个等级；无效：咳嗽减轻不明显或咳嗽加重。

(1) 中医证候综合疗效判定标准：根据尼莫地平法判定中医证候疗效。感冒后咳嗽参照《中药新药临床研究指导原则（试行）》中症状疗效判断标准。①临床治愈：咳嗽症状完全消失，主症分值为0；②显效：主症分值同时下降2个等级；③有效：主症分值同时下降1个等级，或1个主症下降2个等级，另1个下降1个等级；④无效：咳嗽减轻不明显或咳嗽加重。

(2) 总疗效判定标准：根据尼莫地平法判定中医证候疗效。疗效指数（n）=（治疗前积分－治疗后积分）/治疗前积分×100%。临床治愈：n>95%；显效：n为70%~95%；有效：n为30%~69%；无效：n<30%。

此外，2008年发表的“苏黄止咳胶囊治疗感冒后咳嗽的随机对照研究”中亦对咳嗽症状起效时间进行了观察，其中以咳嗽症状积分降低1个等级的时间为起效时间；以咳嗽症状完全消失的时间为咳嗽消失时间。

2. **安全性指标**　此药物研发过程中进行的临床试验的安全性指标为安全性检测包括一般体检项目及治疗期间发生的不良反应，血常规、尿常规、便常规、肝功能、肾功能。

综上所述，苏黄止咳胶囊的研发思路、临床试验方法的选择、临床疗效指标的确定等对之后证候类中药的研发提供了一定的参考。

（高瑞珂　朱许丽　吴静远）

第三章

中药新药评审、技术要求和临床研究指导原则中相关证候研究历史沿革及现状

从1985年《新药审批办法》开始实施，中药新药审评审批从无到有，后续又出台了2002年《中药新药临床研究指导原则》、2018年《证候类中药新药临床研究技术指导原则》、2020年《药品注册管理办法》、2023年《中药注册管理专门规定》等。在此期间，相关中药新药审评审批的法规、技术要求、指导原则进行了多次修订和完善，逐步走向了系统、完善和成熟。回顾其中的变化和历史，可以为下一步法规、技术要求和指导原则的修订提供更多的宝贵经验和指导意见。为了更好地了解中药新药相关证候研究的要求，现对中药新药审评审批和注册中相关法规、技术要求、临床研究指导原则中有关中医证候问题的法规要求、技术标准、相关指导原则和中药新药的证候研究的审评审订情况进行系统回顾，以期为中药新药研发和临床试验中医证候的方法学研究提供参考。

第一节 1985年至1998年——创立阶段

一、法规、技术要求和相关指导原则

（一）新药审批办法

从1985年7月1日《中华人民共和国药品管理法》和《新药审批办法》实施开始，药品审评审批由各省、市、自治区收归卫生部统一负责管理。当时中药和化学药物统一根据《新药审批办法》的相关规定审评审批。为了指导中药新药审评和临床研究，卫生部于1987年出台了《20个病证的中药临床研究指导原则（试行）》，1988年出台了29个病证的新药（中药）临床研究指导原则（试行）》，但均为内部资料，未规范成册。为了进一步指导和规范中药新药的审评审批，卫生部于1992年9月1日施行《新药审批办法（有关中药部分的修订和补充规定）》。从此正式开启了中药新药审评审批独立实施。其相关的技术标准，包括药学、药理毒理和临床研究的相关技术要求和指导原则开始密集出台和制定。

（二）技术要求

在临床研究技术要求方面，《新药审批办法(有关中药部分的修订和补充规定)》附件六《临床研究的技术要求》中，临床试验设计的病例选择部分首次明确提出，临床研究应以中医病证为主体(必要时可加用西医疾病名)。根据新药的功能制定严格的诊断或辨证标准。

1. **诊断、辨证标准** 应遵照全国现行统一标准执行，若无统一标准应当分别制订，具体来看又分为：①以证候为主体，可参考高等中医院校统编教材现行版的有关内容，结合临床实际，制定证候判断标准；②以中医疾病名为主体，可参考高等中医院校统编教材现行版的有关内容，结合临床实际制定诊断标准，尽可能选择一些特异性检测指标做参考；③若用西医疾病名，可参考西医高等医学院校统编教材现行版的有关内容，结合临床实际，制定诊断标准，并对其中医证候分别制定判断标准。

2. **纳入标准** 提出以下几点：①必须符合上述诊断或辨证标准；②以病种为主时，除符合疾病诊断标准外，应确定其适应证候，辨病与辨证相结合选择受试者；③有利于检验预先设想结果的患者均应纳入。

该技术要求第一次明确提出以下两点。

1. 中药新药可以作为证候用药，中医疾病名用药也可以是西医疾病名用药。

2. 如果是以(中医和西医)疾病为研究对象，纳入标准中除了符合疾病诊断外，还应该同时符合相应的证候标准。

该临床研究的技术要求的提出正式提出了在中药新药临床研究中，无论研究目的是证候、中医疾病名还是西医疾病名，在纳入受试者人群时，均需要限定中医证候的基本要求。但在该技术要求的疗效评价部分，并没有强调在临床试验中，需要对证候进行疗效研究和评价。

（三）临床研究指导原则

为了进一步规范中药新药临床研究，1993 年卫生部对 1987 年、1988 年第一批和第二批共 45 个病证的中药新药临床研究指导原则进行了修订，并汇总编辑成《中药新药临床研究指导原则(第一辑)》，该指导原则总计 76 个病证，包括中医证候、中医疾病和西医疾病三种类型适应证的临床研究指导原则。其中西医疾病为 37 个，中医病种为 34 个，而 34 个中医病种中有 3 个附加了西医的病种，中医证候为7个，分为5章介绍，其中2章为两个证候。该指导原则包括了以下7个中医证候临床研究指导原则：中药新药治疗脾虚证的临床研究指导原则，中药新药治疗肝郁脾虚证的临床研究指导原则；中药新药治疗肝胃不和证的临床研究指导原则；中药新药治疗寒湿困脾证、湿热蕴脾证的临床研究指导原则；中药新药治疗胃热证、胃阴虚证的临床研究指导原则。

根据以上7个中医证候临床研究指导原则的相关要求，该辑证候临床研究指导原则的纳入标准要求符合中医证候标准，同时要求对相关的西医疾病进行研究和纳入。在临床疗效评价中，多数指导原则除了要求对证候进行疗效评价外，还需要对相关的西医疾病客观指标进行评价，其疗效改善标准为中医证候的改善与西医疾病的相关指标改善同时达到相关标准，才能认定其疗效（分为临床痊愈、显效、有效和无效四级）为有效。但肝郁脾虚证的疗效评价指标中仅要求其他有关检查改善，未强调西医疾病情况。

《中药新药临床研究指导原则（第一辑）》强调，如果是以中医病、证为研究对象，先列出中医诊断标准，必要时加入西医疾病名，并列出西医疾病诊断标准及检测指标以供参考。若以西医病症为研究对象，先列出西医诊断标准，并制定中医辨证标准。同时指出，鉴于西医的不断发展和临床情况的复杂性，如遇特殊情况，执行该指导原则时，可结合实际情况制定临床试验的有关项目和具体要求，但不能随意降低标准。

1995年再次起草制定了以内科疾病为主的57个病证的中药新药临床研究指导原则，形成了《中药新药临床研究指导原则（第二辑）》，该辑指导原则仍然包括中医证候、中医疾病和西医疾病3种类型适应证的临床研究指导原则，其中中医证候6个，中医疾病名13个，西医疾病名38个；并含有以下6个中医证候类型的临床研究指导原则：中药新药治疗气虚证的临床研究指导原则；中药新药治疗血虚证的临床研究指导原则；中药新药治疗血瘀证的临床研究指导原则；中药新药治疗肾阳虚证的临床研究指导原则；中药新药治疗肾阴虚证的临床研究指导原则；中药新药治疗肺阴虚证的临床研究指导原则。

《中药新药临床研究指导原则（第二辑）》在疗效评价中提出，除了证候相关症状和体征改善外，如涉及相关理化检查，其结果也应有相应改善，但没有强调相关的西医疾病改善情况。

1997年再次起草制定了包括妇科、儿科、外科、皮肤科、骨科、耳鼻喉科、眼科等在内的88个中西医病种的临床研究指导原则，形成了《中药新药临床研究指导原则(第三辑)》,该辑临床研究指导原则中无中医证候临床研究指导原则,总计 88 个病种中,中医疾病名 24 个,西医疾病名为 64 个。

二、中药新药审评审批中证候研究情况

我国中药新药临床研究在这一时期处于初步探索阶段,整体呈现出“三不足”特征:研究方法不足、审评经验不足、技术标准不足。审评工作主要依靠外部专家进行,这些专家虽然具有深厚的中医药理论知识,但对现代临床研究方法缺乏深入了解,评审重点往往集中在处方组成的合理性上,而对临床试验设计的科学性关注不足。从获批品种来看,这一时期的中药新药呈现出明显的“西主中辅”特点:以西医疾病适应证为主导,如心脑血管疾病、消化系统疾病等;部分涉及中医症状性疾病,如眩晕、头痛等;还有少量经典名方改剂型品种。而这些药物的临床试验虽然采用了“中西医疾病加中医证候”的研究模式,但在疗效评价上却存在一定的概念混淆,常常将西医疾病指标与中医证候改善混为一谈,缺乏系统规范的评估标准。这一时期的代表性成果当属由中华中医药学会内科分会及相关协作组组织研发的系列中药新药,这些药物开创性地采用了“病证结合”的研发思路,如治疗心血管疾病的补心气口服液、滋心阴口服液,治疗胃部疾病的气滞胃痛冲剂、虚寒胃痛冲剂,以及治疗肝病的乙肝养阴活血冲剂等系列产品。这些药物虽然以西医病种为主要适应证,但在处方设计上充分考虑了中医证候特点,体现了“病证结合”治疗理念,为后续中药新药研发提供了重要参考。

除以西医疾病为主要适应证的中药新药外,也涌现出一批特色鲜明的纯证候类中药。这类药物主要来源于三个渠道:一是经典名方开发,如源自七宝美髯丹的七宝美髯口服液,其功能主治明确指向“肝肾两虚”证候,临床表现包括须发早白、腰膝酸软等;二是名医经验方转化,如由施今墨先生遗方制成的健延龄胶囊,针对“精气虚乏、阴血亏损”证候;三是针对特定证候的新组方药物,如原国家体委研制的雷龙片,专门用于各种原因导致的“肾阳虚”证候。这些药物在功能主治表述上完全采用中医术语,不直接关联具体疾病,体现了中医“辨证论治”的特色。此外,这一时期还批准了大量以证候为主的改剂型品种,如补中益气口服液、养阴清肺口服液等,以及单味药制剂如百令胶囊(发酵冬虫夏草菌粉)等。这些药物虽然在剂型上有所创新,但在功能主治上仍保持传统证候特色。值得注意的是,即使是这些明确以证候为适应证的药物,在

实际审评中也往往需要与某些疾病相关联，纯证候类中药的审批数量相对较少。随着中药审评标准的不断提高和临床研究要求的日益严格，特别是2020年以后《药品注册管理办法》等一系列法规的颁布实施，证候类中药新药的研发面临着越来越高的技术要求。由于证候诊断的标准化、疗效评价的客观化等问题尚未完全解决，单纯以中医证候为适应证的新药申报逐渐减少，目前主要以经典名方改剂型和病证结合类新药为主流。这一发展趋势既反映了药品监管的科学化进程，也凸显出中医药现代化发展过程中面临的特有挑战。

（刘炳林　朱广辉）

第二节 1999年至2007年——重修订阶段

一、法规、技术要求和相关指导原则

（一）《新药审批办法》1999年修订及技术要求修订

1998年国家药品监督管理局成立，1999年重新修订颁布了《新药审批办法》，包括中药新药的审批办法和相关的技术要求。其中，也包括中药新药临床研究的技术要求。在该次修订的《中药新药临床研究的技术要求》试验设计的病例选择中提出：临床研究以中医病证、证候为研究对象时，应明确相应的西医疾病诊断；以西医疾病名为研究对象时，应明确相应的中医病证诊断。根据新药的功能制定严格的疾病名诊断、证候诊断标准，要突出中医辨证特色。①疾病名、证候诊断标准：应遵照现行公认标准执行，若无公认标准应当参照国内外文献制定；②纳入标准：必须符合疾病名诊断和证候诊断标准，辨病与辨证相结合。

与1992年相关的技术要求相比，修订后的《中药新药临床研究的技术要求》重点强调了当临床研究以中医病证、证候为研究对象时，应明确相应的西医疾病诊断；纳入标准中也强调了必须符合疾病名诊断和证候诊断标准，辨病与辨证相结合。

在疗效判断方面，修订后的《中药新药临床研究的技术要求》指出：①应按现行公认标准执行，若无公认标准，应制定合理的疗效标准。综合疗效评定一般分为临床痊愈、显效、进步、无效四级，注重显效以上的统计；若为特殊病种可根据不同病种分别制定相应的疗效等级，若无临床痊愈可能，则分为临床控制、显效、进步、无效四级；抗肿瘤药，其近期疗效可分为完全缓解、部分缓解、稳定、进展四级，以完全缓解、部分缓解为有效；②疗效评定标准须重视规定疗效评定指标参数，疗效评定应包括中医证候、客观检测指标等内容；③对于受试的每个病例，都应严格地按照疗效标准，分别加以判定，在任何情况下都不能任意降低或提高标准。

与1992年相关的技术要求相比，修订后的《中药新药临床研究的技术要求》重点强调了疗效评定应包括中医证候、客观检测指标等内容。

（二）《药品注册管理办法（试行）》及2002年《中药新药临床研究指导原则（试行）》

2002年取消《新药审批办法》，发布《药品注册管理办法（试行）》(2005年对《药品注册管理办法（试行）》做了修订，施行《药品注册管理办法》)。《药品注册管理办法（试行）》的附件一中有关于中药注册分类及其相关申报资料的要求，但未再附中药新药临床研究技术要求。

2002年，由国家药品监督管理局负责制定的《中药新药临床研究指导原则（试行）》正式颁布。该指导原则分为总论和各论，总论主要阐述新药临床试验设计方法的共性问题，即一般性原则，并对其中关键问题提出了具体要求，单设一章为“中药新药临床试验的证候及其疗效评价”。

在总论中该指导原则在临床试验设计的病例选择部分进行了如下表述。

1. **诊断标准**　中药新药的适应病症，既有以中医疾病、证候为主者，也有以西医疾病为主者。所以，临床试验设计要求凡以中医病、证为研究对象者，先列出中医病证和证候的诊断标准。考虑到临床试验时，中医病证往往参合西医疾病的诊断，所以在以中医病、证为研究对象时，如果中医病证与西医疾病名相对应，则应加列西医疾病名，并列出西医疾病的诊断标准及观测指标作为参考。如果中医病证不与西医疾病名相对应，则可不必列出西医疾病名。在以西医疾病名为研究对象时，则先列出西医诊断标准，同时列出中医证候诊断标准。

(1)西医诊断标准：西医诊断标准应采用国内普遍接受的诊断标准，或权威性机构颁布、全国性专业学会和一些权威性著作标准，以及国际上的通用标准。对疾病有不同分型的要列出分型(或分期、分度、分级)标准。诊断标准原则上要公认、先进、可行，要求注明西医诊断标准的名称、来源(包括原作者和修订者)、制定时间和简要的使用说明，以及采用形式(如等效采用或参照)等。

(2)中医疾病名诊断标准：中医疾病名诊断标准应参照全国统一标准制定，若无现行标准，可考虑参照最新版的高等医药院校教材制定，也可采用全国专业学会标准或国际会议等提出的标准。对疾病有不同分类的要列出分类(或分期)标准。同样，中医疾病名诊断标准原则上应公认、先进、可行，要求标明中医诊断标准的名称、来源(包括原作者和修订者)、制定时间和简要的使用说明，以及采用形式等。

(3)中医证候诊断标准：中药新药研究必须突出中医辨证特色，体现中医的理论特点。因此，中医证候的诊断及观察对中药新药的临床评价是必备的。

中医证候诊断标准应参照现行的全国统一标准制定，若无现行标准，可考虑参照最新版的高等医药院校教材制定，也可采用全国专业学会标准或国际会议等提出的标准。中医证候诊断标准原则上应公认、先进、可行，要求标明诊断标准的名称、来源(包括原作者和修订者)、制定时间和简要的使用说明，以及采用形式等。

中医证候诊断标准的内容一般应包括主症和次症，并将主症和次症分别列出。要注意到中医舌、脉特征，并特别注意证候的特异性指标或特征性指标。为使观察指标的客观化，症状需分级量化。症状的分级量化应根据病症情况决定，分级量化要合理，应具有权威性，并标明量化标准及标准来源。缺乏公认标准而由试验者自行拟定的标准，应注意进行方法学和标准依据的综合考察，使其具有科学性、先进性和可行性。

根据受试药物的主治病症和临床试验目的不同，设计时可使用如下体例。

西医疾病名

1)疾病诊断标准(来源及其制定时间)。

疾病诊断标准。

分型(或分期、分度、分级)标准。

2)证候诊断标准(来源及其制定时间)。

证候(主症、次症)。

症状分级量化（根据病症情况决定，分级量化要合理）。

中医疾病名

1）疾病名概念及所涉及的西医疾病。

2）疾病诊断标准（来源及其制定时间）。

3）证候诊断标准（来源及其制定时间）。

证候（主症、次症）。

症状分级量化（根据病症情况决定，分级量化要合理）。

4）涉及的西医疾病诊断标准（来源及其制定时间）。

中医证名

1）证候诊断标准（来源及其制定时间）。

证候（主症、次症）。

症状分级量化（根据病症情况决定，分级量化要合理）。

2）本证涉及的中西医疾病诊断标准（来源及其制定时间）。

2. **纳入标准**　试验方案中应预先明确制定纳入标准，严格执行，纳入标准必须与临床试验目的相符合，应对诊断方法、病程、年龄、性别、合并其他疾病或合并用药等做出明确规定。志愿受试者应对试验的目的、药物的主要作用、可能发生的反应及受试所需时间有所了解，并签署知情同意书。

Ⅱ期临床试验纳入标准应考虑以下因素：符合受试疾病诊断标准或受试证候诊断标准。以疾病名选择病例时，除符合疾病诊断标准外，应符合其适应证候诊断标准，辨病与辨证相结合。根据新药的作用特点和临床试验研究的目的，应考虑是否限定病型、病类及病情，如限定，则应符合相应标准。受试者年龄范围应符合伦理学及相关法规要求。

Ⅲ期临床试验参照Ⅱ期临床试验设计，在原诊断标准的基础上，根据本期试验目的，视具体情况适当扩大受试对象（年龄、病期、合并症、合并用药等）范围，如儿童、老年人、肝功能不全、肾功能不全的患者，可考虑作为受试者有目的地观察。

《中药新药临床研究指导原则（试行）》的各论分为呼吸系统、心血管系统、精神神经系统、风湿免疫系统、消化系统、泌尿生殖系统、血液系统、热病及其他、肿瘤、内分泌及代谢系统、妇科、外科、皮肤科、眼科、耳鼻喉科、骨科和中医证候等 17 个大的疾病系统或分类，总计 65 个病证的临床研究指导原则。单设一章为《中医证候的临床研究指导原则》，包括以下 13 个中医证候类临床研究指导原则：

中药新药治疗脾虚证的临床研究指导原则；

中药新药治疗肝郁脾虚证的临床研究指导原则；

中药新药治疗肝胃不和证的临床研究指导原则；

中药新药治疗寒湿困脾证的临床研究指导原则；

中药新药治疗湿热蕴脾证的临床研究指导原则；

中药新药治疗胃热证的临床研究指导原则；

中药新药治疗胃阴虚证的临床研究指导原则；

中药新药治疗气虚证的临床研究指导原则；

中药新药治疗血虚证的临床研究指导原则；

中药新药治疗血瘀证的临床研究指导原则；

中药新药治疗肾阳虚证的临床研究指导原则；

中药新药治疗肾阴虚证的临床研究指导原则；

中药新药治疗肺气虚证的临床研究指导原则。

《中药新药临床研究指导原则(试行)》包括的13个中医证候临床研究指导原则基本上是1993年《中药新药临床研究指导原则(第一辑)》和1995年《中药新药临床研究指导原则(第二辑)》中中医证候的集合，并将1995年版的《中药新药治疗寒湿困脾证、湿热蕴脾证的临床研究指导原则》和《中药新药治疗胃热证、胃阴虚证的临床研究指导原则》分开按四个证候分别制定。同时，将《中药新药临床研究指导原则(第二辑)》中的《中药新药治疗肺阴虚证的临床研究指导原则》改为了《中药新药治疗肺气虚证的临床研究指导原则》。

在该指导原则《中医证候临床研究指导原则》概述中，对临床研究中如何处理中医证候和西医疾病的关系做了详细的阐述，具体内容如下。

证候，是疾病发展一定阶段致病因素和机体内外环境相互作用的综合反映，是疾病所处该阶段病因、病位、病性和邪正关系等主要本质或病理变化的概括。证与病，既密切联系，不可分割，又从不同时段、层次和侧面反映机体的病理变化及其演变过程。

病证结合，是中医临床诊疗的基本模式。而辨证论治，是中医临床理论体系区别于其他医学体系的一大特点和中医诊断、治疗疾病的主要手段之一。无论适应病症是以病为主体、以证为主体或对症处理的中药新药，在临床研究过程中都必须妥善处理好证与病的关系。只有这样,才能科学地评价其安全性与有效性。

证候的诊断标准的制定,是中药新药临床试验方案设计中极为重要的一环。证候诊断标准必须具有权威性、科学性、先进性和可操作性。证候诊断标准应分主症、次症,规定诊断成立的必要条件。若涉及中西医疾病,应注意证候见于不同疾病诊断标准之异同以及同一症状见于不同证候的特点。主治证候为复杂的兼并证候时,建立必要的鉴别诊断有助于提高诊断的准确性。受试新药处方中药物的证候禁忌,在试验病例排除标准的制定、安全性观测指标设计时亦不容忽视。

以证候为主体的中药新药临床试验,若涉及两个以上的中西医病种,可选择分层随机分组方法,以保证受试者病种分布的均衡性。各病种观察例数均应符合统计学要求。所选择的中药阳性对照药物,应注意其主治证候与受试新药的同一或相似性。须合并用药时,应考虑同一病种组间合并用药的均衡性。

证候的分级量化,可在一定程度上提高证候诊断和疗效判定的客观性。制定证候评定量表应借鉴现代中医证候研究有关成果,自拟的证候评定量表必须具有较高的信度和效度。目前绝大多数证候尚缺乏公认的实验室诊断指标,一方面,可吸收现代中医证候研究成果,结合新药临床试验开展证候诊断与疗效判定指标的探索;另一方面,由于证候是疾病一定阶段的病理概括和主要本质的反映,可考虑选择所涉及西医疾病的观测指标作为证候综合疗效判定的参考指标。

以证候为主体的临床试验总结,应着重于证候疗效的评定。而分析所涉及中西医病种证候疗效差异,以及证候及其主要症状、体征积分值与所设计疾病主要诊断和疗效判定指标检测值变化之间的相关性等,有助于深入了解中药新药的疗效特点,为进一步明确其适应病症提供临床依据。

可见,2002 年颁布的《中药新药临床研究指导原则(试行)》对中药新药临床试验中中医证候与西医疾病关系的认识又有了较大的进步。不但提出了证候临床研究中要注意相关西医疾病的问题,而且详细地分析了在临床疗效评价中的中医证候和西医疾病关系,特别是对一个中医证候对应多个西医疾病时出现的各种问题进行了分析和讨论。

《中药新药临床研究指导原则(试行)》中有这样的表述:“病证结合是中医

临床诊疗的基本模式。无论适应病症以病为主体、以证为主体或对症处理的中药新药，在临床研究过程中都必须妥善处理好证与病的关系。只有这样，才能科学地评价其安全性与有效性。”书中还指出：对于以病统证的新药研究对象，应采用辨病和辨证相结合的方法，在明确疾病诊断的前提下，结合新药功能主治，选择适应证候。对于以证统病的新药研究对象，应当确定可以反映同一证候特点的不同疾病。在该书所列的中药新药治疗中医证候的13个临床研究指导原则中，除了气虚证外，其余纳入病例标准均有疾病诊断标准的相关规定。由此可见，“病证结合”应当是中药新药临床试验的一个显著而最为主要的特点。“以病统证”也好，“以证统病”也好，均属“病证结合”，只是两者在临床试验方案设计及具体实施上有所区别罢了。而现代医学的病与中医证的“一病一证”结合模式是最具可操作性的模式，已在目前的中药新药临床试验中被广泛采用。

二、证候类中药新药申报和审批情况

该阶段，向国家药品监督管理局正式申请进行临床研究的6类复方制剂中，基本无单独用于中医证候类的中药新药，大部分是病证结合类新药。其原因除了临床研究难度高外，还包括上市后市场推广困难等问题，企业研发新的证候类中药新药的积极性不高也是重要的原因。有的即使看似以中医证候表现为主，但也都有相对应的西医疾病，如勃起功能障碍、原发性失眠、焦虑症等。

该阶段证候类药物主要为已经上市药物的改剂型、改工艺等品种，如黄连上清丸改剂型、六味地黄软胶囊改工艺、血府逐瘀胶囊改工艺、补肾强身片改剂型、越鞠丸改剂型、八正合剂改为八正片等。该类申请有的在批准后因为临床试验难度较大至今未能完成临床试验。有的完成了临床试验，其临床试验都是按照以证统病的模式进行的（一个中医的证和多个西医的病），其临床试验难度较大，多数涉及3个及以上的相关西医疾病，其中仅部分药物通过技术审评获得批准，部分药物因为临床试验不符合要求未获批准或要求补充临床试验。

需要特别说明的是，本阶段国家食品药品监督管理局启动了对各省局批准的地方标准升国家标准工作，由于地标升国标一般不需要进行临床试验，因此，有部分证候类中药因此获得了国家药品批准文号。同时，该阶段另外一项重要的工作是，国家食品药品监督管理局启动了对各省批准的保健药品的整顿升国标工作，在该工作中，也有部分证候类药物获得国家药品批准文号。另外，从 2005 年《药品注册管理办法》修订后开始，根据当时法规的技术要求，部分工艺无质的改变的改剂型中药申请注册，可以减免临床试验，即不需要进行临床试验，因此，该阶段也有部分证候类中药因此获得了国家药品批准文号，但由于以上几种情况均未进行临床试验，因此，其临床试验要求未影响其审评审批。

（刘炳林　韩毅毅）

第三节 2008 年至今——再修订阶段

一、法规、技术要求和相关指导原则

（一）注册法规的相关要求

《药品注册管理办法》于 2007 年再次修订。并于 2008 年 1 月颁布了《中药注册管理补充规定》。其中，在中药 6.1 类复方制剂中专门列出了中药经典名方类制剂、主治为证候类新药（包括中医疾病名和中医证候）、主治为病证结合的中药复方制剂中的“病”是指现代医学的疾病，“证”是指中医的证候三类。《中药注册管理补充规定》中明确把证候类中药作为单独一类药物来分类，对其具体要求做了较为详细的规定。引用《中药注册管理补充规定》中的第八条内容如下。

第八条　主治为证候的中药复方制剂，是指在中医药理论指导下，用于治疗中医证候的中药复方制剂，包括治疗中医学的病或症状的中药复方制剂。

（一）该类中药复方制剂的处方组成应当符合中医药理论，并具有一定的临床应用基础，功能主治须以中医术语表述。

（二）该类中药复方制剂的处方来源、组方合理性、临床应用情况、功能主治、用法用量等内容由国家食品药品监督管理局药品审评中心组织中医药专家审评。

（三）疗效评价应以中医证候为主。验证证候疗效的临床试验可采取多种设计方法，但应充分说明其科学性，病例数应符合生物统计学要求，临床试验结果应具有生物统计学意义。

（四）具有充分的临床应用资料支持，且生产工艺、用法用量与既往临床应用基本一致的，可仅提供非临床安全性试验资料；临床研究可直接进行Ⅲ期临床试验。

（五）生产工艺、用法用量与既往临床应用不一致的，应提供非临床安全性试验资料和药效学研究资料。药效学研究应采用中医证候的动物模型进行；如缺乏成熟的中医证候动物模型，鼓励进行与药物功能主治相关的主要药效学试验。临床研究应当进行Ⅱ、Ⅲ期临床试验。

（六）该类中药复方制剂的药品说明书【临床试验】项内容重点描述对中医证候的疗效，并可说明对相关疾病的影响。

《中药注册管理补充规定》出台后，以上法规中表述的注册分类被正式分类为 6.1.2 类中药复方制剂，即证候类中药复方制剂，但法规出台后并未再出台相关的技术细节和具体审评要求，对中医证候类药物的临床研究方法也一直处在探索之中，虽然设立了多项中医证候疗效评价的课题，也提出了一些中医证候类药物研究与评价方法，但尚未能形成共识、科学可行的研究方法。

2015 年 11 月国家食品药品监督管理总局在《中药新药临床研究指导原则（试行）》（2002 年）总论基础上，修订起草并颁布了《中药新药临床研究一般原则》，该原则是针对以病证结合模式的临床试验的基本技术要求，不包括中医证候类中药新药的临床研究的要求。

2018 年 11 月，为了继承和发扬中医药诊疗特色和优势，完善符合中药特点的技术评价体系，国家药品监督管理局组织制定了《证候类中药新药临床研究技术指导原则》，该指导原则在证候类中药新药的处方来源、临床定位、证候诊断、临床试验基本研究思路、疗程及随访、有效性评价和安全性评价、试验质量控制与数据管理、说明书撰写等方面着重就有关中医药特殊性的考虑提出了原则性要求。

（二）病证结合模式研究的中医证候疗效评价

在临床试验的疗效评价方面，对于病证结合模式的临床试验的基本技术要求，《中药新药临床研究一般原则》明确提出，作为中药新药，在探索性临床试验中，应该对适应的证候进行探索研究；在确证性临床试验中，应该在进行临床试验的同时进行疾病和中医证候的疗效评价。

中医证候的诊断与评价可以采用量表的方法，即根据某一中医证候相关的症状、体征轻重及对中医证候属性确定的贡献度进行赋分。

中医证候量表一般分为中医证候诊断用量表和中医证候评价用量表，中医证候诊断用量表和中医证候评价用量表应该分别制定，一般不能用中医证候诊断用量表甚至简单的诊断标准直接作为中医证候评价用量表。

评价中医证候变化的中医证候评价用量表应该是由能够反映证候动态变化性特征的指标为主构成。

如果缺乏信度、效度评价的中医证候评价用量表，中医证候疗效可以采用减分率（最好采用消失率 / 复常率）按二分类资料进行统计比较分析，减分率建议根据适应证和临床实际治疗情况预先设定具有临床价值的界值。

可见，在病证结合模式下的中药新药临床试验中关于证候的诊断和疗效评价要求方面，近几年来，在临床试验指导原则中，开始提出一些新的要求，如证候诊断标准和证候疗效评价标准应该有所区别，中医证候诊断标准可以使用多种方法，如可以使用原来的主症和次症的方法，也可以使用量表的方法，还可以使用证候要素的方法，如《中药新药治疗中风临床研究技术指导原则》中明确提出按中风证候要素组合的方式进行证候分型和疗效评价。另外，现在的指导原则明确提出，用于中医证候诊断和疗效评价的标准需要分别设计，不应完全一致，并且在疗效评价标准方面，提出不能再使用原来确定的临床痊愈、显效、有效、无效等分级分类的方法，可以采用减分率（最好采用消失率 / 复常率）按二分类资料进行统计比较分析，减分率建议根据适应证和临床实际治疗情况预先设定具有临床价值的界值。

二、中药新药的申报和审批情况

（一）证候类中药新药申报和审批情况

根据国家药品监督管理局药品审评中心公开信息及文献检索结果，自 2008 年《中药注册管理补充规定》实施以来，证候类中药新药的申报审批呈现以下特点：2008—2022 年，国家药品监督管理局药品审评中心共受理 1 443 种中药新药临床试验申请。2022 年，国家药品监督管理局建议批准创新药品种 21 个，其中包括 10 个中药新药品种（包含中药提取物）。获批品种主要分为三类：一是基于经典名方开发的证候类新药（如苓桂术甘颗粒）；二是名医经验方转化的证候制剂（如参葛补肾胶囊）；三是针对特定证候的新组方药物（如散寒化湿颗粒）。值得注意的是，这些获批品种虽然以中医证候为申报方向，但在临床试验设计中均采用了“病证结合”的研究模式，并参照《证候类中药新药临床研究技术指导原则》（2018 年）要求，建立了包括主次症状量化评分在内的证候评价体系。目前尚无纯证候类中药新药获得上市批准，所有获批品种均处于Ⅱ期或Ⅲ期临床试验阶段，如黄连解毒丸采用独特的“中医证候 + 生物标志物”的评价方式，将传统中医药与现代医药学完美结合，开创了我国中药新药评价新方式。2023 年实施的《中药注册管理专门规定》进一步明确了证候类新药的研发要求，强调需提供中医理论依据、人用经验数据和证候诊断标准三方面证据，这将对未来证候类中药新药的研发产生重要影响。

（二）病证结合类中药新药证候评价问题

该阶段，中药新药的临床试验基本都是按照病证结合的模式进行临床试验的，并且在临床试验中进行了疾病和中医证候的疗效评价。在病证结合模式下的中药新药临床试验中关于证候的诊断和疗效评价要求方面，由于中医证候研究的复杂性，在新药临床试验的中医证候诊断方法、诊断标准、观测方法、评价方法等方面仍然未能取得太大的进展。

有个别中药新药的临床试验在纳入疾病人群时，对中医证候作了限定，但在临床疗效评价时，仅进行了疾病的临床疗效评价，而未进行中医证候的临床疗效评价。在专家审评中，有专家提出，作为中药新药，应该有中医证候的临床疗效评价，中医证候的变化可能与疾病的临床疗效密切相关，缺乏中医证候临床疗效评价对中药新药是不全面的，同时，考虑到中药新药临床试验要求的重要导向作用，也为了坚持中医药的特色，要求补充相关的中医证候疗效评价的临床试验。

三、证候类药物临床试验的可行性和方法探索研究

近年来，随着中医药现代化进程的加快，证候类中药新药的临床研究方法取得了重要突破。根据《中药注册管理专门规定》（2023 年实施）和配套技术指导原则，证候类中药新药研发已形成更为系统的方法学体系。目前，病证结

合模式仍是当前主流，但纯证候类研究已取得实质性进展。如黄连解毒丸源自清热解毒第一方“黄连解毒汤”，是国内首个获批临床研究的中药“证候类”新药；参芪补气颗粒是首个获得北京市医疗机构制剂备案号的证候类中药制剂。

在行业标准层面，国家中医药管理局印发《中医病证诊断与疗效评价规范制修订通则》《中医药标准化行动计划（2024—2026年）》，进一步规范证候诊断标准的制定方法，推进证候诊断标准化工作进程。

在技术规范方面，国家药品监督管理局印发《真实世界证据支持药物研发与审评的指导原则（试行）》，其中针对名老中医经验方、中药医疗机构制剂的人用经验总结与临床研发，提出了采用真实世界研究与随机临床试验相结合的研发策略。同时，《证候类中药新药临床研究技术指导原则》（2018年）仍为现行标准，但国家药品监督管理局通过发布《中药新药复方制剂中医药理论申报资料撰写指导原则（试行）》（2021年）等配套文件，进一步细化了证候与方药关联性的论证要求。

证候动态变化的客观评价、证候疗效指标的量化标准以及证候特异性的安全性评价等是目前存在的主要挑战，需重点突破证候核心指标集的建立、人工智能辅助证候诊断等关键技术等以解决困境。未来需完善证候诊断的客观化标准、建立证候疗效评价的阶梯式证据链，以及开发适用于证候类新药的特异性安全性评价方法。随着这些关键技术的突破，证候类中药新药研发将进入更加规范化和科学化的新阶段。

（刘炳林　桑毅婷）

第四章

方证研究源流及其在证候规范化与中药新药研发中的实践

第一节 方证概述

“方证”一词起源于张仲景所著《伤寒杂病论》,开创了以方名证之先河,纵观全文,可知《伤寒论》主要由条文构成,体例大多是方证同条,前为证,后为方,方证一体,故现称为方证。书中有“病如桂枝证”“柴胡证不罢者,复与柴胡汤”等“桂枝证”“柴胡证”的记载。“证,告也”,“证,谏也”,均有凭据、帮助断定事理、符合事实之意,推演至中医,方证乃临床处方用药的凭据,是安全且有效使用某方的证据。早在《伤寒杂病论》通脉四逆汤方中就提到“病皆与方相应者,乃服之”,柯琴在《伤寒来苏集》中说道“仲景之方,因症而设,非因经而设,见此症便与此方,是仲景活法”,因当时“症”与“证”尚未区分,其所言之“症”实乃“证”之意,强调了方与证对应关系的严谨性,并非对症下药、撇弃辨证论治。方证作为证候规范化研究与证候类中药新药研发的基础与前提,方、证之间的相互对应关系对其具有重要的意义,这就要求我们对方证进行深入的研究与探讨。

方证论治是中医辨证论治的方法之一,区别于六经辨证、八纲辨证、脏腑辨证、卫气营血辨证等,重在辨症状、据病证选择合适的方药进行治疗。临床上根据方与证之间关联程度的异同,可以分为方证相应、方证相关的不同,这种方证直接对应看似没有辨证论治的过程,实则将辨证论治的灵魂蕴含其中。如此,临床应用时可以省略传统理法辨证时的过程,以达到简便、高效、精准诊断的目的,而且可以在一定程度上规范中医师临证时的处方用药,推动证候规范化研究的进程。

一、方证的基本概念

(一) 方之内涵

方,在《高级汉语词典》中释义为方剂,方即医方;剂,古作齐,调剂之意,为疗疾之方药,是在中医理论指导下,按照一定的组方原则,针对主治病症的病机,权衡药物的四气五味、归经和功效及配伍关系,将具有特定中医理论的多味药物,酌定适当的剂量,选择适宜剂型及煎服用法等,最后以处方的形式组合，并在长期的中医临床实践中逐步固化而成。方主要指《伤寒杂病论》(分为《伤寒论》和《金匮要略》)中的方剂，还包括一些组方严谨、方证清晰、疗效显著的后世经典方及经验方。其作为中医证、理、法、方、药中的重要组成部分，亦为治疗的核心手段。中医在古时曾被称为“方脉”“方书”“方技”，以方命名中医，可见方在中医学中地位的重要性。

方剂包括组成药物、剂量、剂型、煎服方法、药后调护五个方面，其中每一部分对方剂发挥其应有的功效均起着不可替代的作用：如在剂型方面，元代王好古在《汤液本草·东垣用药心法》中提到“汤者，荡也，去大病用之；散者，散也，去急病用之；丸者，缓也，舒缓而治之”，可见不同的剂型对于不同的疾病有着点睛之效；在煎煮法上，如柴胡剂的去滓再煎，其合理性已被现代药理研究证实并在临床上接受；在服药方法上，由于病证的不同，服药的频次亦不同，有顿服、分温再服、分温三服等的不同；在服药时间上，十枣汤方后注写到“强人服一钱匕，羸人服半钱。温服之，平旦服，若下少，病不除者，明日更服，加半钱。得快下利后，糜粥自养”，这不仅提示药物剂量需根据机体体质强弱的不同而增减，且对于十枣汤证，平旦时服药疗效更佳；在药后调护方面，正确合理的药后调护不仅可以增强方剂的药效，而且可以减少药物的副作用，如桂枝汤方后载“服已须臾，啜热稀粥一升余，以助药力，温覆令一时许，遍身漐漐，微似有汗者益佳，不可令如水流漓，病必不除”，强调药后需啜粥、温覆以辅汗。

因此，方在证候规范化研究与证候类中药新药的研发中，不仅要做到与证候对应关系的规范化，而且要保障临床疗效的确切性，在将中医推向科学研究的道路上不失本色，最大程度地保留其原有剂量、剂型、煎服方法及药后调护的传统，如此不仅可以展现中医特色，也有利于中医方剂中原本蕴含的理、法得以保留。

从中医的历史学术发展史来看，唐代之前的著作多以方书为主，体例大多为病下列证，证下统方，如从长沙马王堆西汉古墓出土的《五十二病方》，到张仲景《伤寒杂病论》，以及唐代孙思邈《备急千金要方》《千金翼方》，王焘《外台秘要方》等，其中所载方剂多为简、便、廉、验的经验方。后世据此衍生出众多方剂，并汇编成书，如《太平惠民和剂局方》《圣济总录》《普济方》《中医方剂大辞典》等。在方证研究中，面对流传至今浩瀚的中医的方剂，我们应追根溯源，化繁为简，将经方研究作为主线，因其药少而精，注重药物之间的配伍及剂量衡重，组方严格，加减药味有理有据，为医之正法，经得起临床反复的实践与推敲，适合证候类中药新药的研发策略，尤为重要的是，古方今用临床疗效仍不凡。

（二）证之内涵

证，即证候，是疾病在某一阶段的特定症状概括，亦为在特定病机诱导发展下产生的一系列暗合病机的症候群。证亦证据，有凭据、证据之意，指疾病的证据、征象，即症状、体征，是临床诊断的凭证依据。“证”字在最初中医古籍里所含之意包括病、证候和症状，长期以来证、症混用不分，多以证概之，随着中医证候规范化的发展，中华人民共和国国家标准 1997 版《中医临床诊疗术语 证候部分》（后更新为《中医临床诊疗术语 第 2 部分：证候》，GB/T 16751.2—2021）中规定了“证”“症”的区别：“证”代表证候，“症”代表症状，并逐渐在中医界中规范化使用。中医学是一门严谨规范的学科，其处方用药均有严格的凭据，这种方药的证据是经过古人反复临床、行之有效后得以保留的方药相应模式，“有是证，用是方”就是这种方证相应模式的高度概括。

中医学术发展史上形成了多种不同的流派，寒凉派、温补派、补土派、攻邪派，或主张温病学说，或推崇气化学说等，理论的火花愈渐璀璨，但回到临床还是离不开处方用药，且用方的指征不会因学术理论的不同、时空的发展变化和空间的推移而日益变化，如四逆汤证不可能用于四逆散证。就如徐灵胎曾云“盖方之治病有定，而病之变迁无定，知其一定之治，随其病之千变万化而应用不爽。此从流溯源之法，病无遁形矣”，此盖以不变应万变之意，而不变的是其用方指征。正因其证候具有相对稳定性，可使证候类中药新药的研发更简捷，临床疗效更加有保障。

（三）方证的内涵

方证的构成要素包括方药与证候，而方药涵盖了方的组成药物、药物的炮制、剂量、煎服方法、药后调护，证则包括主治病、主症与兼症。既有方又有证，包括明确的外在症状、体征和治疗该证的有效方药。但是，目前方证的定义尚未明确统一，贾春华教授等认为，方证包含疾病表现出的临床证候，也包含方剂及方剂的主治证候。如果只研究疾病表现出的临床证候则属证候学，如果只研究方剂及方剂的主治证候则属方剂学。而方证论治系统要研究的是方证相应，即寻找疾病表现出的临床证候与方剂及方剂的主治证候的相符与契合。

其对方证的定义是:方证是指证候中能够以方剂治疗的证候,它是对证候的一种划分方法,理论上来说有多少方剂就有多少的方证,且随着新方剂的增多,方证也在增多,因而方证的集合应该是一个无穷集。受到以上思想的启发,刘立杰在研究方证时提出了如下描述性的定义:当用某方剂的名称去命名该方剂所治疗的一组临床表现时,则可以称之为某方证。

由上可知,方证强调病证的主治证候与方剂间的对应关系,在临床上找到二者间的高度关联或契合便达到方证相应,即可效如桴鼓,如此不仅可以促进证候规范化研究的发展,对于证候类中药新药的研发亦起到基础性作用。

(四) 方证相应、方证相关的概念辨析

根据方与证之间相关联的程度迥异,可以分为方证相应、方证相关的不同。

1. **方证相应的内涵** 方证相应,"应,当也"(《说文解字》),引申为相对,故亦称为方证相对、方证对应,相应有相互应和、契合之意,是中医自古发展起来的一种相对成熟、完整的疾病诊疗方法,是指方药与病证之间相对应,方随证立,强调方和证之间存在高度相关性或针对性,是临床取得疗效的关键所在。方证相应以"有是证,用是方"为原则,强调方证间的病情、病势、病位、病性相对应,方随证变,随证加减。方证相应现为许多医家所推崇,现代名医胡希恕认为:临证有无疗效,决定于方证对应与否。著名医家邓铁涛曾说:"证变则方亦随之变,证不变则效不更方。当然若对慢性病,服药时间较长,根据患者的证情,加减一二味,亦每每有好处,但治疗之大原则未变。"可见方证相应为中医大家临证辨治的主流思路。

方证对应的关系在临床上可分为四种:证与方完全契合时用原方;证与方大部分契合时,可根据药物的主治功效与药物不同剂量下功效的差别随证加减;证与多首方剂契合时,可根据病机的叠加或病机间的关联采用两首或两首以上的方剂合方治疗;证与多首方剂相似时,可根据病证的病机辨出主证,抓主症,区分多首方剂间的差别,在功效下的类方或主方下的类方进行鉴别,知其相似,识其所异。

值得注意的是,方证相应并非"一证一方",某方只能治某证、某证只可用某方,而是可以"同证异方,同方异证",正如中医基础理论中所讲"同病异治,异病同治",二者同理,若过分强调方证相应,便失去了"观其脉证,知犯何逆,

随证治之”的真谛。诸多经方名家甚为推崇方证相应的思想，如叶橘泉、胡希恕等，后文将会对于这两位的方证思想做简要介绍（详见第五节）。

2. **方证相关的内涵** 方证相关，“凡立乎此而交彼曰关”（《说文解字》），有联属之意，指一个方剂内的药物及其配伍关系与其相应的病证病机或病理环节之间具有高度相关性或针对性，强调方剂的各味药物组成与其病机之间具有一对一的针对性和选择性，如麻黄汤中的麻黄发汗解表、去邪热气、止咳逆上气、除寒热，桂枝发汗解肌、温通经脉，杏仁治咳逆上气、下气，甘草主五脏六腑寒热邪气、扶正祛邪且防止麻桂升散太过，与麻黄汤卫气郁闭、肺气不宣的病机相对应。这种方证间的关联，病机决定了方剂中药物的选择，而方中药物的选择及配伍又针对了主治病证所蕴含的病机，所谓“有是证，用是方”。因而方证相关可用于临床处方用药的加减变化，这对于证候规范化研究的临床药物加减规范化提供了理论基础与方法。

方证相关多为“一证多方”，即现有的方药证治体系中的任何一个方或证都有可能涉及多个证或方的关联，是在病机与主证相吻合的情况下，由于证候主症、次症、兼症的不同而使方剂发生相应的变通，强调在处方时辨证的重要性。

（五）方证的内部关系

1. **辨与治的关系** 方证论治作为中医辨证论治的主要方法之一，重在四诊合参的基础上运用医者的方证知识与临床经验，在患者所诉诸多症状中准确判断出主症，得出证，并找到方证相应的方药来治疗。这种通过辨识主症来确立证候、疾病并进行治疗的方法正是对辨与治的关系运用的体现。

2. **证与方的关系** 证是在特定病机的诱导下出现的一组症候群，包括主症与兼症。方是与证相应的、治疗特定证的药物组合，可有君臣佐使之分，证与方存在“方随法出，法随证立”的辨治关系。

3. **症与药的关系** 患者的各个症状之间暗含联系，根据症状之间的关联，临床所选取的药物间亦要有所联系，自古药物间有七情：单行、相须、相使、相畏、相恶、相反、相杀。方有七方十剂的不同，徐灵胎在《伤寒论类方》中说道：“若夫按病用药，药虽切中，而立方无法，谓之有药无方。或守一方，以治病，方虽良善，而其药有一二味与病不相关者，谓之有方无药。”可知症与药存在理、法、方、药间辨证论治一致性的关系。

二、方证理论的起源与发展

方证的思想最早可追溯到《五十二病方》，书中记载了280余首方剂，其依据药物的加减及剂量的变化来治疗兼症，由此推测当时已具备了辨证论治的思想，但书中体例主要是病下列药，方证思想在此时尚未形成。现多认为方证理论源于东汉张仲景所著《伤寒杂病论》，纵观全文不仅有桂枝证、柴胡证、结胸证、阳旦证等以方名证的提法，且载有“观其脉证，知犯何逆，随证治之”“有柴胡证，但见一证便是，不必悉具”等语句，故认为《伤寒杂病论》最早提出了“汤证”的概念，以“汤证”命名来表现方药与证候之间的相互对应关系。张仲景虽未明确提出“方证”二字，但其临床辨治与著书过程中确实存在并运用着方证理论的思想。自仲景后，历代医家受其方证思想的影响，对方证理论进行了较为深入的研究。

孙思邈效法其著书体例，于《千金翼方》中明确提出“方证”之名，《千金翼方·伤寒上》载：“论曰：旧法方证，意义幽隐。乃令近智所迷览之者，造次难悟；中庸之士，绝而不思。故使闾里之中，岁至夭枉之痛，远想令人慨然无已。今以方证同条，比类相附，须有检讨，仓卒易知。”用“以方证同条，比类相附”的形式来编次《伤寒论》，开辟了《伤寒论》类证、类方的方证研究先河。宋代医家朱肱采用“以脉类证，以方类证”的方法研究《伤寒论》诸证与方，并提出“据病可以识证，因证可以得方”的观点。清代尤在泾研究《伤寒论》突出治法，以治法为纲，以汤证及处方为目，体现了“方从法出，法随证立，随证治之”的方证辨证施治的思想。清代柯琴在《伤寒来苏集》中言：“仲景之方，因症而设，非因经而设，见此症便与此方，是仲景之活法。”此处“症”为证之意，强调仲景之方因证而设非因经而设，有是证则用是方。柯琴在《伤寒附翼》中采用证以方名、方随证附、以方类证的编次思想，从辨证论治的角度来阐释，使方证联系更加紧密。清代罗美在《古今名医方论》一书中明确指出“夫不知证，便不知方矣”。《药征续编·桃仁·互考》中载有“方证相对，则血必自下”。此外，《鸡峰普济方》《普济方》《医方考》《医方集解》等书中均提到方证一词，尽管其含义不完全等同于真正意义上的方证，但可说明方证这一概念得到了日益广泛的重视与应用。

近代医家张锡纯从方证入手对《伤寒论》研究颇深，其以六经病证为纲，以方证为目，重点阐释了40余首方证。近代经方大家曹颖甫先生著有《经方实验录》，选75案，以汤证名之，强调“有此证，用此方，得此方，消此证，但凭脉证施治”。中医大家刘渡舟曾语“要想穿入《伤寒论》这堵墙,必须从方证的大门而入”,他认为“认识疾病在于证,治疗疾病在于方,方与证乃是伤寒学的关键”。国医大师邓铁涛说道“证变则方亦随之变,证不变则效不更方”,强调方证相互对应。顾武军教授在1987年发表的《应重视方证辨证规律的研究》一文中首次提出“方证辨证”一词,认为方证辨证是《伤寒论》辨证论治体系的重要组成部分。由此可知,《伤寒杂病论》作为方证理论的代表著作受到了历代医家的推崇,亦显现出了方证理论的重要性,作为现代方证研究基础的证候规范化研究与方证转化的证候类中药新药的研发是未来发展的必然趋势。

三、方证研究的对象和内容

方证研究的对象主要是方剂与其主治证候,中医发展至今,经验方、经方、经典方等方剂数量浩瀚,每首方剂均有其独特的主治病症,方剂组成与药物剂量各不相同,但亦有组成相同,剂量不同,或组成不同,剂量相同,或组成、剂量均有不同者,这就导致某些方证对应不明确,一证可对应数方,一方可疗多证。且中医自古以来形成流派众多,方证理论指导下的方剂药物组成参差不齐,这对方证的研究造成了一定困难,故而张仲景《伤寒杂病论》中的经方及有明确处方指征的经典方、经验方被作为方证研究的重点。

方证研究的主要内容是探讨方剂及其主治证候与病证间的契合程度、对应关系以及其中的规律,并基于此来探讨其对于证候规范化研究与证候类中药新药研发的作用。

四、方证研究的意义

早在2006年《中医药学几个关键科学问题的现代研究》中就已将“方证/病相关”“方证相应”纳入国家自然科学基金招标指南中,目前围绕“方证对应”的科学内涵及其相关探索,如证候规范化研究及证候类中药新药正在成为中医药现代研究的热点领域之一,方证研究在学术理论、临床实践、文献研究方面都有着重要的意义。

(一)理论意义

1. **深化现代中医辨证论治思维** 从辨证论治思维模式来讲,认为只要符合理、法、方、药，辨证的虚实寒热大方向没有差错，临床就应是有疗效的，如对于血瘀证，凡是具有活血化瘀功效的方剂均可根据患者的情况进行选择，如益气活血、行气活血、养血活血、辛润通络、破血消癥等。但从方证角度来看，应在辨证论治的基础上进一步细化，方与证之间的对应、识别愈契合，疗效才会愈显著。方证对应强调基于主证下的主症，追求针对性的个体化对症治疗，这就要求我们不仅能熟谙经典条文，掌握经方、名方的方证主治证候，而且要充分认识理解方证对应的意义。

2. **拓展方剂的应用范围** 通过研究方证主证与方剂中药物的对应关系，既可以加深对方意的深入理解及药物加减的规律，也有助于对药物配伍功效的认识。如甘草干姜汤可用于虚寒肺痿，温补肺阳，四逆汤为回阳救逆之方，由甘草、干姜、附子组成，功在补火助阳，在《神农本草经》中载有干姜可“温中”，甘草可“坚筋骨，长肌肉，倍力”，可知甘草干姜汤有温补阳气之功，故甘草干姜汤既可作为一剂温阳之方，又可作为温补阳气的药对在临床上进行化裁施治。

3. **推进中医规范化** 中医是中国自古发展而来的医学，经过历史的洗礼，能流传至今必定有其科学性，概因中医与中国古代文学渊源颇深，其蕴含五运六气、阴阳五行等奥妙理论，且由于各个中医师的悟性与思维模式、临床用药习惯等的不同，对于同一病证，开出的处方可能不尽相同，不似西医临床用药可按照指南处方，难免给人一种不科学的印象，这在很大程度上归因于中医缺乏规范化，因此要想让中医为世界医学所认可、走向国际，其规范化研究是必不可少的。而方证研究中“药对 - 病症”的规范化研究可供我们参考，如《伤寒论》中有“喘家，作桂枝汤加厚朴、杏子佳”，“呕而发热者，小柴胡汤主之”，去除病机，如果“喘家”出现呕而发热，可以考虑使用小柴胡加厚朴、杏子治疗，这样就对中医的处方起到了相对的规范化，为中医的科学化和规范化研究提供依据。

（二）临床意义

1. **增强医者辨证论治能力** 中医自古有方多证少的现象存在，故而有一证多方的不精准性，给临床处方用药带来了一定的困难。方证研究强调主证与方剂的对应，“有是证，用是方”，通过收集病情，对患者的主症、兼症进行辨析，以及针对主症相类似的方证进行鉴别，不仅可以让医者固化对各方证主症与方剂的记忆，也可以提高临床辨证论治能力。

2. **拓宽辨证论治的范畴** 中医辨证论治存在多种思维方法，但均存在一定局限性，如八纲辨证虽然概括性很强，但辨证范围太大，需结合其他辨证方法细化思辨；卫气营血辨证及三焦辨证是基于温热病而提出来的，不适用于伤寒类疾病，适用范围有限；六经辨证本是由外感疾病发展而来的辨证方法，对急性热病及内伤杂病的辨证并不具有广适性。而方证辨证作为中医辨证论治方法之一，具有临床广泛的适用性，因每一首方剂的产生必定有其明确而相对固定的主治病证范围，加之众方剂主治范围及理法的相互交错，无论何种疾病，只要医者能够分辨主症，就可以找到合适的方剂来化裁治疗，可见方证辨证的适用范围广泛且具备一定科学性。

3. **提高临床疗效** "中医治疗慢性病"在大部分群众的思想中已经根深蒂固，其原因在于中医师的辨证论治水平尚有待提高，若方证相应，理想的临床疗效应效如桴鼓，例如在《灵枢·邪客》中用半夏秫米汤治疗失眠有"覆杯则卧"的显著疗效。传统的辨证论治方法重在"证"，而"证"是临床中医师通过搜集患者临床症状、体征、舌脉等辨析出来的，带有个人的主观意愿，不一定能够准确反映疾病的本质证候，而方证研究强调"症"，作为患者客观存在的"症"是不受个人主观意愿影响的，具有相对真实性，因此，"症"作为患者客观存在的表现，能够反映疾病的本质。通过加强对方证的研究，探索方与证的对应关系，推进方证规范化，研究方证辨证取效的机制与规律，将会逐步提高中医药的临床疗效。

（三）文献意义

方证研究的主要内容是对经方、经典方及经验方的研究，经方主要指《伤寒杂病论》中的方剂，经典方主要指古代医籍中的方剂，经验方主要包括后世医家根据临床经验所组的方剂。方证研究的重点是经方的研究与学习，我们在方证研究时对古籍进行反复的阅读与钻研，这不仅有利于传承、发展古籍中的经典学术思想，并有可能发现藏在古典中至今尚未被挖掘的宝贵知识，为中医的守正创新，如推动证候规范化研究及证候类中药新药的研发等方面作出贡献。

五、方证辨证的特点与优势

方证辨证，又称方剂辨证、汤方辨证、辨方证论治等，简称辨方证。其作为一种学术观点，自 20 世纪 80 年代中期沈自尹教授在研究《伤寒论》的过程中被提出后就备受关注。方证辨证是指以方剂的适应病证范围、病机、治法、禁忌证等相关内容为框架，对疾病的临床表现、体征及其他相关资料进行辨析的辨证方法。方证辨证的基础是对证候病机的准确把握，方证辨证强调抓主症、辨主证，注重病证的病机、病因、病性、病位及病证与方证在症状、体征、舌脉上的高度相似性和吻合性。“有是证，用是方”，方证辨证综合了多方面因素，辨证论治已包含在方与证相对应的过程中，故其并非单纯的“对症下药”，如在胸中有热、腹中痛、欲呕吐、苔黄腻、脉弦滑或濡的黄连汤证中，症状本身就反映了病位在脾胃，病性属寒热错杂，病机为上热下寒、寒热错杂，其对应的方剂也内蕴了理法方药、配伍关系等为一体，此正是方证辨证的前提和基础。

方证辨证是汤证与病证的对应，是二者间的直接辨识，因此在临床上无须像其他辨证方法一样逐层分析便可直接辨识与患者病证相对应的方药。我们临床辨证的目的是寻找与患者病情相应的治法方药以减轻病证甚或治愈疾病，达到令人满意的临床疗效。胡希恕老先生认为：“方证辨证是六经辨证、八纲辨证的继续，亦即辨证的尖端。中医治病有无疗效，其主要关键就在于方证是否辨得正确。”故而方证辨证集辨证与论治于一身，是辨证论治的简化，具有简捷、高效、灵活、实用等特点。只要准确辨析出主证，就可以找到与之相应的方剂，不似其他辨治方法有一定的程序性。且方证所用之方多为临床实践行之有效的名方、验方，其疗效具有保障性，方证辨证中方与证之间互为因果，“以汤名证，以证言方”，此即其优势所在。方证辨证中内含方证相应之意，对证候规范化研究及证候类中药新药的研发亦具有指导意义。

“有柴胡证，但见一证便是，不必悉具”（《伤寒论》），“但见一证便是”的“证”乃“症”之意，但见一个符合柴胡汤证病机的主症便可处汤药，这不仅要求医者有深厚的辨证论治与方证功底，而且要求医者具备丰富的临床经验，可以在众多主、次、兼症中找到符合病机的主症所在。方证辨证的证有症状、证据、病机三种境界，我们临床当融合三种方法，以不变的病机来辨无限变化的疾病，胆大心细，圆机活法，为中医的方证研究抽丝剥茧。

（一）方证辨证是辨证论治的基础

在医疗早期人们积累治疗疾病的经验时，当出现某些症状又碰巧吃了某种（某些）药物而缓解时，便推测出某药或某些药组合在一起具有何种功效，待下次出现类似情况时再加以使用，在日常生活中如此反复，那些能经受临床反复试验的、有效的“症-药”或“症-方”的对应关系则作为经验逐渐积累并流传，初步形成早期的医疗模式。在我国现存最早的方书《五十二病方》中记载了52种疾病的治疗方法，存有医方百余首，可见在当时中医理论体系尚未成熟时，用方药治疗疾病，并反复试验形成经验，有是病用是药，所以“方药与病症相对应”应该是中医先人治疗疾病最早和最常用的治疗方法之一，或者说方证体系可能是治疗疾病最早的一种形式，且是先于“证-法-方”的一种治疗模式。认识事物的规律总是由简单到复杂，再从复杂中找简单，故随着中医理论的逐步成熟，由经验得来的方证辨证雏形逐渐发展演变为具有理论支持的辨证论治，可见方证辨证是辨证论治的基础，而这个环节亦是中医理论发展的必然。

（二）辨证论治包含方证辨证

辨证论治强调“理-法-方-药”四个步骤的程序性，通过临床收集病情，分析患者所患疾病的病因、病性、病势、病位，抓住疾病的病机，辨析出主证，根据主证制定治则治法，然后选取与病情相应的方药。辨证论治“理-法”的目的是追求方与证的契合，再由临床处以方药来治愈疾病。而方证研究正是在探讨方与证的相应，临床亦求方证间的相吻合。可见，在辨证论治与方证辨证中，由于我们所求的目的相同——缓解、治愈疾病，故而都需要充分考虑方药与病证的关联程度，寻求二者间最高程度的契合以获取最佳临床疗效。所以，杨江萍等在对方证关系的系统阐述中，明确指出“据证立法、依法选方遣药为辨证论治的核心内容”，临床中无论是选用成方或对其进行变化，还是医家根据自己的经验进行遣药组方，都必须考虑所施方药对当前病证的针对性，寻求最大程度的方证关联以获取更优疗效。周雪梅等认为，方证辨证是临床辨证思维的一种特殊形式，体现了整体观念与辨证论治的原则，从证的治疗方面对辨证体系进行补充。由此可见，辨证论治包含方证辨证，方证辨证是中医辨证论治原则的体现，是辨证论治的重要环节。但无论何种辨证方法，最后总归要落实到证与方的对应上，证与方之间契合度越高，疗效就愈佳。

（三）方证辨证为辨证论治的简化

方证辨证是中医辨证方法化繁为简的表现，是临床医生在经验积累的基础上直觉思维的体现。朱邦贤明确指出，在方剂辨证的运用上，既有“方”与“病/症”的直接对应关系，也有方之“理法”与“病/症”的间接相对关系。方证对应类似于“专方”与“专病”的关系，显然是临床医师对某方治某病的深刻理解和长期实践经验积累升华的结晶，表现为似乎跳跃了“辨证论治”的思辨过程，而带有触发性“直觉思维”的特征。贾春华等也认为，方证论治是指中医临床以寻求“方证相应”为宗旨的诊疗疾病的系列活动，它可能是中医诊疗疾病的最早形式，也可能是一种最简洁有效的方法。如在方证辨证中只要抓住患者的主症，如麻黄汤的头痛发热、身疼腰痛、骨节疼痛、恶风无汗而喘，便可直接用麻黄汤以治之。而辨证论治下的麻黄汤证候，确定治法为辛温发汗，但这一治法下的方剂尚有荆防达表汤、荆防败毒散、九味羌活汤、葱豉汤等，还需进一步的辨析，故方证辨证作为辨证论治的简化，具有简便、精准、高效、实用等特点，可以促进证候规范化研究的发展。

六、张仲景方证理论体系

（一）张仲景方证体系

张仲景方证，亦称为经方方证，是指张仲景所著《伤寒杂病论》中所载的方剂及其主治病症的合称。习惯上将每首方剂的名称后面加上“证”字，如桂枝汤证，其包括桂枝汤的药物组成、煎服方法及所治疗的病症。张仲景方证的主要内容是指《伤寒杂病论》中的方剂及其治疗的病症总体，因学者多认为方证最早源于张仲景，故应研究了解其方证思想，溯本求源。

（二）张仲景方证的来源

张仲景在《伤寒杂病论》序云：“感往昔之沦丧，伤横夭之莫救，乃勤求古训，博采众方，撰用《素问》《九卷》《八十一难》《阴阳大论》……为《伤寒杂病论》，合十六卷。”《素问》《九卷》即《黄帝内经》，《八十一难》即《难经》，据林亿校正《素问》时提出的看法，《素问》与《阴阳大论》原为两本书，王冰将两书合而为一，仍为《素问》，《素问》中的七篇大论便是《阴阳大论》，可知其理论来源于《黄帝内经》与《难经》。皇甫谧在《针灸甲乙经》序中云：“伊尹以亚圣之才，撰用《神农本草》以为《汤液》，汉张仲景论广伊尹《汤液》为十数卷。”可知仲景本伊尹之法，伊尹本神农之经，仲景《伤寒杂病论》撰用了

《汤液经法》中的方剂，且《金匮要略》中明确注明引用的方剂有“侯氏黑散”“崔氏八味丸”及《伤寒论》中的越婢汤等，可见张仲景勤求古训，博采汉以前的古方。张仲景在《伤寒杂病论》序中批评当时之医“各承家技，始终顺旧”，传统中医的学习多以师承为主要途径，唐代甘伯宗《名医录》(原书已佚，《伤寒汲古》等书有所引录)中记载张仲景曾师从同郡张伯祖学医，故可知，张仲景应继承了其恩师的临床经验方剂。张仲景迫于社会背景的艰苦与需要，从《汤液经法》《神农本草经》《黄帝内经》《难经》等汉代以前古籍所获及师承，并结合自身的思考钻研，著出《伤寒杂病论》这一方书之祖。

(三) 张仲景方证的特点

1. **主症明确，方证对应严谨**　张仲景方证的主要特点是具有明确的主治病症，且用词简短、精确，如“太阳病，头痛发热，汗出恶风，桂枝汤主之”，书中多采用此种某病、某症、某方主之或宜某方的体例，不仅主症明确，而且方证对应直接、严谨。

2. **方剂组方精简，配伍巧妙**　张仲景对方剂的配伍、药物的剂量变化及药物的加减化裁极其严谨，如桂枝汤，全方组成仅五味药，但君、臣、佐、使配伍分明，药物选用及剂量恰到好处，每一味药物均发挥其应有的功效。经方的药物组成精简，每一味药均有其内涵，症变则药变，经方中药物的加减或药量的增减亦可能成为一个独立的新方。如在桂枝汤的基础上误汗伤阳而致汗漏不止，可加一味回阳之附子以成桂枝加附子汤；若在太阳中风兼见项背强，可加一味葛根以通经活络、生津舒筋，以成桂枝加葛根汤。书中所载方剂的药物多在 10 味之内，可见真正的经方是药简而力宏。

3. **剂型多样，治法灵活**　张仲景所书经方中包括了汤、丸、散、膏、栓、熏、洗等多种剂型，根据临床不同的病情择用汗、吐、下、和、温、清、补、消八法，南宋陈振孙在《直斋书录解题》中称赞张仲景“古今治伤寒者，未有能出其外也”。

4. **煎服法多样**　书中载有多种煎服方法，先煎、后下、去滓再煎、烊消等方法。在煎煮药物的溶剂方面提出甘澜水、米泔水、酒煎、蜜煎等。在服药方面，根据病情的不同，用药频次与服药时间也不尽相同，如在桂枝汤方后注中载“服已须臾，啜热稀粥一升余，以助药力，温覆令一时许，遍身漐漐，微似有汗者益佳，不可令如水流漓，病必不除。若一服汗出病差，停后服，不必尽剂；

若不汗，更服依前法；又不汗，后服小促其间，半日许，令三服尽。若病重者，一日一夜服，周时观之。服一剂尽，病证犹在者，更作服。若汗不出，乃服至二三剂。禁生冷、黏滑、肉面、五辛、酒酪、臭恶等物”，不仅提出了啜粥、温覆以辅助汗出，根据疾病是否向愈决定服药的频次，且提到服药期间的饮食禁忌。此外，十枣汤方后注中载“温服之，平旦服”，泽漆汤为一昼夜分十次服，这些方法至今在临床上仍行之有效，而且有些已被现代药理研究证实其方法的科学性。

5. **疗效显著** 陈修园所著《长沙方歌括》卷首“劝读十则”载：“经方效如桴鼓。非若后世以地黄补阴，以人参补阳，以香、砂调气，以归、芍调血。笼统浮泛。待病气衰而自愈也。《内经》云：一剂知，二剂已。又云覆杯而卧。《伤寒论》云：一服愈，不必尽剂。可知古人用药，除宿病痼病外，其效只在半剂一二剂之间。后世如薛立斋医案云：服三十余剂及百剂效。李士材云：备参五斤，期于三月奏效。此岂果服药之效哉？乃病气衰而自愈，若辈贪天之功而为己力也。余阅其案，深悯病人之困于药甚于桎梏也。则以经方之疗效神速。”仲景之方配伍精当，剂量巧妙，煎煮法，服药法均有其独特的道理，能自古流传至今可知其疗效显著之语不虚，如此，在证候类中药新药的研发时应多在经方中探索开拓，以其不仅药味精简，而且方证相应时的临床疗效亦有保障。

（四）张仲景方证理论体系研究现状

1. **重视经方的药理研究** 我国学者热衷于对经方的药理研究，据统计，1956—1989 年中的古方研究，仲景经方占到了 79.8%。虽然经方研究近年有所减少，但质量较前更高。如富氏等对桂枝汤的现代药理作用进行了研究，发现桂枝汤能够缓解小鼠流行性感冒病毒性肺炎，抑制急性炎症的渗出过程，具有镇痛、解热等作用；若按桂枝汤方后所载给小鼠吸粥、温覆，在环境温度 22~27℃时，能明显提高对小鼠流行性感冒病毒性肺炎的抑制作用，有增强病鼠单核巨噬细胞系统吞噬活性的倾向；还发现桂枝汤对大鼠体温、肠蠕动和汗腺分泌有双向调节作用；而桂枝汤发汗的最低起效剂量为 0.47g/kg，相当于临床等效剂量的效应消退半衰期为 2.62h，效应维持时间为 8.95h，效应达峰时间为 1.64h。有研究证实小柴胡汤煎煮 30 分钟所得药液的药理作用主要是解热、抗炎、抗菌，若去滓再煎至 50 分钟，还增加了抗肿瘤、抗病毒、抗硬化、抗溃疡、抗自由基、抗精神失常、增强免疫能力以及利胆保肝等作用，这些新的药理作用的产生，可能是因为去滓再煎后使方剂产生了新的有效成分，扩大了小柴胡汤的临床使用范围；此外，小柴胡汤去滓再煎与不去滓再煎，两种煎法相比，柴胡皂苷 a 含量分别增加 62.31%、49.01%，柴胡皂苷 d 含量分别增加 59.47%、28.71%，柴胡皂苷 b1 含量分别增加 41.93%、16.14%；人参皂苷 Re 含量分别增加 33.96%、0.2%；而且 3 种煎煮法相比（小柴胡汤煎煮，去滓再煎，不去滓再煎），不去滓再煎法中各种成分的含量最低，说明去滓再煎法不仅仅提高了药物的浓度，而且使方药水煎液的化学成分性质发生了变化，在一定程度上提升了小柴胡汤的临床功效。

这些研究对于了解桂枝汤、小柴胡汤等经典方剂的现代药理作用，探寻其与适应证之间的内在联系，拓展临床应用，乃至将经方、名方、验方等古方研发为现代制剂或开发中药新药等具有重要的实际临床意义。

2. **重视古今文献资料的收集** 近年来有学者通过收集古今文献资料来探讨经方的证治规律。如孙南通过分析 2000—2020 年发表的 235 例半夏白术天麻汤相关医案，整理医案中患者的性别、年龄、发病时节、中医疾病名、症状、舌象、脉象、增添与删改药味、药量等数据，发现患者中男女患病率约为 0.9∶1，年龄主要分布在 30~60 岁，病因以内伤为主，春季发病率较高，病程多在 1 个月以内，主要症状为头晕目眩、头痛、恶心呕吐、神疲乏力、纳差、胸闷，舌象以淡舌白腻苔为常见，脉象多见弦滑或濡滑，多见于眩晕病，常增添的药味包括石菖蒲、泽泻、川芎、丹参、党参等，常删减的药味为甘草、陈皮。这种文献收集研究方法对于寻求方剂适应证、汤证的客观化指标、拓展方剂的临床应用及总结古今医家运用经方的经验、促进证候规范化研究及中药新药的研发均具有积极的作用。与此相类似的研究还包括柴胡加龙骨牡蛎汤证治规律研究、小青龙汤证治规律研究、酸枣仁汤证治规律研究等，可见汤方辨证的研究受到了广大医学研究者的重视，如此必能推动汤方辨证的进一步发展。

（五）张仲景方证国外研究概况

张仲景的方证国外研究主要分布在中国周边国家——韩国与日本。10 世纪时，日本名医丹波康赖在著《医心方》时，书中便收录了“张仲景方”，19 世纪时，日本先后发现康平三年侍医丹波雅忠抄录的卷子本《伤寒论》。明清时期，日本古方派的代表吉益东洞对仲景方证相应思想甚为推崇，提出了“方证相对”这一概念，并写到“医之方也，随证而变，其于证同也，万病一方，其于证变也，一病万方”，可见方证思想在其心中的地位，但其所著的《类聚方》中只强调方与证间相互对应的关系，对疾病的病机及方药含义等均未做分析。

近年来国外学者就汤方辨证也进行了大量的研究并取得了一定成绩。方证研究是日本现代汉方医学研究的重要课题，日本学者从方证与体质、方证之间的关系等方面进行挖掘，临床研究与动物实验研究并行，一方面，以临床研究为主要手段，明确汤证的临床指征，然后探讨方剂的作用机制；另一方面，以动物实验为手段，研究方剂作用机制，从而阐释研究汤证的实质。如有学者认为证是由遗传因子或遗传因子加环境因子所导致机体在临床上的病理生理变化的综合反映，以及治疗这种症状的依据，经研究认为桃核承气汤证常表现为体格健壮、易上火、皮肤色白、左髂骨上棘附近有皮下压痛、握痛(少腹急结)，多伴有妇科疾病(月经不调、闭经、更年期综合征)、动脉硬化症、高血压、肝炎时出现的自主神经症状、 头痛、头晕、耳鸣、肩酸痛、心悸或不眠、兴奋、健忘等。此类患者的血液黏度比健康组明显增高，其血清因子呈高值，表现为高脂血症。投桃核承气汤后，血液黏度趋向正常化，症状亦有缓解。这种从“方”着手，探求“证”实质的方法对于方证客观化、治疗客观化以及从现代医学角度阐释方证间的实质具有重要意义。

(曹璐畅　李释心)

第二节 方证研究现状

方证研究是中医现代化研究中的重要课题，方证将基础与临床、方剂与病证相连接，是临床诊断与治疗简洁化的过程，方与证之间的契合度越高，疗效愈加显著。深层次挖掘方证之间的关系不仅有利于指导临床据证择方，而且能够为证候类中药新药的研发奠定一定基础。目前国内对方证的研究主要分为理论研究、临床研究、实验研究与计量分析研究四个方面。

一、理论研究现状

理论研究以方证相关的文献为研究对象，通过收集、整理、归纳、分析、阐释作者对某方证原文的理解，分析方证的辨证要点、病机、主证及兼证、方义药理的认识等，从理论上探讨方证之间的对应关系。如刘喜平等对半夏泻心汤方证的实质进行了探讨，认为半夏泻心汤方证辨证为痞证，病机属中焦寒热错杂，脾胃虚弱无以升清降浊，故而形成中焦气机郁滞之痞证。李瑞等对古文献中有关六味地黄丸的病因病机及辨治进行了分析归纳总结，阐述其主治证候为肾虚证。成建山对《伤寒论》中小青龙汤方证的实质进行思考与研究，认为小青龙汤的辨治病机为表寒外束，水饮内阻。畅洪昇等通过总结历代医家对柴胡桂枝干姜汤方证的理论研究，提出该方临床辨证的病因病机以郁、痰为主，适用于肝胆疏泄不利或痰气郁结少阳兼有脾胃失和的一类病证。张杰提出方证相应性学说是发现与证相关物质的理论基础。刘渡舟对《伤寒论》中方证的大义进行综合分析，提出方与证是伤寒学的关键，并重点讨论了孙思邈对方证相应理论的贡献。类似的研究还有许多，但这些研究大多对方证的某一环节进行探讨，缺乏系统性，仍需与其他研究方法相结合才能更好地服务于临床。但其对方证的研究，为证候规范化及证候类中药新药的研发提供了理论基础，促进了方证研究的发展。

二、临床研究现状

临床研究通过临床实践观察来寻找并发现某方的临床应用指征，探寻其作用机制并运用方证对应理论以及对方剂的加减配伍进行临床应用。石林阶根据方证相应原则，对肝血虚的辨证标准及加味补肝汤治疗肝血虚的临床疗效进行了临床观察与分析，结果表明加味补肝汤是治疗肝血虚证的有效方剂。王阶等选择证属气阴两虚或血瘀气滞的冠心病心绞痛患者为研究对象，以生脉饮、血府逐瘀汤为干预手段，通过对临床疗效及相关理化指标的观察来探讨方证对应关系。结果显示，临床疗效与方证对应的程度密切相关，其疗效及药物在体内发挥作用的方式与作用靶点有关。李家邦等为探索清肝利胆汤、龙胆泻肝汤与肝胆湿热证的对应关系，在临床上进行了对比研究。结果表明，对于肝胆湿热证，清肝利胆汤的疗效优于龙胆泻肝汤。目前临床研究以探索方证相应规律为目的的研究较少，且对于“方”及其所主治的“证”是如何通过多组分、多通路、多靶点整合调节未明确论述。但临床研究为证候规范化研究及中药新药的研发奠定了临床实践基础，为临床疗效提供了保障。

三、实验研究现状

实验研究通过实验方法对“方”及“证”进行研究，以阐释方证相应的原理及证的实质为主要目的，旨在实现中医方证识别的规范化与客观化。袁久荣等对以四物汤治疗血虚证动物模型的临床疗效研究中，用计算机辅助分析其配伍机制，聚类分析结果表明，对血虚动物模型的补血作用以四物汤全方等量配比最显著，其余任何组合的临床疗效均弱于原方。日本现代汉方医学研究者利用现代医学方法探求证与方的实质，筛选核心证候及其相应的方剂，使方证相应地向科学化、客观化的方向发展，与此同时，利用现代药理分析技术分解提炼出有效成分，进而发展为药与证的对应。陈艳芬等对左金丸中的黄连与吴茱萸的方证相应研究表明，左金丸与反左金丸的不同实验效应体现了不同的方对应不同的证。伊藤嘉纪通过对五苓散方证的研究，发现五苓散通过调节渗透压调节点来使水液代谢恢复正常以促进利尿，故认为五苓散方与五苓散证之间存在特异的方证相应关系。沈自尹等运用中西医结合的方法对“证”的本质进行研究，认为肾阳虚证应包含西医的神经内分泌网络系统，且得出“证”是一种综合性的功能态。诸如此类的研究对于推动方证研究有着积极的作用，但因为大多药理实验研究仍采用整体动物及细胞作为研究观察对象，且中药药物组合成方发挥药效的物质基础及机制尚未探索明了，实验研究观察对象与人体结构有所差异，因而实验研究尚不能揭示“方证相应”的全部内涵，但其在一定程度上促进了方证相应的规范化、科学化与客观化。

四、计量分析研究现状

计量分析研究采用统计的方法，以大样本的医案资料作为研究内容，对方剂的主证、药物做统计分析以观察方证的证治规律。何新慧收集了古今医案、现代期刊中有关五苓散的主治医案 3 633 例，统计分析得出了五苓散方证的主症、基本病机及用药规律。郑秀芬运用统计软件分析中国不同地区、不同医家对小柴胡汤临床运用的验案 505 例，通过关联规则、黄金分割定律等方法，探索小柴胡汤方证的病因病机、发病规律、临床用药、加减规律以及常用剂量。张清苓收集古今 1 128 例桂枝汤类方剂的临床医案，对其进行统计分析，得出了桂枝汤、桂枝加葛根汤、桂枝加附子汤、桂枝加黄芪汤、桂枝加龙骨牡蛎汤、桂枝加芍药汤、小建中汤、黄芪建中汤、黄芪桂枝五物汤 9 个方剂的方证相应性规律。卢林耿等为探讨对应分析法在药症对应研究中的应用，以五苓散为例，用对应分析法对方药的应用与临床症状之间的关系进行了分析，为方证相应的研究提供了研究思路。

以上四种“方证相应”的研究方法为后续提出方证相应的研究方法奠定了基础，但在系统性及内容丰富性方面仍需加强。就方证研究现状来讲，由于方证研究具有复杂性、多样性与不确定性，目前既没有完全揭示出“方证相应”的内涵，亦没有系统地挖掘出方证相应的规律，尚未形成一个规范的系统，故其仍处于缺乏共识的阶段，未来仍须积极探索。

（赵 婷 曹璐畅）

第三节 方证研究的作用

一、方证研究在证候规范化研究中的作用

中医传统辨证论治强调望、闻、问、切四诊合参，随着医疗模式、疾病谱的变化，人们的健康理念亦随之而变，“中医有效性”逐渐被提出，这就要求中医需与现代医学相结合，向规范化道路发展。传统中医辨治方法中存在的不确定性、复杂性、主观性与模糊性在规范化进程中逐渐显露出来，影响了中医科学研究与临床实践的客观性、可重复性及可比性。规范化是一门学科走向成熟的标志，与现代医学注重疾病的临床指南相同，中医学亦需要一个“指南”，一个以证候为核心，并进行相应的推广与及时更新，为临床诊疗疾病提供一种统一、规范的疗效评价方法。所以证候规范化研究是中医走向现代化的必经之路。方证研究的构成要素即方药与证候，重在研究方、证之间的相互对应关系，其作为辨证论治的简化，亦是临床辨治规范化的组成部分，或将成为未来临床辨治的主流。方证研究的要素包含证候，证候规范化研究的主题即为证候，二者之间势必存在多种关联：方证研究作为证候规范化研究的前提与依据，可验证其证候规范化研究的证候模型，促进临床疾病证候诊断标准的建

立，加速构建在证候规范化研究下以单证或证素为基本辨证单位的辨证方法体系，并推动其未来的发展。

（一）方证研究是证候规范化研究的前提与依据

中医的辨证方法有多种，如八纲辨证、六经辨证、三焦辨证、卫气营血辨证、气血津液辨证、脏腑辨证、病因辨证等，但此等辨证方法最后都要与方证辨证相结合以处方用药，因而方证研究是客观且必要的。通过方药疗效的反证，可检验辨证的准确性，若没有具体的方药，辨证则失去了原有的意义，正如徐灵胎在《慎疾刍言》中云："袭几句阴阳虚实，五行生克笼统套语，以为用温补之地。"若能总结整理方证与药证的临床对应经验，并归纳出一定的规律性，就完成了中医诊断客观化的第一步，在此基础上结合现代科研技术，找到证的量化指标，即使得方证、药证的对应识别更加规范与准确。

方证属于一种定性的指标，如"发汗过多，其人叉手自冒心，心下悸，欲得按"，其能帮助医者在临床上从整体把握患者疾病的本质，具有证候的相对稳定性，有利于临床准确的处方用药。而证候的相对稳定性是证候规范化的前提，结合现代药理学研究，引入客观化定量指标，不仅可以使方证更加具体明确，而且还可以进一步丰富中医辨证论治内容，同时也为中医证候规范化奠定基础。且在证候规范化研究时应先从方证研究入手，在方证研究取得临床疗效的基础上再对证候的规范化研究进行深入的探讨，因此方证研究是解决中医证候规范化研究的可操作途径之一。

（二）方证研究可验证证候动物模型

"证"在中医学的"理-法-方-药"体系中处于主导地位，方从法出、法随证立、方随证转，一切均以"证"为中心。方证相应的要点是方与证在主要的、关键的病机层面上相互对应，每个方剂均有其所主治的病证与各自相应的病机，当证候内含的病机与方剂所对应的病机相契合时，方可取得佳效。但无论是直接对应还是间接对应，实质上都在强调"理-法-方-药"的统一性。

田金洲教授认为方证相应体现在证候方面，这不仅是方剂干预治疗的依据与治疗目标，也可以作为方剂的效应基础。证候不仅是对疾病病理、生理、整体反应状态的概括，更重要的是能作为中药复方治疗的靶位。利用公认的方剂药理作用来反证模型是否属于某种证候，这是动物模型研究的重要方法，对于中医证候模型的研究尤为重要。同时根据方证相应的原则,以方测证是证候模型验证的一个重要的环节。孙景波采用以药测证法来评价动物模型的证候属性,其原理是复制出符合中医证候的动物模型,用治疗该证候的方药来验证,若该动物模型符合某证候特征,则该证候的治疗方药应该对这一动物模型有改善作用。中医的每一个证候最终都有相应的方剂可以对应治疗,如果该证候没有相对应的治疗方剂,那么该证候的命名和研究也是无意义的,因为证候规范化研究的最终目的就是指导临床医师们精准、高效地选方用药,而方证研究在证候规范化研究的证候模型方面可以起到验证作用,二者互相关联。

(三)方证研究推动证候诊断标准的建立

辨证论治是中医学的一大特色,是中医药理论的精华,其具有的个体化性质的辨证论治方法体系是中医临床独具优势的关键所在,但与此同时,亦显现出了一定的弊端。中医证候分类的随意性、不确定性及多样化是中医辨证论治方法体系多元化的原因所在,证候作为中医辨证论治方法体系的一个重要元素,在历史的沿革下,不同年代、不同流派的不同医家赋予了其不同的内涵与外延,致使其在内容、使用范围及种类上都存在不规范的现象。正是由于证候的不规范性,致使临床疾病在辨证时存在不确定性,从而在施治时会存在处方用药的多样化,间接导致了临床疗效的不确定性,这种不规范导致临床辨证施治缺乏指导性和可操作性。

大量临床实践证明,中医药辨治临床疾病确实有优势,但由于证候的不确定性,导致辨证分型缺乏统一性与规范化,制约了临床治疗效果。因此,进行规范化的临床疾病中医证候研究,建立被公认、能够广泛推广的临床疾病证候标准,是提高中医药治疗临床疾病的根本保证。建立证候诊断标准的过程是在繁杂的症状中抓住疾病的本质,找出具有相同规律的一组症状,这些症状是该证候区别于其他证候的标志,在任何疾病中,有且只有出现规范化的这一组症状方可辨证,其具有唯一性、排他性的特点。而方证研究正是寻找出疾病的临床证候与其所对应的方剂二者间的高度契合,如此就需要主方、类方与主证、次证、兼证之间相互鉴别,找出方证相应的主方与主证及与其他方、证间的鉴别点。疾病的临床证候诊断标准需要足够规范化与共识化,否则就会出现“一证多方、一方多证”之嫌,证与方之间出现散发的重复,缺乏学术的严谨性。因此方证研究在要求证候规范化的同时,还可以促进基于证候规范化研究下临床疾病证候标准的建立。

（四）方证研究加速构建辨证方法体系

中医证候具有“内实外虚”“动态时空”“多维界面”的特征，加之中医理论的主观性、模糊性，限制了中医证候走向规范化、标准化。于是有学者参考传统的辨证方法围绕“病位”“病性”阐述证候命名的特点，提出了以病位、病性为核心内容，对证候的高维性进行降维处理，以便更好地概括证候，其中最为典型的是构建以单证或证素为基本辨证单元的辨证方法体系的研究思路。由于临床疾病具有复杂性，传统的证候、证型多为复合型，将复合证型降维划分为单一证型，如此涵盖的病性与病位的要素较少且相对固定，亦减少证素组合的不确定性。朱文峰等创立以证素为核心的辨证新体系，希望构建病域的统一辨证体系，以实现辨证的规范化与标准化。其从临床症状中总结出病位与病性相关的证候要素，采用“降维升阶”的思想建立证候诊断标准，如此来规范证候分类，将单证或证素作为研究的对象，在一定程度上有利于提高临床辨治的准确性，也为中医的科学化研究提供了一种新思路。

方证包括外在症状、体征的证候与治疗该证的有效方剂，临证时根据主症辨出主证，以证应方。在方证研究时，亦可采用以方验证的形式，在方证相应的理论下，用某证的主治方剂来治疗并检验其证的准确性，而证是疾病在某一阶段的病理概括，包含病因、病位、病势等因素，如此方定则证定，证定则病位、病性亦随之而定。因此，以单证或证素为基本辨证单位的辨证方法体系将病位、病性作为其核心内容，故方证研究中由方反向验证，从而定证的病位、病性的研究方法对于以单证或证素为基本辨证单位的辨证方法体系的构建有促进、推动的作用。二者以“证”为连接点，共同推进中医证候规范化研究的进程。

（五）方证研究推动证候规范化研究的发展

20 世纪 90 年代后，中医证候研究普遍开展，中医学术界在“证”的概念与现行诸证的取舍上陷入两难的境地，当时方证研究尚未受到足够重视。方证以其方证相应性、证候相对稳定性、临床广适性、易于客观化等特点，作为证候的特殊形式纳入证候规范化研究。随着中医药临床及实验研究的不断发展，对中医证候诊断规范化的要求愈渐严苛，诸多现代客观指标已被收入研究范畴。方证这一特殊形式的证候，现已受到了重视，并逐步向量化与客观化方向发展，成为证候规范化研究的催化剂。

方证研究是对患者的症状、体征，包括病理、生理、体质、环境等诸多因素共同决定的机体状态进行广泛的观察与总结。随着对方证的深入研究，必然会对方药的疗效性和安全性做出客观、全面的回答，这正是中药临床试验的根本目的。而在方证研究的疗效性评价中，必然涉及方药治疗前的证候与干预后的证候评估、对比。如张莉等选取60例初次接受含吉西他滨方案化疗的患者，采取自身前后对照试验的方法，比较胰腺癌患者化疗前后不同证型的分布与舌象的变化，研究表明，化疗后较化疗前肝胆湿热证与痰湿互结证明显减少，脾虚湿滞证、脾肾虚损证与气阴两虚证明显增加。该研究结果体现了证候在治疗前后的动态变化和对比，为制订胰腺癌化疗前后中医辨证治疗方案提供了客观化的依据。

证候规范化研究是中医基础研究的重点所在，是连接临床实践和基础理论之间的桥梁，亦是中医理论现代化能够取得突破的关键点。方证研究与证候规范化研究以“证”相连，在具有相对稳定性的方证理论基础上，方证研究可以促进证候规范化的研究。证候的规范化、标准化，是在现代医学快速发展下对中医药学术的要求，既要继承中医传统，也要反映当代中医药临床实践与科学研究的新成果。方证研究与证候规范化研究作为中医药研究的两大主流，二者之间相互促进、共同发展，为中医药走向现代化贡献力量。

（刘 萍　曹璐畅）

二、方证研究在证候类中药新药研发中的作用

现代中药新药的研发多采取病证结合的模式，这种类型的新药往往适用于某一疾病的某种证型，而传统的中药方剂则将证候作为衔接点，临床处方用药针对证候而设，如六味地黄丸可用于诸多疾病的肾阴虚证，以肾阴虚证作为辨治的要点，不拘泥于疾病的种类，符合中医临床辨治的诊疗模式。黄连解毒丸作为首个获得批准临床研究的证候类中药新药，其在中医界引起了广泛的关注。证候类中药新药的研发成为新药研发的新模式，不仅是未来发展的趋势所在，亦是现代中医药发展的特色与优势。从方证角度研究证候类中药新药，克服了一般证候研究的模糊性与复杂性，更适宜中药新药的临床研究，具有较高的可行性与操作性。方证研究作为证候类中药新药研发的基础，可以

促进证候类中药新药对于证候的界定,不仅有助于建立证候类中药新药疗效评价体系,而且有利于规范证候类中药新药研发的证候诊断标准,并可推动证候类中药新药的发展。

(一) 方证研究为证候类中药新药的研发奠定了基础

证候类中药新药是指主治为证候的中药复方制剂,是指在中医药理论指导下,用于治疗中医证候的中药复方制剂,包括治疗中医学的病或症状的中药复方制剂。如此,证候类中药新药的主治为证候,区别于以前研发主治为疾病的新药,去除了现代医学疾病的概念,更符合中医药特色,是一种新兴的新药研发思路。

方证将临床辨治的方剂与患者临床所表现的证候相结合,主要探讨方剂与证候间相互对应的关系。不同的方剂针对不同证候所起的疗效迥异,当方证相应时疗效最佳,证候类中药新药的研发就是为了制定出针对某种证候的中药复方制剂,这与方证研究下方证相应理论暗合。由方证作为切入点进行研究更加符合在中医思维下的"理 - 法 - 方 - 药"辨证体系,亦适合作为证候类中药新药研究的靶点。通过选取经方、名方作为研究对象,经过分析与研究,筛选出针对性强、应用指征明确、疗效确切的方剂进行中药新药的开发,可以充分发挥中医辨治的优势。

(二) 方证研究促进证候类中药新药研发中证候的界定

在证候类中药新药研发过程中,对于证候的界定尚未统一,而证候的界定研究是研发证候类中药新药的前提与基础。中药新药临床试验的研究者们采用传统望、闻、问、切的方法采集四诊证候信息,由于此种方法所收集的证候信息缺乏客观性与规范性,表述不精确,不利于证候类中药新药辨证标准与疗效判定标准的确立。而且证候的名称相当于证候诊断的结果,不规范的证候命名及证候诊断标准可能会导致后续疗效评价的差异,致使证候间的对比难以进行。所以,对于证候的界定需要达成共识。这种证候应具有相对的稳定性,只有将相对稳定的证候作为证候界定研究对象,方可进一步确定其研究方案及评价标准。方证是应用某一方剂的临床指征,反映了患者综合的、特异性的病理状态,是在长期的临床实践中逐渐摸索出的客观的、相对固定的结论。方证具有证候的相对稳定性,能够将证候类中药新药中的"证候"及"中药新药”所含的中医方剂相结合，可以作为中药新药研发中的载体，方证研究可以让证候类中药新药的研究更简捷。

（三）方证研究有助于建立证候类中药新药疗效评价体系

方证对应是临床医师处方用药的重要辨治原则，也是方剂能够发挥其应有功效的关键，方证的高度契合是方证相应与临床辨证处方的目的。目前证候类中药新药正在迅速发展，与以往新药的开发有异，是基于证候的、可以跨疾病使用的一类新药，是现阶段中药新药研究的新方向和重点。在证候类中药新药研究中，中医证候既是纳入标准，又是疗效评价指标，从方证角度出发研究方剂及其适应证，通过方证的适应证制定证候类中药新药的诊断标准和疗效评价标准，可以摆脱单纯研究证候而带来的诸多困难，并可尝试以此作为解决证候类中药新药研发的突破口。

疗效为中医传承至今的精髓，在中医药现代化研究的道路上，切不可舍本逐末，仍需将疗效作为研究的前提与基础。而且在《证候类中药新药临床研究技术指导原则》中，证候类中药新药的临床定位为消除、改善或控制具有内在关联性的一组疾病的主要临床症状、体征等，也可定位于通过证候改善达到疾病治疗等目的，所以证候疗效评价体系的建立是必要的。在以方证为切入的证候类中药新药研发中，可依据方证的临床症状制定相关的证候评价量表。如 2003 年 8 月 6 日国家食品药品监督管理局《药物临床试验质量管理规范》中提到，在临床试验开始之前，如若没有切实可行的适于该药物的标准，可根据具体情况，研制新的量表作为标准。根据上述指南中所提，在规范的方法学指导下，制定的针对特定方证的证候评价量表可以作为证候类中药新药研发过程中参考的评价标准。对于证候类中药，证候评价尤为重要，中药干预前后的证候变化是证候类中药新药研究的主要疗效指标，亦可结合循证医学，为临床治疗寻找证据，提高临床评价的可靠性与科学性。

中医证候量表的研制方法与研究模式目前备受关注，有研究者采用专家问卷调查、临床信息采集、德尔菲法、数据挖掘技术、诊断学试验方法与心理测量学方法相互结合的中医证候量表研究方法，并以此为基础制定了肝郁化热证证候诊断量表与评价量表。这项研究为中医证候评价量表的制定提供了先例，实现了从“一病一证”的病证结合模式到符合中医诊疗理念的证病结合模式的转化，为从方证角度探讨证候类中药新药临床研究评价标准的制定提供了方法学指导。目前形成共识的中医证候综合评分量表尚未完善成熟，仍需加快相关研究进程。

（四）方证研究有利于规范证候类中药新药研发下的证候诊断标准

中医师在收集望、闻、问、切四诊信息之后，根据临床经验及具有个体化的主观判断得出疾病在某一阶段病因、病位、病性、病势的概括，称为辨证。由于辨证的过程主观性较强，不同医者对于证候的命名、诊断均可能存在差异，如此可致后续研究难以进行，所以对于证候诊断标准的规范化、共识化，是证候类中药新药研发过程中不可忽视的一部分。

在证候类中药新药研发下的证候诊断标准的建立过程是在繁杂的症状中抓住疾病的本质，找出具有相同规律的一组症状，这些症状是该证候区别于其他证候的标志，在任何疾病中，有且只有出现规范化的这一组症状方可辨证，具有唯一性、排他性的特点。方证研究即方药与病证之间相对应，方随证立，强调方与证之间的高度相关性，以“有是证，用是方”为基本原则，方剂与证候之间的对应关系在临床上有完全契合、大部分契合、证与多首方剂契合、证与多首方剂相似的不同，如此就需要识别主方、类方，主证、次证与兼证之间的差别。在证候类中药新药的研发中，可以通过中药新药的“方”来反测其“证”，以此来推断中药新药的适应证，并制定其证候诊断标准。

证候类中药新药的研发可以将方证研究作为基础，选用广谱性、疗效确切的经方、名方作为研究对象，根据规范的研究方法制定适宜的评价标准，并进行疗效性及安全性等方面的深入研究。通过对方证的分析和研究，选出适合新药开发的针对性强、应用指征规范、疗效显著的方剂，借助证候类中药新药来体现中医治疗的优势，故而从方证角度探讨证候类中药新药的研发有重要的意义与医学发展前景。但在证候类中药新药的研发过程中，对证候的界定、证候评价标准的制定尚未形成共识，仍需要学者们积极推进研究来解决这两个问题。证候类中药新药作为中医药走向现代化研究的一种创新模式，不仅有助于中医药的规范化、科学化、国际化发展，亦使临床患者广受中医药方证相应下辨治疗效的益处，为人民的健康作出贡献。

（曹璐畅　吴　喆）

第四节 方证研究名家经验

方证自医之始就依附而生,经过历史的沉淀,今日之方证与历代诸位医家的开拓、发掘密不可分。为推动中医方证现代化研究的进程,中医名家有关方证的研究思想及其相关临床研究是关注的重点,希望从中发现名家们对方证熟练运用的规律,为后来的医者提供学习方证的相关方法。有关方证研究,广为人知的当数胡希恕先生与叶橘泉先生,下面就二者的方证研究思想及其相关方证研究做论述。

一、胡希恕方证研究思想及相关临床研究

(一) 胡希恕方证思想的来源

胡希恕先生的中医启蒙始于中学期间,其国文老师王祥徵为清末国子监举人培养出来的进士,对中医颇感兴趣,时常规劝年轻人学医,并利用业余时间为学生们讲解中医知识,胡希恕便为其中出色的一员。王祥徵讲述《伤寒论》脱离脏腑,并主张结合近代科学,推崇唐容川、陈修园等的学术观点。受其师王祥徵的思想影响,胡希恕先生对《伤寒论》的认识理解不采用传统脏腑理论学说,通过对《黄帝内经》《神农本草经》等古籍的研读,参阅中外中医文献,提出《伤寒论》六经非经络概念,而是来自八纲的独特概念。其素擅经方,临床注重方证,揭示了半表半里实质,并提出了“方证是辨证论治的尖端”等学术思想。

(二) 胡希恕对方证的理解

胡希恕认为,辨证施治的具体措施体现在方证的运用上。方证,即方剂的适应证,某方的适应证,就称为某方证。所有的辨证,最后必须落实在具体方剂的应用上,这是胡希恕从六经八纲辨证角度切入分析的最终着眼点,可知由六经到八纲再到方证,是胡希恕“六经 - 八纲 - 方证”辨证体系。其认为方证为六经辨证的继续,亦是辨证论治的尖端。《伤寒论》中明确写到桂枝汤证、结胸证与柴胡证,是典型的方证论述。胡希恕推崇六经辨证且涉及方证,认为

六经是辨证论治的基础，可确立治则治法，但临床处方用药具有主观性，疗效并不理想，如太阳病，以发汗解表为治疗法则，但发汗解表类方剂云云，尚需与个体病情相应时方剂疗效才显著。如头痛、发热、汗出、恶风可选用桂枝汤治疗；若项背强、汗出、恶风则可予桂枝加葛根汤治疗；若头痛、发热、身疼、腰痛、骨节疼痛可选择麻黄汤加减治疗。发汗解表剂众多，每个方剂均有其特异的固定的适应证，而方证对应时疗效最佳。故而胡希恕先生通过在临床实践中对辨证论治疗效的思考，明确提出中医治病的疗效与方证辨证是否准确密切相关。

胡希恕的方证辨证框架可用 12 个字概括：辨六经，析八纲，再辨证，后选方。六经和八纲虽为中医辨证的基础，在此基础上就可确立辨证施治的法则，但就临床实际应用来讲尚不充分，故而临床提倡先辨六经，后辨方证。胡希恕曾在 1982 年为日本兵头明先生题词“于患病机体一般的反应规律基础上，讲求疾病的通治方法，为中医治病的一大特色”，揭示了其采用经方辨证，依据症状反应，而非辨病论治、专病专方，而是无论何病，均可通用经方的六经辨证、辨方证治疗。胡希恕吸收了苏联高等医学院校教学用书《生理病理学》和巴甫洛夫神经反应学说的观点，创造性地提出了辨证论治的实质——在疾病症状反应的基础上，适应疾病一般规律的整体通治方法。先辨六经，继辨方证，以求方证对应治疗疾病。在《经方辨证施治概要》中胡希恕写道：“中医治病，之所以辨证而不辨病，是与它的发展历史分不开的，因为中医发展远在数千年前的古代，当时既没有进步科学的依据，又没有精良器械的利用，故势不可能有如近代西医面向病变的实质和致病的因素，以求疾病的诊断和治疗，而只有凭借人们的自然官能与患病人体的症状反应，探索治病的方法经验，经实践复实践，不但促进了四诊的进步、药性的理解和方剂配制的发达，而且对于万变的疾病，亦终于发明了一般的规律反应，并于此一般规律反应的基础上，试验成功了通治一般疾病的种种验方。”

胡希恕提出“仲景书本与《内经》无关”，认为经方治病不同于以《黄帝内经》为代表的医经体系，经方是原创思维的理论体系，理论基础是八纲，临床时辨治的并非一种疾病，而是以八纲为基础的证，判断其阴阳、表里、寒热、虚实的属性，以此决定用汗、吐、下、和、温、清、补、消何种治疗方法。此为疾病出现的常规症状反应规律和治疗法则。通过长期临床实践，逐渐总结出了“有是证，用是方”的方证对应经验，即胡希恕所述“对于万变的疾病，亦终于发明了一般的规律反应，并于此一般规律反应的基础上，试验成功了通治一般疾病的种种验方”。简单地讲，疾病出现的反应规律相同，虽见于多种不同疾病，但其治法相同、相通，故胡希恕谓之通治。

综上所述，胡希恕基于多年所学的中医理论与临床实践，推崇方证相应的观点，如太阳病以发汗解表为治疗大法，而法则之下所列方剂众多，各方剂均有独特的适应证候，当方证相应之时疗效才最佳。为了更好地鉴别类方，胡希恕基于疾病的一般规律反应，提出了通治的方法，“有是证，用是方”，其临证时思路的精髓即为方证相应，提倡“方 - 证”的规范化，为后来的医学者们提供了一种可循的、规范的、科学的辨治疾病思路。

（三）胡希恕方证思想的形成

胡希恕在关于方证的问题中提到“我说它(方证)是辨证的尖端，它这个尖端就是逻辑上讲的内包外延的关系，这个内包越具体，这个外延就越小了”，内包即是内涵，可知胡希恕认为，扩充、丰富某一个方的证治概念内涵是亟待学习者进行的步骤，内涵越充实，不确定性越少。有学者认为胡希恕先生对于方的概念的内涵具体化极其强调，并由此推断出胡希恕方证思想形成过程，如图 4-1 所示。

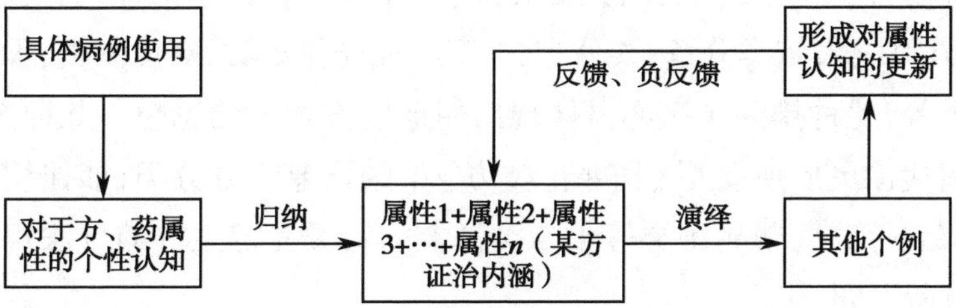

图 4-1　胡希恕思想形成过程

在初始运用方剂实践之时，医者形成感性的关于方药的属性认知，通过归纳，进入思维中对于该方剂的证治概念的属性群中，并可以被有意识或者无意识地演绎为其他的个例，以反馈或负反馈的形式将先前对于属性的认知进行强化修正，从而使该属性逐渐趋向于客观、理性，在整个过程中，属性的叠加与组合就是该方的证治内涵丰富、扩充、具体的过程。可以看出，在这个思维过程中，固定由个例归纳汇总的方证属性群，是确保可以在这同一个群之下进行关于属性的对比、合并、细化的前提。换言之，对于“方”本身“概念”的重视，源于对原方使用的经验总结，而这种经验总结的提炼即为内涵。

这种方证思想的形成是基于理论与实践的，经理论—实践—再理论—再实践，最终形成对方的经验总结。若将这种思想用于方剂与其证候之间的研究，先对方剂的主证、次证、兼证在理论上进行分析归纳，然后通过临床辨治的演绎、反馈，进而调整方剂的证候主次，确立与方 - 证之间的对应关系。

（四）胡希恕类方方证研究思想

类方是胡希恕联系方药组成与方剂适应证之间的桥梁，以对方的认识作为切入点研究方证，认为方证为辨证施治的终点，或跳跃疾病的西医诊断与六经八纲辨证而直接处方用药。《经方传真》中引用胡希恕先生原话：“如何掌握经方呢？这个问题涉及经方如何分类。”经方分类繁多，约之不越三种。一是原著分类法，见于《伤寒论》和《金匮要略》两书；二是据证分类法；三是按方分类法。以后两种分类简便易行，颇为实用，可知，胡希恕类方的类型主要有三种：以构成的主要药物命名方剂类证（以方类证）；以病位类方（据证分类法）；以病类方（原著分类法）。

1. **以方类证**　以构成方剂的主要药物命名方剂类证，此种方证研究方法的代表著作为《经方传真》，以其编次目录为样本，书中写道“胡老根据长期的临床及教学体会，依类分章，共分为 27 章”，如桂枝汤类、麻黄汤类、承气汤类、白虎汤类等，此种排列顺序亦可体现出胡老以方类证的思想。此种方证研究方法与清代徐灵胎所撰写《伤寒论类方》中的伤寒论方分类，如桂枝汤类、麻黄汤类、葛根汤类、柴胡汤类等十二类汤方的每类先定主方的方法相似，但细节方面有所不同。

2. **据证分类法**　以病位为起始点，按照表、里、半表半里病位进行方证类方研究主要体现在《胡希恕病位类方解》一书中。胡希恕先生曾云“这里所谓证，不是个别的证，而是固定病位的反应之证。也即表证、里证和半表半里证”，其弟子冯世纶在书中写道“胡希恕先生曾对伤寒方证进行多次整理探讨，尤重视以方类证，已出版的《经方传真》《张仲景用方解析》即属此类。当整理先生旧作时，除了以方类证外，尚有以病位类方笔记”，“胡希恕老师把每个方证的应用体会，验证条文的含义，病位所在”，“对表证和半表半里类方胡老师皆未分阴阳两类论述，唯独里证类分阴阳”，将各个方证归类于表证类方、里阳证类方、里阴证类方、半表半里证类方。

据证分类法较以方类证而言，除了将方证以表、里、半表半里划分外，重点突出了方剂与八纲辨证之间的联系。此种分类较早见于元代王好古的《阴证略例》，而清代柯琴的《伤寒论注》较为经典，书中将各方证归于太阳篇、阳明篇、少阳篇、太阴篇、少阴篇、厥阴篇，柯琴在书中写道“以症名篇，而以论次第之，虽非仲景编次，或不失仲景心法”。

3. **原著分类法** 以病类方的方证研究方法，《伤寒论》《金匮要略》为代表著作。胡希恕在讲座中提到，张仲景在《伤寒杂病论》中对《汤液经》的传承与发展体现为：在保留原方剂组成（如桂枝汤）的基础上，创新性地将方剂归类于特定病证体系——《伤寒论》以六经辨证统方，《金匮要略》以杂病分类统方，实现了从《汤液经》“以方系证”的单一模式，向“以病统方，辨证施用”的系统化诊疗体系的转变，完成了中医临床从经验用方向辨证论治的理论升华。即《伤寒论》与《金匮要略》是以适应证候表现为线索贯穿全文，而《汤液经》《神农本草经》是以方剂或药物为线索贯穿全文，这就揭示了《伤寒论》《金匮要略》是以病类方的典型，即某病症用某方药，而后两者则是论述某某方药，针对哪些适应证，这是两种不同角度的类比思维。

在以方类证和以病位类方的过程中，对于单个方剂的使用方法，胡希恕采用的是罗列条文分别阐释，以证测方，通过阐述对该方的条文的理解来掌握方证，也可以说对于某特定方剂而言是一种以方类条文的形式。胡希恕先生从类方角度着手，对原方、加减方、合方等进行鉴别对比，总结归纳出现何病症时加何方何药，出现何病症时减何方何药，并以此为线索，来探讨临床上是否可以对见某症加某药或合某方，见某症减某药进行规范，如《伤寒论》中多首方剂的方后注中均写到药物的加减，如小青龙汤：“若渴，去半夏，加栝楼根三两”；“若噎者，去麻黄，加附子一枚，炮”；“若小便不利，少腹满者，去麻黄，加茯苓四两”；若喘，去麻黄，加杏仁半斤，去皮尖”。如此可使得各方剂的应用指征及药物、合方的加减指征更为规范化、具体化，临床辨治时更加精准，对于临床应用具有指导意义。

（五）胡希恕方证临床研究

胡希恕强调中医治病不仅要辨证论治，辨六经八纲、脏腑阴阳，更要辨方证，辨方证为六经八纲辨证的延续。他认为辨方证比辨治疗大法更为重要，此思想与方有执"守一法,不如守一方"的概念不谋而合。胡希恕临床上采用六经方证辨证的方法,先辨六经,后辨方证。有学者以痹证为切入点,探讨胡希恕方证临床研究的痹证治疗思路,研究胡希恕经方医学思想体系中的六经方证辨证在痹证中的具体应用,其采用传统文献学的方法总结胡希恕经方医学理论体系如何运用于痹证的治疗,并从六经层面、方证层面、药证层面对痹证的证治规律进行挖掘,并借助医案来说明痹证证治的规律在临床实践中的运用,对痹证的临床规范化治疗做出了总结归纳。

痹证是由于风、寒、湿、热等邪气闭阻经络,影响气血运行,导致肢体筋骨、关节、肌肉等处发生疼痛、重着、酸楚、麻木,或关节屈伸不利、僵硬、肿大、变形等症状的一种疾病。轻者病在四肢关节肌肉,重者可内舍于脏。常规的治疗多从风、寒、湿、热等外因着手,而胡希恕经方医学理论体系强调事物的内部矛盾,认为疾病的发生是由于机体内部正气亏虚、抗病能力降低,病因为诱因或近因。因此在辨治痹证时不从风、寒、湿、热等外因着手,而从机体内部邪正关系入手,辨病位,定病性,析六经,处方药。此即胡希恕六经方证辨证的思想,根据临床搜集的症状、体征,判断出疾病的病位,分析其病性,识别六经归属,然后根据主证选择合适的方证,以求方证相应。

1. **痹证的六经方证证治规律**　痹证常发生在肢体的筋骨、关节、肌肉,而皮肤、肌肉、筋骨等构成机体的体表,故可知痹证的病位大多在表。病位已定,继辨病性,根据机体正气反应的积极与否,若正气奋起抗邪,代谢功能太过时为阳性证,若正气虚馁,代谢功能不及则为阴性证。将病位与病性排列组合,可将痹证分为表阳证与表阴证。根据六经的分类可知,表阳证即太阳证,表阴证即少阴证。痹证初期急性发作时多见表阳证,机体出现正气抗争、奋发等阳性症状,归为太阳病。在痹证的慢性缓解期,由于患病时间长,邪正相争日久,机体往往出现抑制、虚弱等不及的阴性症状,病位在少阴。因痹证病湿邪为患,症见病位的重着、酸楚、肿大等,按六经归属,湿属太阴。且痹证迁延难愈,病程较长,多见阴性症状,故胡希恕提出"痹证多在少阴"的理论。虽言痹证多在少阴,但亦可见于六经中的其他经,临床需根据症状不同而归属于不同的六经方证。如此,对于痹证的六经分类做出了规范化的归属。

2. **痹证的六经分类及主要方证**　有学者将《伤寒论》及《金匮要略》中有关某方的条文罗列出来,根据条文分析出其证治类型,结合胡希恕多年临床经验,给出先生临床常用的方剂组成、药物剂量、药味加减及方证主症、常见疾病。根据痹证六经的证治分类不同,可分为少阴太阴合病、少阴阳明太阴合病、太阳阳明合病、太阳少阳合病、太阳太阴合病、太阳阳明太阴合病、厥阴太阴合病、太阴病八类,每个证治分类下有一个或两个方证相附:少阴太阴合病可分为以少阴病或少阴为主兼有太阴病的桂枝加术附汤方证,以及以少阴病为主兼有太阴病的葛根加术附汤方证;少阴阳明太阴合病分为以少阴病为主兼有阳明太阴病的桂枝芍药知母汤方证及二加龙牡加苓术汤方证;太阳阳明合病为麻杏苡甘汤方证;太阳少阳合病为柴胡桂枝汤方证;太阳太阴合病为防己黄芪汤方证或当归四逆汤方证;太阳阳明太阴病为越婢加术汤方证;厥阴太阴合病为柴胡桂枝干姜汤合当归芍药散方证;太阴病为附子汤方证。

3. **痹证的治疗** 根据《黄帝内经》中有关痹证的专篇论述可知,痹证的规范化、传统化、科学化的治疗原则为开鬼门、洁净腑——小发汗、利小便。根据痹证的病位、病性可知痹证的主要类型为少阴太阴合病与太阳太阴合病,故可选用发汗解表类方剂以祛太阴之湿,且应徐徐汗出,遍身微微有汗者为佳,如此风、湿俱去。在利尿类药物的选择上应选不但能利尿祛湿,且能镇痛的药物,如苍术、薏苡仁等解表祛湿、利尿之品。《金匮要略》载"湿家身烦疼,可与麻黄加术汤,发其汗为宜,甚不可以火攻之",故胡希恕在痹证治疗时强调不可以火攻之,因此法为由外向内的治疗方法,与疾病的发汗、利尿由里向外治疗方向相反,恐加重病情,而致坏病。

痹证的六经证治分类及所附属的主要方证,经临床实践的检验,已经形成了一定的规范,而且其治疗原则、药物加减、煎服法及注意事项均具有一定的规律性,对后来学者辨治痹证有指导意义。由上可知,胡希恕先生临床辨治的精髓为方证相应,肯定证候的规范化研究及方证的规范化,对其思想的梳理、归纳有利于我们借鉴其规范化思想的形成,为中医药规范化研究如证候规范化及证候类中药新药的研发提供研究方法。

二、叶橘泉方证研究思想及相关临床研究

(一) 叶橘泉方证思想的来源

叶橘泉(1896—1989),浙江农家子弟,7岁得塾师张天源赏识入学,17岁在其力荐下拜三代祖传名医张克明为师。张师要求严格,令其熟背《伤寒论》397法113方及药性歌诀,经四年苦学,尽得经方精髓,20岁返乡行医即以

"药简效宏"闻名乡里。行医期间,他不仅善用仲景经方治疗疑难杂症,更勤研医典、博采众长,医术与理论并进。1935年,叶橘泉有幸学习章太炎先生的书籍并得到其指教,章太炎先生为中医的题词中写道"取法方东,不震远西,下问铃串,不贵儒医,通天人,陈五运者,医之稗荑,多议论,少成功者,虽是亦非,道不远人,以病者之身为宗师,名不苟得,以疗者之口为依据"。他由此领悟到医学者应该"重实践,戒空论",且这一理念被其贯彻终生。

(二)叶橘泉方证思想内容

叶橘泉,著名的中医临床家、教育家,倾其一生于中医药临床、教育及相关研究。20世纪20年代初,叶橘泉首次提出"方证学"的概念,认为辨症求"证",论治施"方",方与证相互对应时疗效方可显著。他所谓的"方证学",即是"方"与"证"的结合研究,是在中医辨证论治的基础上,找到相关方剂与临床症候群的对应关系。"方证学"是张仲景学术思想的核心所在,"方剂辨证"即"方证辨证",亦是临证时执简驭繁的有效方法。

叶橘泉认为,"方"主要是指以仲景方为主的方剂,亦包括《太平惠民和剂局方》(简称"局方")、金元诸大家和清代温病学家的时方,"证"指症候群。当"方"与"证"相对应时,其效如桴鼓。他认为辨证论治即是对"方证"的辨证,如其在《辨证论治的关键——"证"与"方"》一文中写道:"任何疾病具有对某一药方的适应证时,应用这个药方就能治愈,换句话,证与方相适应时,则这个方对任何病有效。所谓辨证论治不是漫无边际的,肯定疗效,推广运用,对主要的症候群和相适应的方剂必须固定下来,当然必要时要随证加减。"其以桃仁承气汤为典型,结合自身对仲景原文的理解及临床经验,归纳出症候群,由此可知,叶橘泉认为某方的"证"即为一系列的"症候群",所以每个方的"证"都可以进行一定的规范化,"症候群"可以与相对应的"方"匹配。在疾病认识方面,叶橘泉提出"一病多方"的观点,认为疾病在不同发展阶段会呈现不同的症候群,需要采用相应的方剂进行治疗。这种思想在其著作《近世内科国药处方集》和《古方临床之运用》中得到充分体现。叶氏《近世内科国药处方集》一书中先用西医讲解某病发生、发展的全过程,并细述此病在不同时期的证候分型,并据证型给出与其各个不同阶段相对应的"方"。在《古方临床之运用》中,其除了详述每首经方的主证,还在"运用范围"中列出该方的适用疾病,如桂枝汤的"运用范围"为"感冒,伤寒,神经痛,虚弱体质,产后病，结核，腺病质，下痢，胃肠病，神经衰弱，偏头痛，寒冷之腹痛，阳痿与遗精等见上述症状者”。既详细阐述经方主证，又列出对应的西医病名，展现了“病证结合”的诊疗特色。叶橘泉还特别强调中医方剂是传统医学的精华所在，主张通过规范方证关系，使中医诊疗更加科学化、系统化。

（三）叶橘泉方证思想形成

叶橘泉强调“方证学”的原因在于其认为中医学的灵魂和根基源于仲景的“方证学”，故而他在《应当重视中医“方证学”的研究》一文中指出，中医的主要特色是证候鉴别的临床诊断和运用方剂的随证治疗，按仲景学说称之为“方证学”，我们千万不能忘记中医的传统经验“方剂”，古代称医为“方技”或“方术”，近代称“大方脉”，均说明方剂乃是中医独特的精髓之一。叶橘泉认为，要继承并发扬中医临床特色，必须宗法仲圣六经分证、八纲辨证，有是证，用是方，方证相适应，即“以方名其证”，如柴胡汤证、桂枝汤证等，主证用主方、兼证则用加减方或合方，围绕仲景学说来开展“方证学”的研究。现代名老中医岳美中亦持此看法：“学习中医，我意当从方剂入手，方剂之祖为仲景，因而读书还以从《伤寒论》《金匮要略》入手为好……总之，仲景之书，分论各治，既昭示人辨证论治的原理原则，又指出了辨证论治的具体方法，其规律之谨严，对临床实践具有高度的指导意义，实是中医书籍的精髓，最宜反复钻研。”可见仲景辨证处方理法严谨，方药组成各具规律，其备受历代医家推崇，并非偶然。

叶橘泉对临床医生处方欠缺规范甚至随意处方颇为不满，指出“不知何时开始，何人作俑，我们现代的中医临床诊治，不大注意继承先贤传统经验的方剂，大都习惯于自由处方，随心所欲，加减药味，方无定型，而且没有方名，只写某某法”。如此不注重经方的运用，据症随意组方的现象令他为中医的继承与发展担忧，认为“这样做，即使治好了病，也无法总结，既不利于推广经验，更不利于传授后学”，因此他主张“方”与“证”应固定下来，并形成一定规范。《伤寒论》中经方从伊始至今日，已被诸多医家证实验明了其临床规范性与可行性，因此，为了增强医者自身的中医底蕴，提高临床疗效，更快更好地减轻患者病痛，而且让中医更加科学而不虚玄，首先要解决的问题就是方与证关系的相对固定，即方证规范化。

叶橘泉号召中医界“应该重视中医方证学的研究”，主张在临证时要善于通过抓“主证”来寻找“主方”，所谓有是证，用是方，若方与证相互对应，便可“以方名其证”。如小柴胡汤主证为“胸胁苦满”，副证为“往来寒热”“心烦喜呕”，综合上述症状为临床表现的病证就可概括成“小柴胡汤证”。药有四气五味之别，方有七方十剂之异。诸多方剂是在其本身配伍精妙，经历代医家临床检验行之有效后方才流传至今，这就为我们后来中医学者提供了经验。所以叶橘泉先生认为临证时应谨遵《伤寒论》中六经辨证体系，据其特定之证选取与之相应之方。希望通过临床反复实践验证，总结主证及其相对应的主方，将方证关系相对稳定地固定下来，做到简明扼要。这里的方剂，不仅仅指的是张仲景的方剂，还包括局方、金元诸大家和清代温病学家的时方。无论何方，在确定其适应证后，将方与证的关系相对稳定下来，只要经得起临床反复实践，主方用于其主证时疗效显著即可认定二者间的关系，这样不仅有利于方证学说的推广运用，对于临床证候规范化亦有促进作用。

由上可知，叶橘泉先生认为“证”为“症候群”，而“疾病”是对某一类病理状态全过程总体的概括。认为“如果要求一个对任何人所患的某一病（如肺病、肾脏病等）都有效的药方是没有的”。一种疾病，在不同阶段可以表现出不同的“症候群”，因此，在疾病发展的不同时期可以采用不同的方。由于疾病均有其固有的演变规律，所以其出现的“症候群”也会相应的具有一定规律。辨病可明确该病证辨治的大方向，在此基础上再细辨方证，如此可减少辨治失误的概率。中医的优势在于其可将各种临床症状归纳为不同的“证”，然后根据“证”进行辨治。西医学的长处则是能借助相关辅助检查，综合明确病因，使治疗更具针对性。如此将辨病与辨证相结合，不仅可以增加方证辨证的准确性，且对各疾病发展不同阶段所应用方证的规范化具有一定的推动作用。

（四）叶橘泉基于现代数理统计方法下的方证研究思路

叶橘泉为运用现代科研方法研究经方的创始者，其首次将现代数理统计方法应用于经方研究，可谓在当时经方事业的发展上开创了新局面。他认为“医学为实用之学术，绝非纸上谈兵似的研究所能成功。证候之鉴别，病型之测定，药物之疗效等，均须于临床之探讨，用实验统计之方法归纳其结点，才得谓之科学方式的研究。泰西医学之发明，大半得力于病院实验统计之所获”，当时唐慎坊等人创办苏州国医医院，主张办成经方实验医院，邀其任内科主任医师。叶橘泉一直希望中医能办所医院，以便在临床实践中发现问题，总结经验，遂毅然接受。苏州国医医院的建立，让他有机会近距离观察患者及用药后的疗效，首次应用临床统计学方法来研究经方方证疗效，如此堪称经方研究史上的一大创举。

叶橘泉先生在其医疗生涯中崇善经方并熟练运用之，积累了丰富的临床经验。从他发表的165例医案中可分析出，其共使用方次220次，其中经方原方75次，经方与他方合方55次（经方与经方合方43次，经方与后世合方12次），经方加味方51次，后世方39次。由此可见，叶橘泉先生在临证时虽偏重经方原方，却不乏对经方与经方及其他方合方的使用，亦不忽视时方。

叶橘泉认为中医是实用学术，绝不是纸上谈兵式的研究。证候之鉴别、病型之断定、药物之疗效等，均在于临床之探讨，用实验统计之方法归纳其特点，才可以说是科学的研究方式。叶橘泉于苏州国医医院任医务主任时，认为将经方方证的疗效统计并制作成统计表能更精准地判断方证间对应关系是否契合及其契合的程度。为此，他要求临床时要记录详细的病历、各种原始记录及医师们辨证处方的详细医案，并以病历资料为基础制作各种统计表，如住院患者年龄、医治结果、住址统计表；住院患者病类统计表；住院患者施用经方比较表；门诊治疗施用经方（仲景方）比较表；门诊患者病类、年龄、性别、住址统计表；本院施用方类之总比较；本院医治结果之总统计；热型表之一；热型表之二；热型表之三；门诊各科病类统计表，共11个。经分析住院患者施用经方比较表、门诊治疗施用经方（仲景方）比较表、本院施用方类之总比较、本院医治结果之总统计4个表。结果发现：在第一个表里，住院患者施用经方比较表中，所列的经方和同类方有26种，其中柴胡汤类、五苓散类、泻心汤类最多；在第二个表里，列有42种经方，使用率较高的经方有桂枝汤类、麻黄汤类、葛根汤类、柴胡汤类等；在第三个表里，经方的占比是75%，时方的占比是23%，单方的占比是2%；在第四个表里，痊愈者的占比是62%，已获应效而中辍治疗者的占比是31%，尚在治疗中者的占比是4%，医治无效及谢绝者的占比是3%。可见，1939年4月至10月的半年时间里，叶橘泉及其研究团队在苏州国医医院取得了较为优异的成果。基本实现以统计来核定经方疗效的目的，虽然其他经方家也曾有提倡用科学的方法研究中医，如陆渊雷等，但限于条件等多种因素尚未做到这一点，叶橘泉则成了运用现代科研手段研究经方的第一人。

叶橘泉率先提出“整理中国医药必须开设有病房的医院，进行临床研究”，主张建立设备完善的医院，根据临床观察和病历记载，统计治疗成绩，并将成果公开发表，教授给青年医师，这种学术观点推动了当时中医的发展。在其研究带领下，苏州国医医院制定了各种统计表，首次以现代数理统计的方法研究中医经方方证的疗效，以直接明了的方式观察方与证之间的关联度，这种研究思路在当时颇为新颖，为后来医学者研究方证开辟了新方向。他将自己使用经方后的132个病例进行了11个角度的统计研究（在医治结果之总统计表中，有效率达93%，其中痊愈者62%，有一定疗效者31%），可见运用现代数理统计的方法观察经方疗效的模式颇具成效。美中不足的是，苏州国医医院在因陋就简的条件下创办了不足两年，后因经费不济而停办。其间仅编印了一期《苏州国医院院刊》（叶橘泉主编），刊中总结了其在院期间的实践经验。这次中医医院的经历虽然以失败而告终，但其为中华人民共和国成立后中医院的组建工作积累了经验，且叶橘泉先生在没有前人可以借鉴的基础上，独立思考，研究出探索方证关系的新方法，这种精神为我们后辈之楷模。

（五）叶橘泉方证研究方法

叶橘泉先生认为方证是中医学之灵魂与根基，“中医的主要特色是辨证论治，以及辨症求‘证’，论治施‘方’，方证相对，疗效卓著”，在其所著《叶橘泉经方临床之运用》一书中，将仲景方按汤证分为桂枝汤类、麻黄汤类、姜附汤类、泻心汤类、五苓散类、柴胡汤类、白虎汤类、葛根汤类、半夏汤类、理中汤类、芎归汤类、消导方类、杂方类，共计13类，每类各成一章，每章节设有组成、调剂及用法、适应标的、运用范围、诸家治验等条目，参合西医学的疾病名和诊断，阐释经方的临床运用。《叶橘泉经方临床之运用》一书中将中医证候与西医学诊断相结合，参考日本汉方医学研究成果，在古方药量上又不完全拘泥于汉方医学的观点，如下以桂枝汤举例示之。

桂枝汤（《伤寒论》）

【组成】桂枝、芍药、生姜、大枣各6g，甘草3g。

【调剂及用法】上五味，以水500ml，煎至200ml，去渣，分三回温服。服后即饮热粥一杯，以助药力，温覆一时许，遍身漐漐微似汗为佳。《伤寒论》以“桂枝汤”始，《金匮要略》以“桂枝加桂汤”始，盖“桂枝汤”为众方之嚆矢。本方以桂枝为主药，桂枝、生姜均为兴奋药、健胃药，能使血行旺盛，诸脏器机能亢进，产生温暖感，去恶风、恶寒症状。芍药、甘草与大枣缓和疼痛，姜、枣又兼矫味药，并有调和营卫、滋养强壮的意味。本方为有衰弱倾向，肌表疏松、易招感冒之人的主方。

【适应标的】《伤寒论》云：太阳中风，脉阳浮而阴弱，恶风、恶寒、发热、鼻鸣、干呕者。又云：太阳病，头痛发热，汗出恶风者。又云：太阳病，下之后，其气上冲者，可与桂枝汤；若不上冲者，不可与之。又云：太阳病，外证未解，脉浮弱者，当以汗解，宜桂枝汤。又云：太阳病，外证未解，不可下也，下之为逆。解外宜桂枝汤。又云：太阳病，先发汗不解，而复下之，脉浮者，不愈。浮为在外，而反下之，故令不愈。今脉浮，故在外，当须解外则愈，宜桂枝汤。又云：病人脏无他病，时发热，自汗出，不愈者，先其时发汗则愈，宜桂枝汤。又云：伤寒，不大便，六七日，头痛有热，小便反赤者，与承气汤。其小便清者，知不在里，仍在表也，当须发汗，若头痛者必衄，宜桂枝汤。又云：伤寒，医下之，续得下利清谷不止，身疼痛者，急当救里；后身疼痛者，急当救表。救里宜四逆汤；救表宜桂枝汤。又云：伤寒大下后，复发汗，心下痞，恶寒者，表未解也，不可攻痞，当先解表，表解乃可攻痞。解表宜桂枝汤；攻痞宜大黄黄连泻心汤。又云：阳明病，脉迟，汗出多，微恶寒者，表未解也，可发汗，宜桂枝汤。又云：病人烦热，汗出则解，又如疟状，日晡所发热者，属阳明也。脉实者，宜下之；脉浮虚者，宜发汗。下之与大承气汤；发汗宜桂枝汤。又云：太阳病，脉浮者，可发汗，宜桂枝汤。又云：下利，腹胀满，身体疼痛者，先温其里，乃攻其表。温里宜四逆汤；攻表宜桂枝汤。又云：吐利止，而身疼痛不休者，当消息和解其外，宜桂枝汤小和之；下利后，身疼痛，清便自调者，急当救表，宜桂枝汤以发汗。《金匮要略》云：产后中风，续数十日不解，头微痛，恶寒，时时有热，心下闷，干呕，汗出虽久，阳旦证续在耳，可与阳旦汤（阳旦汤即桂枝汤方）。按：桂枝汤之运用，不论病的时期早晚，或证之在表、在里，只以头痛发热，恶风恶寒，脉浮弱，自汗出，或身疼痛为目标也。

【运用范围】感冒、伤寒、神经痛、虚弱体质、产后病、结核、腺病质、下痢、胃肠病、风湿病、神经衰弱、偏头痛、寒冷之腹痛、阳痿、遗精等有上述症状者。

【诸家治验】痢疾初起，脉浮而有表证者。（方舆）下痢数年，不能进食，形体羸瘦，肌肤甲错，不能起卧者。（《生生堂》）上冲头痛，发热、汗出、恶风者。（《方极》）恶寒、鼻鸣、干呕者，外邪之候也，本方主之；脉浮弱或浮数，而恶寒者，证虽不具，亦用此方。又汗吐下后，仍发热，汗出而身疼痛者，此方犹可用；若脉浮紧而疼痛者，非本方所治也。（《方机》）

叶橘泉先生的研究思路清晰，以经方方证为主线，参合西医知识及疾病名，坚持辨病与辨证相结合，中西医学互参互用，这种方证研究方法基于其对中医经典的认知及自身多年临证经验，为后之学者奠定了基础。且叶老还主张临床扩大诊查手段，腹部诊察与方证运用相互参考；提倡精简处方，不拘形式，只为病愈；并进行定型方剂、小剂量用方的疗效观察及剂型的改进。叶老重视医案，在工作期间，记录了许多经方验案，以供同行共同研究。综上所述，叶橘泉在方证研究中有着重要的贡献，他不仅认识到方证规范化研究的重要性，并且呼吁同时代的医者们，无疑为今日证候规范化研究奠定了基础。其采用科学统计分析方证疗效，极具科研精神，亦为现代证候类中药新药的研发提供了研究思路，为后来的医学者树立了榜样。

（曹璐畅　许博文）

附　　录

附录一

《冠心病心绞痛常见证候要素诊断量表》

证候要素	主要症状	评分/分	证候要素	主要症状	评分/分
气虚	胸闷或痛，劳则诱发	4	阳虚	胸憋闷或闷痛	4
	神疲	3		畏寒肢冷	3
	乏力	3		动则喘憋	3
	气短	3		大便溏稀	2
	自汗	3		夜尿频多	2
	脉弱	2		脘腹腰冷	2
	舌淡胖或有齿痕	2		舌淡胖润	2
	心悸	1		脉沉	2
血瘀	胸固定性疼痛	4	气滞	胸闷胀痛（多由情绪诱发）	3
	舌质紫暗或舌体有瘀点、瘀斑	4		急躁易怒	3
	舌下静脉紫暗	3		胁胀或痛	3
	面色紫暗	3		脘痞	3
	身体有瘀点或瘀斑	3		嗳气	2
	肢体麻木	2		口苦	2
	口唇紫暗或暗红	2		舌暗红	2
	脉涩	2		脉弦	2
痰浊	胸闷痛	3	热蕴	胸部灼痛	3
	痰多体胖	3		口干口苦	3
	舌胖苔厚腻	3		面红耳赤	3
	大便黏腻	2		大便干	3
	肢体沉重	2		小便黄	2
	头昏多寐	2		舌红苔黄	2
	口黏不爽	2		心烦失眠	2
	脉滑	2		脉数	2

续表

证候要素	主要症状	评分/分	证候要素	主要症状	评分/分
阴虚	胸隐痛	3	寒凝	胸痛遇冷而发	4
	五心烦热	3		肢冷拘挛	3
	舌红苔少	3		腰骶寒冷	3
	盗汗	3		腹部冷痛	3
	目干	2		舌青暗或紫	3
	失眠	2		面色苍白	2
	脉细	2		面色青	2
	口干不欲饮	2		脉沉或迟	2

注：①单一证候要素得分相加≥8分即可诊断。

②各个证候要素得分8~12分为轻度；13~16分为中度；17~23分为重度。

③证候要素之间可进行组合，如同时符合证候要素气虚、血瘀的诊断即可诊断为气虚血瘀证。

附录二

《冠心病心绞痛常见证型诊断标准量表》

证型	证候	赋分/分	证型	证候	赋分/分
气虚血瘀			痰瘀互阻		
A气虚	胸闷或疲劳则诱发	4	A痰浊	胸闷痛	3
	神疲	3		痰多体胖	4
	乏力	3		舌胖苔厚腻	4
	气短	3		大便黏腻	2
	自汗	3		肢体沉重	2
B血瘀	胸固定性疼痛	4	B血瘀	胸固定性疼痛	4
	舌质紫暗或有舌有瘀点、瘀斑	4		舌质紫暗或有舌有瘀点、瘀斑	4
	舌下静脉紫暗	3		舌下静脉紫暗	3
	面色紫暗	3		面色紫暗	3
	身体有瘀点或瘀斑	3		身体有瘀点或瘀斑	

续表

证型	证候	赋分/分	证型	证候	赋分/分
气阴两虚			气滞血瘀		
A 气虚	胸闷或疲劳则诱发	4	A 气滞	胸闷胀痛（多由情绪诱发）	3
	神疲	3		急躁易怒	3
	乏力	3		胁胀或痛	3
	气短	3		脘痞	2
	自汗	3		嗳气	2
B 阴虚	五心烦热	3	B 血瘀	胸固定性疼痛	4
	舌红苔少	3		舌质紫暗或有舌有瘀点、瘀斑	4
	盗汗	3		舌下静脉紫暗	3
	目干	2		面色紫暗	3
	失眠	2		身体有瘀点或瘀斑	3
痰阻热蕴			阳虚寒凝		
A 痰浊	胸闷痛	3	A 阳虚	憋闷或闷痛	4
	痰多体胖	4		畏寒肢冷	3
	舌胖苔厚腻	4		动则喘憋	2
	大便黏腻	2		面浮足肿	2
	肢体沉重	2		夜尿频多	2
B 热蕴	口干欲饮	3	B 寒凝	胸痛遇寒而发	4
	面红耳赤	3		肢冷拘挛	3
	大便干	3		腰骶寒冷	3
	小便黄	2		腹部冷痛	3
	舌红苔黄	2		舌青暗或紫	3
心肾阴虚			心肾阳虚		
A 心阴虚	胸闷痛	4	A 心阳虚	胸闷胸痛（遇寒更甚）	4
	心悸失眠 *	4		心悸失眠 *	5
B 肾阴虚	腰膝酸软 *	5	B 肾阳虚	腰腹冷痛 *	5
	头晕耳鸣	3		畏寒肢冷	3
	五心烦热	3		夜尿频多	3
	舌红苔少	3		动则喘憋	2
	盗汗	3		面足浮肿	2
	自汗	2		大便溏泄	2

注：①每个证型诊断需符合 A 中 1 项加 B 中 1 项，且总积分 ≥ 8 分即可诊断，* 为必备选项。
②证型积分 8~13 分为轻度；14~19 分为中度；20~23 分为重度。

附录三

《冠心病心绞痛中医疗效评价标准》

编号	一级指标	二级指标	量化评分 / 分
1	胸痛	无	0
		轻度：有典型的心绞痛发作，每次持续数分钟，每周疼痛至少发作2~3次，或每日发作1~3次，但疼痛不重，有时需口含硝酸甘油	4
		中度：每天都有数次较典型的心绞痛发作，每次持续数分钟到10min，绞痛较重，一般需要口含硝酸甘油	6
		重度：每天有多次典型心绞痛发作，因而影响日常生活活动（例如大便、穿衣等），每次发作持续时间较长，需多次口含硝酸甘油	10
2	胸闷	无	0
		轻度：轻微胸闷	4
		中度：胸闷明显，有时叹息样呼吸	7
		重度：胸闷如窒	11
3	倦怠乏力	无	0
		轻度：精神不振，气力较差，可坚持日常工作及活动	4
		中度：精神疲乏，全身无力，勉强坚持工作	6
		重度：精神气力严重疲乏，难以坚持日常活动	10
4	气短	无	0
		轻度：偶尔发生，不适感轻微	3
		中度：稍活动后气短	5
		重度：平素不活动后亦感气短喘促	8
5	心悸	无	0
		轻度：偶尔发生，不适感轻微	2
		中度：时有发生，持续时间较长，不适感明显	3
		重度：经常发生，惕惕而动，难以平静，甚则影响生活	5
6	自汗	无	0
		轻度：平素皮肤潮湿，稍动则更甚	3
		重度：平素即汗出，动则汗出如水渍状	5

续表

编号	一级指标	二级指标	量化评分 / 分
7	盗汗	无	0
		轻度：皮肤微潮	3
		重度：皮肤潮湿或汗出湿衣	5
8	五心烦热	无	0
		轻度：手足心发热	3
		重度：手足欲露衣被外，时而心烦	5
9	两目干涩	无	0
		轻度：偶尔两目干涩	3
		重度：经常两目干涩	5
10	失眠	无	0
		轻度：睡眠时常觉醒或睡而不稳，晨醒过早，但不影响生活	2
		重度：睡眠不佳，影响生活	4
11	太息	无	0
		轻度：偶尔太息	2
		重度：经常太息	4
12	痰多	无	0
		有	4
13	畏寒肢冷	无	0
		有	1
14	舌尖红	无	0
		有	5
15	舌苔厚腻	无	0
		有	6
16	舌紫暗	无	0
		轻度：舌质暗红	4
		重度：舌紫暗	6
17	舌有瘀斑、瘀点	无	0
		有	6

续表

编号	一级指标	二级指标	量化评分/分
18	脉细弱	无	0
		有	1
19	脉滑数	无	0
		有	1
20	脉沉细	无	0
		有	1

注：①本量表包括6个维度，分别为气虚血瘀证维度（第1~6条，第16~18条），气滞血瘀证维度（第1，2，11，16，17条），气阴两虚证维度（第3，4条，第7~10条，第18条），痰瘀互阻证维度（第1，12条，第15~17条），阳虚寒凝证维度（第1，13，20条），痰浊热蕴证维度（第2，4，12，14，15，19条），共计20个条目。②计算各个条目的总积分或某一个维度（证候）的积分，建议治疗前后各评价1次。

附录四

《冠心病心绞痛血瘀证疗效评价标准》

编号	一级指标	二级指标	量化评分/分
1	胸痛（胸固定部位痛）	无	0
		轻度：有疼痛发作，但疼痛不重，可自行缓解	5
		中度：每天都发作，疼痛较重，需服药才能缓解	7
		重度：每天有多次发作，并且影响日常生活活动	14
2	胸闷	无	0
		轻度：轻微胸闷	4
		中度：胸闷明显，有时叹息样呼吸	7
		重度：胸闷如窒，叹息不止	11

续表

编号	一级指标	二级指标	量化评分／分
3	心悸	无	0
		轻度：偶尔发生，不适感轻微	2
		中度：时有发生，持续时间较长，不适感明显	4
		重度：经常发生，难以平静，甚则影响生活	6
4	唇龈暗红	无	0
		有	8
5	皮肤粗糙	无	0
		有	1
6	舌紫暗	无	0
		轻度：舌质暗红	6
		重度：舌紫暗	10
7	舌有瘀斑瘀点	无	0
		有	6
8	舌下脉络曲张	无	0
		轻度：舌根部脉络曲张	5
		重度：舌根部脉络曲张超过舌下脉的 1 ／ 2	8
9	脉涩	无	0
		有	1
10	冠脉病变	轻度（50% ≤ 冠脉狭窄 <70%）	2
		中度（70% ≤ 冠脉狭窄 <90%）	3
		重度（冠脉狭窄 >90% 或左主干狭窄 ≥ 50%）	5
11	低密度脂蛋白	正常	0
		升高	3

注：计算单个条目的得分或各个条目的总积分，建议治疗前后各评价 1 次。

参 考 文 献

[1] 王笑丹，张培彤．关于证候规范化的思考 [J]. 中华中医药杂志，2017, 32 (8): 3573-3576.

[2] 于东林，张磊，燕珊，等．内涵最小的独立证候：单元证 [J]. 中华中医药杂志，2022, 37 (3): 1251-1253.

[3] 毕颖斐，王贤良，毛静远，等．基于临床流行病学调查的冠心病心绞痛中医证候诊断建议 [J]. 中医杂志，2018, 59 (22): 1977-1980.

[4] 张志斌，王永炎，封静．现代证候规范研究述评 [J]. 中国中医基础医学杂志，2005, 11 (9): 641-644.

[5] 朱文锋．证候辨证量表制定的科学性要求 [J]. 中国中医药信息杂志，2005, 12 (8): 93-94.

[6] 王阶，何庆勇，姚魁武，等．冠心病心绞痛病证结合疗效评价标准的研究 [J]. 中医杂志，2008, 49 (9): 842-844.

[7] 赵晖，李淳，李志更．证候诊断标准研究的关键问题探讨 [J]. 中华中医药杂志，2017, 32 (8): 3561-3565.

[8] 赵雪，戴国华，管慧，等．中医临床疗效评价指标的选择与应用 [J]. 中华中医药杂志，2022, 37 (4): 1863-1867.

[9] 于长禾，张英，万颖，等．基于结局指标重要性和中医药代表性构建中医临床疗效评价指标体系 [J]. 中华中医药杂志，2021, 36 (3): 1238-1243.

[10] 罗辉，廖星，王茜．中医证候积分在疗效评价中的应用：基于 240 项随机对照试验的比较研究 [J]. 中国中西医结合杂志，2015, 35 (10): 1261-1266.

[11] 刘红梅，李涛．中医临床研究中眩晕疗效评价方法的思考 [J]. 中国中西医结合杂志，2014, 34 (10): 1256-1259.

[12] 于东林，丁宝刚，王斌胜，等．关于中医疗效评价若干问题的思考 [J]. 中华中医药杂志，2017, 32 (6): 2372-2375.

[13] 陈智慧，裴宇鹏，关红阳，等．中医药临床疗效评价量表临床疗效判定阈值研究的构想 [J]. 中华中医药学刊，2019, 37 (6): 1342-1344.

[14] 刘凤斌，方积乾，王建华．中医药临床疗效评价的探讨 [J]. 中药新药与临床药理，2004, 15 (4): 290-292.

[15] 赵鑫，王阶，陈光．循证医学理论与传统中医临床疗效评价 [J]. 中华中医药杂志，2019, 34 (8): 3362-3365.

[16] 陈澈，周晟，孟庆刚．量表在中医临床疗效评价中的设计与应用探讨 [J]. 中医杂志，2018, 59 (15): 1279-1283.

[17] 王永炎，刘保延，谢雁鸣．应用循证医学方法构建中医临床评价体系 [J]. 中国中医

基础医学杂志, 2003, 9 (3): 17-23.

[18] 张帆, 刘光辉, 张哲, 等. 有关中医临床疗效评价指标的思考 [J]. 中华中医药学刊, 2013, 31 (6): 1285-1287.

[19] 李军祥, 王允亮. 胃食管反流病的中医药疗效评价 [J]. 中医杂志, 2016, 57 (3): 212-215.

[20] 沈洪, 朱磊, 张露. 溃疡性结肠炎中医药疗效评价策略 [J]. 中医杂志, 2016, 57 (2): 126-130.

[21] 宇文亚, 韩学杰, 刘孟宇, 等. 基于矩阵模型的中医临床指南辨证论治疗效评价方法探索 [J]. 中华中医药杂志, 2012, 27 (12): 3076-3079.

[22] 张平, 窦丹波, 余小萍, 等. 基于症状量值矩阵的湿阻病阴虚湿热证中医证候疗效评价 [J]. 中医杂志, 2015, 56 (8): 658-661.

[23] 朱文锋, 袁肇凯, 周小青, 等. 中医常见证诊断标准 (下)[J]. 湖南中医药大学学报, 2008, 28 (6): 3-10.

[24] 黄柳向, 程丑夫, 王敏. 柴蝎丹参汤对气滞血瘀型不稳定型心绞痛患者炎症细胞因子的影响 [J]. 中国实验方剂学杂志, 2015, 21 (1): 191-194.

[25] 樊讯, 王阶, 蒋跃文, 等. 基于“方证相关”理论对慢性心力衰竭阳虚证大鼠的初步研究及证型探讨 [J]. 中华中医药杂志, 2015, 30 (12): 4275-4279.

[26] 郭彩云, 高鹏, 李俊莲, 等. 人工模拟不同外邪环境对正常及免疫低下小鼠一般情况的影响 [J]. 中医杂志, 2011, 52 (23): 2034-2036.

[27] WANG X J, ZHANG A H, SUN H, et al. Discovery and development of innovative drug from traditional medicine by integrated chinmedomics strategies in the post-genomic era [J]. TrAC Trends in Analytical Chemistry, 2016, 76: 86-94.

[28] 张伯礼, 康立源, 项耀祖. 中药新药临床试验中有关疗效评价若干问题的思考 [J]. 中国新药与临床杂志, 2007 (11): 861-863.

[29] 高蕊. 符合中医特色临床评价体系的构建与思考 [J]. 中国新药杂志, 2021, 30 (9): 780-783.

[30] 邢冬梅, 刘新灿, 张俊华, 等. 循证中医药学进展 [J]. 中华中医药杂志, 2022, 37 (6): 3319-3323.

[31] 赵晨, 田贵华, 王燕平, 等. 涵盖科学观与人文观的循证医学发展——兼谈循证中医药学科的未来前景 [J]. 中国循证医学杂志, 2019, 19 (2): 232-237.

[32] 王阶, 高嘉良, 陈光, 等. 气滞血瘀证诊断量表的研制 [J]. 中国实验方剂学杂志, 2018, 24 (15): 16-20.

［33］杨海燕，程绍民，喻松仁，等．肥胖痰湿证模型大鼠脂肪组织代谢相关基因启动子甲基化状态及温胆汤的干预作用 [J]. 中医杂志，2020, 61 (8): 706-710.

［34］ZHANG A H, SUN H, YAN G L, et al. Chinmedomics: a powerful approach integrating metabolomics with serum pharmacochemistry to evaluate the efficacy of traditional Chinese medicine [J]. Engineering, 2019, 5 (1): 60-68.

［35］冯硕，胡晶，张会娜，等．中药新药研发中人用经验数据的评价方法探索及思考 [J]. 中国中药志，2022, 47 (6): 1700-1704.

［36］刘强，王肖南，王少卿，等．缺血性中风证候要素诊断量表不完善金标准验证结果的校正 [J]. 中医杂志，2016, 57 (11): 949-952.

［37］王少卿，高颖，吴圣贤．证候类中药新药临床评价方法的思考 [J]. 世界中医药，2014, 9 (8): 1093-1095.

［38］许博文，张潇潇，李杰，等．基于优势人群的肿瘤中医药防治疗效提升策略 [J]. 中医杂志，2022, 63 (4): 318-322.

［39］许博文，吴静远，李杰，等．肿瘤中成药上市后生存获益评价的探索与实践 [J]. 中国中药杂志，2021, 46 (8): 1980-1987.

［40］中华医学会呼吸病学分会哮喘学组．咳嗽的诊断与治疗指南 (2021)[J]. 中华结核和呼吸杂志，2022, 45 (1): 13-46.

［41］国家药典委员会．中华人民共和国药品管理法 [J]. 中国药学杂志，2001, 36 (12): 858-862.

［42］国家药品监督管理局．新药审批办法 [J]. 中药研究与信息，1999 (4): 12-17.

［43］王阶，熊兴江，廖江铨，等．病证结合方证相关临床应用研究 [J]. 世界科学技术—中医药现代化，2017, 19 (3): 387-391.

［44］宋明，陈家旭，李晓娟．简析方证辨证的三种境界 [J]. 中医杂志，2017, 58 (20): 1796-1798.

［45］邢玉瑞．中医方证辨证概念争鸣探讨 [J]. 中华中医药杂志，2018, 33 (7): 2747-2750.

［46］王阶，李军，姚魁武，等．冠心病心绞痛证候要素与应证组合研究 [J]. 中医杂志，2007, 48 (10): 920-922.

［47］曹璐畅，李杰，许博文．方证研究在证候规范化研究及证候类中药新药研发中的作用 [J]. 环球中医药，2020, 13 (9): 1627-1630.

［48］黄世敬．中药临床试验中的证候规范化探讨 [J]. 湖南中医药导报，2000 (4): 3-6.

［49］刘喜平．蛋白质组学与中医方证研究思考 [J]. 中医杂志，2004, 45 (4): 247-248.

［50］左黎黎．胡希恕经方医学痹证证治规律探讨 [D]. 北京：北京中医药大学，2017.

［51］叶橘泉．叶橘泉经方临床之运用 [M]. 北京：中国中医药出版社，2015.